வாழத் தகுதியற்றவனா மனிதன்?

உடல்நலம் x மருந்துகள்

வாழத் தகுதியற்றவனா மனிதன்?

உடல்நலம் x மருந்துகள்

இல. சண்முகசுந்தரம்

எதிர் வெளியீடு

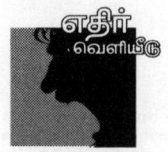

வாழத் தகுதியற்றவனா மனிதன்?
உடல்நலம் x மருந்துகள்
இல. சண்முகசுந்தரம்

முதல் பதிப்பு: மே 2019
எதிர் வெளியீடு,
96, நியூ ஸ்கீம் ரோடு, பொள்ளாச்சி - 642 002.
தொலைபேசி: 04259 - 226012, 99425 11302.

விலை: ரூ. 230

எதிர் வெளியீடு எண்: 237

Vaazha Thakuthiyatravanaa Manithan?
Udal nalam x Marunthukal
Author: Ila. Shunmugasundaram

Copyright © Ila. Shunmugasundaram

First Edition: May 2019

Published by
Ethir Veliyeedu, 96, New Scheme Road. Pollachi - 2.
email: ethirveliyedu@gmail.com
www.ethirveliyedu.in

Price: ₹ 230

Wrapper Design: Vijayan

ISBN : 978-93-87333-58-1

Printed at Jothy Enterprises, Chennai.

All rights reserved. No part of this book may be reprinted or reproduced or utilised in any form or by any electronic, mechanical or other means, now known or hereafter invented, including photocopying and recording, or in any information storage or retrieval system, without permission in writing from the Publisher.

பொருளடக்கம்

முன்னுரை ... 9

1. குடிநீரா, தடுப்பூசியா எது அடிப்படைத் தேவை? ... 15
2. இது கதையல்ல உண்மை ... 21
3. வெட்டப்பட்ட கை ஒட்டப்பட்ட மருத்துவ வரலாறு ... 30
4. மருத்துவர் பதிவுக்கான முதல் சட்டம் ... 38
5. தமிழ் இலக்கியங்களில் மரபுவழி மருத்துவம் ... 49
6. புள்ளிவிவரப் புலிகளும், வேட்டை நாய்களும் ... 54
7. இது மருத்துவ வளர்ச்சியல்ல, மருந்து வளர்ச்சி ... 76
8. மருத்துவக்கொள்கைகள் யாருக்காக? ஓர் ஆதாரம் ... 87
9. நோய்களை உற்பத்தி செய்வது யார்? ... 110
10. அறிவியல்பூர்வமான சாவு...! ... 115
11. தடுப்பூசி நல்லதா? ... 124
12. தடுப்பூசி அறிவியல்பூர்வமானதா? ... 131
13. அதிகரிக்கும் கர்ப்பப்பை நோய்களுக்குக் காரணம் என்ன? ... 137
14. காசு, கொசு, கிருமி, சத்துப்பானம், துட்டு, மணி ... 154
15. கிருமிகள் உற்பத்தியாவது தொலைக்காட்சியில் மட்டுமே ... 164
16. உலகவங்கியின் பிடியில் உங்கள் குடும்பத்தின் சுகாதாரம் ... 172
17. அலோபதியை விமர்சிக்கும் அலோபதி மருத்துவர்கள் ... 178

18. பன்னாட்டு மருந்து நிறுவனங்களின் இலக்கில் நீங்களும் இருக்கிறீர்கள் ... 182

19. இதயநோயாளி இல்லாத வீடேது? ... 188

20. ஆங்கில மருத்துவம் மட்டுமே அதிகாரப்பூர்வ மருத்துவ முறையானால்...? ... 193

21. மரபு மருத்துவத்தின் அடிப்படை ஆங்கில மருத்துவர் அறிவாரா? ... 202

22. மருத்துவம் செய்வது மருத்துவம் தெரிந்தோரின் அடிப்படை உரிமை ... 212

23. ஆங்கில மருத்துவம் மொத்தமும் தவறானதா? ... 222

ஆங்கில மருத்துவத்தை விமர்சனத்தோடு அணுகும்
ஆங்கில மருத்துவர்களுக்கு சமர்ப்பணம்...

முன்னுரை

தான் படித்த ஒரு துறையை, தான் செய்துவரும் ஒரு தொழிலை கடுமையாய் விமர்சிப்போர் மற்றும் எதிர்ப்போர், உலகிலேயே, ஒரே ஒரு துறையில்தான் இருக்கிறார்கள் என்றால், அது அலோபதியே ஆகும்.

ஆம். உலகெங்கும் அலோபதியை விமர்சிப்போர் அல்லது எதிர்ப்போரைப் பட்டியலெடுத்துப் பார்த்தால் அதில் அதிகம் பேர் அலோபதி படித்த மருத்துவர்களே ஆவர்..

மரபு வழி மருத்துவ முறைகள் உலகெங்கும் எல்லா நாட்டிலும் உண்டெனினும், அம்மரபு மருத்துவர்களில் ஒரு சிலர்தான் ஆங்கில மருத்துவத்தை விமர்சிக்கிறார்களே தவிர, பெரும்பாலோர் ஏதும் பேசுவதில்லை என்பதே உண்மையாகும். அப்படியிருக்கையில், அலோபதி பயின்றோரில் மட்டும் அதிகம் பேர் ஏன் எதிர்க்கிறார்கள்?

பதிலை வாசிப்போர் விருப்பத்திற்கே விட்டுவிடுகிறேன்.

ஆயினும், எனக்கு சில கேள்விகள் உண்டு. பதில்களும் உண்டு. அதுவே இப்புத்தகமாகும். இப்புத்தகத்தை எழுதக் காரணமான சில கேள்விகளை உங்களுடன் பகிர்ந்து கொள்வதே இப்பகுதியின் நோக்கமாகும்.

முதலில், ஒன்றைத் தெளிவாய் சொல்லிவிட வேண்டும். உலகெங்கும் உள்ள மருத்துவ முறைகளில் அலோபதியும் ஒன்று என்பதே அம்மருத்துவம் குறித்த எனது கருத்தாகும். நவீன அறிவியல் மற்றும் தொழில்நுட்ப வளர்ச்சி என்று பொதுவாய் சொல்லிக் கொள்ளப்படும் கருவிசார் வாய்ப்புகளை தனக்குள் கொண்டுள்ள மருத்துவமுறையென்பதால், வளர்ந்த மருத்துவமுறை என்ற பெயரை தனக்குத்தானே சூட்டிக்கொள்கிறதே தவிர, அலோபதி செய்யும் அத்தனை செயல்களையும் அலோபதியாளராலும் நியாயப்படுத்த முடியாது என்பதே உண்மையாகும்.

எந்தவொரு குடும்பத்தை எடுத்துப் பார்த்தாலும் சரி, அங்கு ஓர் அறுவை சிகிச்சை நோயாளி இருக்கிறார் அல்லது வாழ்நாள் மருந்து சாப்பிடுபவர் ஒருவர் இருக்கிறார் அல்லது உறுப்பு நீக்கம் சிகிச்சை செய்த ஒருவர் இருக்கிறார் எனும்போது, சமூகம் நோய்மைச் சமூகமாய் மாறிவருகிறதோ என்றுதான்

தோன்றுகிறதேயொழிய, ஆரோக்கியச் சமூகமாய் அதை எவரொருவராலும் ஏற்க முடியாது என்பதே அசைக்கவியலா உண்மையாகும்.

அத்தோடு, ஒரு நாட்டின் பொருளாதாரத்தில் பெருமளவிலான நிதியையும், குடும்ப வருமானத்தில் மாதந்தோறும் ஒரு நிதியையும் செலவாய்க் கேட்கும் ஒரு மருத்துவமுறை எதுவென்றால் அதுவும் அலோபதியே ஆகும். எல்லாவற்றுக்கும் மேல், எதிர்காலத்தில் வரப்போகும் நோய்க்காக இப்போதே சேமித்து தயாராகிக் கொள்ளுங்கள் என்பதும், காப்பீடு கட்டி எதிர்கால அறுவை சிகிச்சைக்காக இப்போதே தயாராகிக் கொள்ளுங்கள் என்பதும் எந்த வகையிலான மருத்துவ நீதி?

அரசு மற்றும் தனிநபர் மருத்துவக் காப்பீடு என்று மொத்தமாய் கணக்கிடுகையில் பல இலட்சக்கணக்கான கோடிகளில் மருத்துவக் காப்பீடு மட்டும் செலவழிக்கப்படுகிறதே, இது ஆரோக்கியமான மனிதனை, சமூகத்தை, தேசத்தை உருவாக்கப் பயன்படுமா? இத்தொகையும் வருடந்தோறும் உயர்கிறதே, பொருளாதாரத்திற்கு நல்லதுதானா இது?

வாழ்நாள் முழுவதும் மருந்து சாப்பிட வேண்டும் என்று பரிந்துரைக்கப்படும் நோயாளிகளின் பட்டியல் மட்டுமில்லாது, நோய்களின் பட்டியலும், அதிகமாகிக்கொண்டே வருகிறதே, இது சமூகத்திற்கு நல்லதா? உலகெங்கிலுமுள்ள எல்லோர் உடலிலும் இரத்த அழுத்தம், எடை, கொழுப்பு, தைராய்டு, கிரியாட்டினைன், இருதயத் துடிப்பு, இரத்த அளவு ஒரே மாதிரியாய்தான் இருக்கவேண்டும் என்கிறார்களே, அறிவியலுக்கு உகந்ததுதானா இது?

தடை செய்யப்பட்ட மருந்துகள் விற்பனைக்குக் கிடைப்பது இருக்கட்டும், சந்தையில் அதிகம் விற்பனையாகும் மருந்துகள், குறிப்பாய் குழந்தைகள், கர்ப்பிணிகள் உட்பட கோடிக்கணக்கானோர் சாப்பிடும் மருந்தும் திடீரென ஒருநாள் அரசால் தடை செய்யப்படுகிறதே, எந்த மருந்தை நம்பிச் சாப்பிடுவது நோயாளிகள்?

மருந்து எழுதிக் கொடுத்த மருத்துவரும் இதற்குப் பொறுப்பல்ல என்கிறார்கள். தவறான மருந்தைத் தயாரித்த நிறுவனத்தின் மீதும் நடவடிக்கையில்லை எனும்போது, மக்களின் உயிரோடு விளையாடுகிறார்களே, யார் தட்டிக் கேட்பது இதை?

மருந்தின் வேதியியல் பெயரை, எளிதாய் வாசிக்கும் வகையில், தெளிவான எழுத்தில் பெரிதாக எழுதவேண்டும் என்று இந்திய மருத்துவ கவுன்சில் வகுத்துள்ள விதியை மீறுவோர் அலோபதி மருத்துவர்கள்தானே தவிர, மற்றவர் யாருமல்ல... மருந்துப் பரிந்துரையும் நியாயமாய் இருக்கவேண்டும், பயன்பாடு

இல்லாத மருந்தையும் எழுதக்கூடாது என்கிறது இந்திய மருத்துவ கவுன்சில். ஆனால், சிலர் தவிர பெரும்பாலோர் தவறு செய்யும் மருத்துவமாய் அலோபதி மருத்துவத்துறை மாறிவருகிறதே, என்னதான் தீர்வு இதற்கு?

குறிப்பாய், சர்க்கரை நோய்க்கு தினமும் மருந்து சாப்பிடவேண்டும் என்கிறார்கள். மாதந்திரப் பரிசோதனை, மாதாந்திர மருந்துப் பரிந்துரை என்று பின்பற்றுபவருக்கும் மருந்தின் அளவைக் கூட்டுகிறார்கள். கால்வலி, இரத்த அழுத்தம், கொழுப்பு எனத் துணை வியாதிகள் வந்துவிட்டதாகக் கூறி மருந்தை அதிகப்படுத்துகிறார்கள். அப்புறம், இன்சுலின் போட்டுக்கொள்ளச் சொல்பவர்கள், அந்த இன்சுலினையும் அதிகப்படுத்த பரிந்துரைக்கிறார்கள்.

பின்னர், ஒருநாளில் உங்கள் சிறுநீரகம் சரியாய் வேலை செய்யவில்லை என்று சொல்லி, டயாலிசஸ் செய்யவும் பரிந்துரைத்து, அதையும் படிப்படியாய் அதிகப்படுத்துகிறார்கள். ஆனால், மாதாந்திரப் பரிசோதனையில் அளவு மட்டும் ஆபத்தைத் தாண்டியதாய் அப்படியே காட்டுகிறது. பின்னர் ஒருநாளில் காலையும் வெட்டியெடுத்துவிடுகிறார்கள்.

தமிழக சுகாதாரத்துறை அமைச்சர். மாண்புமிகு. விஜயபாஸ்கர் அவர்களே சொல்லுகிறார், நாற்பது சதம் சர்க்கரை நோயாளிகள் காலை இழக்கிறார்களாம். அவர்களுக்கு செயற்கைக் கால் பொருத்தப்படுகிறதே, இதை அறிவியலின் வளர்ச்சி என்று கொண்டாடலாமா அல்லது சர்க்கரை நோயே இல்லாத சமூகத்தை உருவாக்குவதை அறிவியலின் வளர்ச்சி என்று அங்கீகரிக்கலாமா என்பதே இப்புத்தகத்தின் அடிப்படை சாரம்சமாகும். ஆகையால்தான், வளர்ந்த மருத்துவம் என்ற வார்த்தையை பல இடங்களில் கேள்வியாய் எழுப்பியுள்ளேன்.

அதாவது, சர்க்கரையின் அளவை ஒவ்வொரு பரிசோதனையின் போதும், கட்டுப்பாட்டிற்குள் இருப்பதாய்க் காட்டுவது மட்டும்தான் மருந்தின் ஒரே பலன் என்றால், ஒரு புண் ஏற்பட்டால்கூட அது அறுவை சிகிச்சையில்தான் குணமடையும் என்றால், அந்த தினசரி மருந்து எதற்கு என்றொரு கேள்வி எழுகிறதல்லவா, அந்தக் கேள்வியைத்தான் நான் எழுப்பியிருக்கிறேன் அவ்வளவுதான். இக்கேள்வியை முதன்முதலில் கேட்டவனும் நானல்ல. எனக்கு அந்தத்துறையில் அதற்கான அறிவும் கிடையாது. இக்கேள்விகளை அதிகம் கேட்டவர்கள் அலோபதி மருத்துவர்களே ஆவர்.

பொதுமக்களில் ஒருவனாய் இருந்து, நோயாளிகள் சார்பாக அக்கேள்வியை நான் கேட்கிறேன் அவ்வளவுதான். இப்படியோர் கேள்வியைக் கேட்பதால் என்னை அலோபதிக்கு எதிரானவர் என்று யாரேனும் நினைத்தால், அதற்கு நான் பொறுப்பல்ல என்பதோடு அது உண்மையுமல்ல என்றும் சொல்ல விழைகிறேன்.

வளர்ந்து வரும் மருத்துவமுறைதான் என்று அலோபதியை எந்த ஆட்சேபனையுமின்றி நானும் ஏற்றுக்கொள்கிறேன். ஆனால், அதில் பல குறைகளும் இருக்கிறது என்று சொல்கிறேன், அவ்வளவுதான். அத்தோடு, அலோபதி மட்டுமே வளர்ந்த மருத்துவ முறையென்கிறார்களே, அதையும் மறுக்கிறேன். ஹோமியோபதி, சித்தா, ஆயுர்வேதம், இயற்கை மருத்துவம், யுனானி, அக்குபங்சர் ஆகிய மருத்துவமுறைகளும் பக்கவிளைவுகளற்ற, பாதுகாப்பான, சிக்கனமான வளர்ந்த அறிவியல்பூர்வமான மருத்துவ முறைகளென்கிறேன்.

இதையும் நானாகச் சொல்லவில்லை. உலக சுகாதார நிறுவனம், உலக நாடுகள், இந்திய அரசு, தமிழக அரசு சொன்னதைத்தான் சொல்கிறேன். விமர்சனத்திற்கும், ஆய்வுக்கும் அப்பாற்பட்ட மருத்துவத்துறையாக அலோபதி மாறினால், மனிதகுலமே அழிந்துபோகும் என்பதை எந்தவொரு அலோபதி மருத்துவராவது மறுக்கமுடியுமா?

2015–16 ஆம் ஆண்டில் நடத்தப்பட்ட தேசிய குடும்ப நலக் கணக்கெடுப்பின்படி, தனியார் மருத்துவமனைகளில் நிகழும் பிரசவங்களில் 40.9 சதம் சிசேரியன் மூலமாக நிகழ்கிறது என்கிறது இந்திய அரசு. ஆண்டுக்கு 70 இலட்சம் குழந்தைகள் சிசேரியன் மூலமாகப் பிறக்கிறதாம். இது இன்று அதிகரித்திருக்கும். மற்றொரு புறம், கருத்தரித்தல் மையம் சிறிய ஊரிலும் அதிகரிக்கிறதே, இதை மருத்துவ வளர்ச்சி என்று சொல்லமுடியுமா? இல்லையென்றால் வேறு எப்படிச் சொல்வது?

எத்தனை மருத்துவமனைகள் கட்டப்பட்டாலும் உள்நோயாளிகள் மற்றும் வெளிநோயாளிகள் எண்ணிக்கையால் நிரம்பி வழிகிறதே, சமூகம் ஆரோக்கியமாவதன் அறிகுறியா இதெல்லாம்? இலட்சக்கணக்கான கோடிகளில் செலவழிக்கப்படும் நிதி, ஆரோக்கியத்திற்காக செலவழிக்கப்படாமல் நோய்களுக்காக செலவழிக்கப்படுகிறதே, எதிர்காலத்திலாவது இதைத் தடுக்க வேண்டுமல்லவா? எப்படித் தடுப்பது?

மரபு மருத்துவங்கள் மட்டுமே இருந்தபோது, வராத புதுப்புது நோய்களெல்லாம் இப்போது ஒவ்வொன்றாக வந்துகொண்டிருக்கிறதே, காரணம் என்ன? உடலுக்குள் பல தலைமுறையாய் செலுத்தப்படும் செயற்கை இரசாயனங்களின் விளைவுதானென்றும், கருப்பையில் உள்ள குழந்தையைக் குறிவைத்து உடலில் திணிக்கப்படும் செயற்கை இரசாயனங்களின் கொடிய விளைவுதானென்றும் உணர்ந்துகொள்ள ஆராய்ச்சிகளா அவசியம்?

இலட்சக்கணக்கில் செலவு செய்த பின்னர் ஒருவர் மருத்துவமனையில் இறந்துவிடுகிறார் என்று வைத்துக்கொள்வோம். இதை அறிவியல்பூர்வமான மரணம் என்கிறார்கள். அதற்கு மருத்துவமோ, மருத்துவரோ பொறுப்பல்ல

என்கிறார்கள். உடல் சிகிச்சையை ஏற்றுக்கொள்ளவில்லையென்கிறார்கள். உண்மைதான். இருக்கட்டும். ஆனால், மரபு மருத்துவத்தில் சிகிச்சை பார்க்கலாமா என்று கேட்டால் போதும், உயிரோடு விளையாடக் கூடாது, மரபு மருத்துவம் முட்டாள்தனம் என்று கத்த ஆரம்பித்துவிடுகிறார்கள் அலோபதியாளர்கள் சிலர். மரபு மருத்துவம் மூடநம்பிக்கையென்று எந்த அலோபதி மருத்துவக் கல்லூரியில் சொல்லித் தருகிறார்கள்?

இந்தக் கேள்விகளெல்லாம் சமூக அக்கறையின்பால் எழும் கேள்விகளாகும். யாரொருவராலும் மறுக்கமுடியா கேள்விகளாகும். இந்தியாவில் மட்டுமல்ல, உலகெங்கும் உள்ள கோடிக்கணக்கான மக்களிடம் எழுந்துவரும் கேள்விகளே ஆகும். இதற்கான பதில்களாக என் அறிவிற்குத் தகுந்தவரை சில செய்திகளைக் கூறியுள்ளேன்.

அலோபதி மருத்துவத்தை நம்பி சிகிச்சைக்கு வரும் ஒருவருக்குக்கூட அவசியமில்லாத மருந்தோ, சிகிச்சையோ கொடுத்துவிடக்கூடாது என்ற அரசு விதியைத்தான் நானும் கூறுகிறேன். ஆனால், அதை விமர்சனமாய் கூறுகிறேன். ஏனெனில், சமூகத்தில் நடக்கும் அவலங்களை, உண்மைகளை மறந்துவிட்டோ, மறைத்துக்கொண்டோ பேசுவது சமூகத்திற்கு எதிரான பெரும் துரோகமாகும்.

அலோபதியை யாராலும் ஒழித்துவிடமுடியாது என்பதுபோலவே, மரபு மருத்துவத்தையும் யாராலும் ஒழித்துவிட முடியாது என்பதே உண்மையாகும். ஆனால், அலோபதி மருத்துவர்களுக்கு அந்த நம்பிக்கை துளியும் இல்லையென்றே சொல்லவேண்டும். ஆயுர்வேதம், சித்தா, ஹோமியோபதி, இயற்கை மருத்துவம், அக்குபங்சர் என்று எல்லா மருத்துவத்திலும் உட்புகுந்து அலோபதியைத் திணிக்க முயற்சிக்கிறார்கள்.

ஆனால், எந்தவொரு மரபு மருத்துவரும் பிற மருத்துவத்தில் தன் மருத்துவத்தைக் கலக்க விரும்புவதில்லை. அதுவே மரபு மருத்துவம் செய்வோருக்கான தன்னம்பிக்கையாகும். ஆனால், அரசு என்ன செய்கிறது? மருத்துவக் கல்வி என்ற பெயரில் மரபு மருத்துவங்களின் தத்துவத்தை சிதைத்து, ஆங்கில மருத்துவ அடிப்படையில் மருத்துவக் கல்விப்பாடத்தை உருவாக்கி, மரபு மருத்துவர்களும் இதைத்தான் படிக்கவேண்டும் என்கிறது. ஏனென்று கேட்டால், வளர்ச்சி, நவீனம், விஞ்ஞானம் என்பதோடு, பிரிட்டிஷ் அரசு என்றோ போட்ட விதிகளைக் காரணம் காட்டுகிறது இன்றைய இந்திய சுதந்திர அரசு.

ஆங்கில மருத்துவரின் முன்னால், சித்தா மருந்தின் பயனை எப்படி நிரூபிக்கமுடியும்? நோயாளிகளின் அறிகுறிகளை விட்டுவிடுங்கள், ஆங்கில மருத்துவத்தின் தத்துவ அடிப்படையிலான பரிசோதனை முடிவுகள் சொல்வதுபோல் ஹோமியோபதி மருந்தைக் கொடுங்கள் என்கிறார்கள்.

மருந்தற்ற மருத்துவ முறையில் மருந்தைத் திணிக்கிறார்கள். கேட்டால், அரசின் கொள்கையென்கிறார்கள்.

பதில் மக்கள்தான் சொல்லவேண்டும் என்பதால், இதை மக்களிடம் எடுத்துச் செல்லும் பொருட்டு, உருவானதே இப்புத்தகமாகும்.

ஒரு படைப்பில், அதில் பங்காற்றியவர்களின் பெயர்களைச் சொல்வது எப்படி நேர்மையாகுமோ, அதைப்போலவே உதவியவர்களின் பெயர்களைச் சொல்வதும் நேர்மையான அங்கீகாரமே ஆகும்.

இப்புத்தகத்தை எழுதிட ஏராளமான நூல்களை, கட்டுரைகளை, இதழ்களை, நாளிதழ்களை, ஆய்வுக் கட்டுரைகளைப் பயன்படுத்தியுள்ளேன். இயன்றவரை ஆங்காங்கே அதைச் சுட்டிக்காட்டியுமுள்ளேன்.

அதைப் படைத்தோர் அத்தனை பேரையும் இவ்விடத்தில் வணங்கி, என் எழுத்தைத் தொடர்கிறேன்.

அத்தோடு, அன்பிற்குரிய அ. உமர்பாரூக், குருமாணிக்கம், ப.தி. இராஜேந்திரன், துரை ஆகியோருக்கும் எனது மனமார்ந்த நன்றி...

புத்தகத்தை வெளியிடும் எதிர் பதிப்பகத்தாருக்கும், பணியில் வடிவமைப்பு முதல் புத்தகக்கட்டு வரை ஈடுபட்ட அன்பர்களுக்கும் எனது மனமார்ந்த நன்றி...

அன்புடன்
இல. சண்முகசுந்தரம்

1
குடிநீரா, தடுப்பூசியா எது அடிப்படைத் தேவை?

இனி இந்தத் தேசத்தின் எல்லாக் குழந்தைகளும் மருத்துவமனைகளில் தான் பிறந்தாகவேண்டும். கர்ப்பமுற்ற அனைத்துப் பெண்களும் அரசில் பதிந்து ஓர் அட்டை வாங்கிக்கொண்டு, மாதந்தோறும் பரிசோதனைகள் செய்துகொள்ள வேண்டும். புட்டித் திரவியம், மருந்துகள், மாத்திரைகளை மறுக்காது அன்றாடம் சாப்பிடவேண்டும். இதை மறுக்கும் ஒருவருக்கு வீட்டில் குழந்தை சுகப் பிரசவத்தில் பிறந்தாலும் பிறப்புச் சான்றிதழ் தரமாட்டோம். அத்தோடு அந்தப் பெற்றோர்களையும் கைதுசெய்து சிறையில் அடைப்போம்.

எத்தனை தடுப்பூசிகளைக் கண்டுபிடிக்கிறார்களோ அத்தனை தடுப்பூசிகளையும் மறுகேள்வியின்றி அவசியம் எடுத்துக்கொண்டே ஆகவேண்டும். இல்லையெனில், பள்ளிகளில் குழந்தைகளுக்கு சேர்க்கை அனுமதி தரமாட்டோம். மேலும், எப்போதெல்லாம் இலவசத் தடுப்பூசி எனப் பள்ளிகளில் பொது முகாம் நடத்தி ஊசி போடப்படுகிறதோ, அப்போதெல்லாம் ஏனிந்த ஊசியெனக் கேட்காமல், பக்க விளைவுகள் இருக்குமா எனக் கேட்காமல் ஊசி போட்டுக்கொள்ள வேண்டும். மறுத்தால் குழந்தையை பள்ளியிலிருந்து நீக்கம் செய்து வீட்டுக்கு அனுப்பிவிடுவோம்.

யாரேனும் உடல் நலமில்லாமல் அவதிப்பட்டால் முதலில் அவரை மருத்துவமனையில் உள் நோயாளியாய் சேர்த்திடவேண்டும். மருத்துவர் சொல்லும் அத்தனைப் பரிசோதனைகளையும் மறுக்காது செய்தாகவேண்டும். அறுவை சிகிச்சையோ அல்லது உறுப்பு நீக்கமோ எதை மருத்துவர் சொன்னாலும் தயங்காது செய்துவிடவேண்டும். செலவு குறித்து கவலைகொண்டு சிகிச்சையை விட்டு விலகுவது குற்றமாகும். சிகிச்சையின்போது அவர் இறந்துபோனால் அது அறிவியல்பூர்வமான மரணமாகும். தவிர்க்கமுடியாததாகும்.

ஆனால், மரபு மருத்துவம் எனும் மூடநம்பிக்கைகளை நம்பி சிகிச்சை செய்து அவர் இறந்துபோனால் அம்மரணம் முறையற்ற சிகிச்சையால் நிகழ்ந்ததாகவே கருதப்படும். மேலும், வயதானவர் அல்லது நோயாளி என்பதால் மருத்துவமனையில் சேர்க்காமல் வீட்டில் வைத்தே இறந்து போனாலும் அதுவும் குற்றமாகவே கருதப்படும். எனவே, நோயாளிக்கு முறையான சிகிச்சை அளிக்காத குற்றத்துக்காக அவர்தம் குடும்பத்தினர் மீது சட்டப்படி நடவடிக்கை எடுக்கப்படும்.

அனைவரும் குறைந்தது ஐந்து இலட்சத்திற்கான மருத்துவக் காப்பீடுகளை அவசியம் எடுத்துக்கொள்ள வேண்டும். மூன்று வருடத்திற்கு ஒரு முறை முழு உடல் பரிசோதனை செய்துகொள்ள வேண்டும். நாற்பது வயதான பெண்கள் அனைவரும் கர்ப்பப்பை புற்றுநோய் பரிசோதனை செய்தே ஆகவேண்டும்.

கால்சியம் சத்து மாத்திரைகளை சாப்பிடுவது கட்டாயம். குழந்தைகள், கர்ப்பிணிகள், தாய்மார்கள், வயதானோர், பணிக்குச் செல்வோர் என அனைவரும் அவரவருக்குண்டான சத்து மாத்திரைகளை வாங்கிச் சாப்பிட வேண்டும்.

இப்படியான உத்தரவுகளை ஒரு அரசு வெளியிட்டால் அதை எதிர்க் கேள்விகளின்றி ஏற்றுக்கொள்ள முடியுமா உங்களால்?

ஆம். அப்படியான உத்தரவுகள் இல்லையெனினும் இப்போது இதுதான் நடைமுறையில் நமது நாட்டில் நடந்துகொண்டிருக்கிறது. விரைவில், கட்டாயத் தடுப்பூசி மற்றும் மருத்துவமனையில் கட்டாயப் பிரசவம் என்பது சட்டமாகும் ஆபத்தும் ஏற்படலாம்.

அனைவருக்கும் இலவசக் கல்வியை அளிக்க விரும்பாத அரசு, பொது இடங்களில் கழிப்பறை வசதியைக்கூட அனைவருக்கும் இலவசமாகத் தர விரும்பாத அரசு, தடுப்பூசியை மட்டும் அனைவருக்கும் கட்டாயம் என்று இலவசமாய்த் தந்து வலியுறுத்துவதன் மர்மம் என்ன?

பேருந்து நிலையங்களின் நாலு திசைகளும் நாறிக் கிடக்கின்றபோதும் ஐந்து ரூபாய் இல்லையெனில் மூடிய சுவருக்குள் மூத்திரம் பெய்திடக்கூட அனுமதியில்லையென மறுக்கும் அரசுக்கு மக்கள் மீது என்ன அக்கறை இருக்கும்?

குளத்து நீரைக் குடிக்கும் கிராமங்கள் இன்றும் ஆயிரங்களில் இருக்கின்றன. பொதுக் குடிநீர் குழாய்களே இல்லாத தெருக்களும் ஆயிரங்களில் இருக்கின்றன. குடிநீர் இணைப்பில்லா வீடுகள் இந்திய தேசமெங்கும் கோடிகளில் இருக்கின்றன. ஆக, அனைவருக்கும் குடிநீர் என்று பேச மறுக்கும் அரசு, அனைவருக்கும் தடுப்பூசி, அனைவருக்கும் மருத்துவமனைப் பிரசவம், அனைவருக்கும் சத்து மாத்திரை என்று மட்டும் ஏன் பேசுகிறது?

அனைவருக்கும் சுகாதாரமான குடிநீர் கூட கிடைக்காத நாட்டில், அடிப்படையான சத்துள்ள உணவுகூட உத்தரவாதம் செய்யப்படாத நாட்டில் அனைவருக்கும் தடுப்பூசி மூலம் மட்டும் நோயைத் தடுத்துவிட முடியுமா என்ன? பலவீனமாய் உள்ள நானூறு நபர்களுக்கு வரும் நோய்க்காக நாற்பது கோடி மக்களுக்கும் தடுப்பூசியெனில், இது விழிப்புணர்வா அல்லது வியாபாரமா? இப்படியான கேள்விகள் சிலருக்கு எழலாம்.

குழந்தையின் நலனிலிருந்து அரசு கொண்டுவந்த திட்டமே தடுப்பூசியாகும். என்னென்ன நோய்கள் ஆபத்தானது என்று அறியப்பட்டுள்ளதோ அந்த நோய்களில் எதற்கெல்லாம் தடுப்பூசி இருக்கிறதோ அதைத்தானே அரசு போட்டுக்கொள்ளச் சொல்லுகிறது. இதில் என்ன தவறு இருக்கிறது?

ஒரு நாட்டின் குடிமக்களுக்கு எது நன்மையோ அதைச் செய்வதுதானே அரசின் கடமை. தடுப்பூசி போட்டுக்கொள்ளுங்கள் என்றால் தாமாக முன்வந்து போட்டுக்கொள்ளும் அளவிற்கு மருத்துவ விழிப்புணர்வும், கல்வியறிவும் இல்லாத நாட்டில் அரசு உத்தரவு போட்டால்தானே எல்லாரும் தடுப்பூசி போட்டுக்கொள்வார்கள். அது குழந்தைகளுக்கு நல்லதுதானே.

உலகம் முழுவதும் தடுப்பூசி போடப்படுகிறதே, எல்லா நாடுகளிலும் அது கட்டாயமாக இருக்கும்போது இந்தியாவில் மட்டும் ஏன் அப்படிக் கொண்டுவரக்கூடாது? வருமுன் காப்பது தானே தடுப்பூசியின் நோக்கம்? அது எப்படித் தவறாகும்? போலியோ, அம்மை போன்ற நோய்களை முற்றிலும் ஒழித்துள்ளோமே, அது தடுப்பூசியின் பலன்கள் அல்லவா?

குழந்தைகள் வீட்டில் பிறந்தால் இறந்துபோகும் ஆபத்துள்ளது என்பதால்தானே தாய் மற்றும் சேயின் நலம் காக்க மருத்துவமனையில் பிரசவம் பார்க்கச் சொல்கிறார்கள். இதிலென்ன தவறு இருக்கிறது?

இப்படியான பதிலைத்தான் நம்மில் பலரும் நமக்கு நாமே உருவாக்கிக்கொள்கிறோம் அல்லது சொல்லித் தருகிறார்கள். ஆனால், இந்தப் பதில்களால் நாம் அனைவருமே நிரந்தர நோயாளிகளாய், கோழைகளாய், ஆரோக்கிய வாழ்விற்கான நம்பிக்கையற்றவர்களாய் ஆக்கப்பட்டிருக்கிறோம் என்பதே உண்மையாகும். எதிர்காலம் குறித்து உருவாக்கப்பட்டிருக்கும் பயத்தின் காரணமாகப் பிறந்தது முதலே செயற்கை இரசாயன மருந்துகளை நம்பி வாழ வழிகாட்டப்பட்டிருக்கிறோம்.

எதிர்காலத்தில் உயிரைப் பறிக்கும் எந்தக் கொடிய நோயும் எந்நேரமும் உங்களைத் தாக்கலாம் என்றும், ஆகையால் எதற்கெல்லாம் தடுப்பூசி போட்டுக்கொள்ள வாய்ப்பிருக்கிறதோ அதையெல்லாம் போட்டுக்கொள்ளுங்கள் என்றும் அச்சுறுத்துகிறார்களே, இதற்குப் பெயர்தான் மருத்துவ விழிப்புணர்வா? வருமா, வராதா என்றே தெரியாத ஒரு நோயைக்கூட எப்படித் தவிர்ப்பது என்று சொல்லித்தராத ஒரு கோட்பாட்டை ஆரோக்கிய வாழ்வுக்கான வழிகாட்டியாய் எப்படி ஏற்றுக்கொள்ள முடியும்?

ஒரு நாட்டின் நூற்று முப்பது கோடி மக்களுக்கும் எல்லாவிதமான நோய்களும் எந்நேரமும் தாக்கலாம் என்று சொல்வதை அறிவியல் ஆய்வு என்று எப்படி ஏற்றுக்கொள்ள முடியும்? அனைவருக்கும் தடுப்பூசி என இந்த விழிப்புணர்வு முதலில் தடுப்பூசிக்காகச் சொல்லப்பட்டதேயாகும். அப்படியே, இந்த விழிப்புணர்வை வளர்த்து, வளர்த்து இன்று எல்லா நோய்களுக்கும் கொண்டு வந்துவிட்டார்கள்.

சர்க்கரை நோய், இருதய நோய் எந்நேரமும் தாக்கலாம் என்றவர்கள் இப்போது கர்ப்பப்பை புற்றுநோய் எல்லாப் பெண்களையும் தாக்கும் ஆபத்துள்ளது என்கிறார்கள். போலியோவையே நாங்கள்தான் ஒழித்தோம் என்றவர்கள், இப்போது பக்கவாத நோய் எந்நேரமும் யாரையும் தாக்கலாம் என்கிறார்கள். ஒரு மருத்துவமனையின் விளம்பரம்தான் அப்படிச் சொல்கிறது. ஆக, நோய்களால் அச்சுறுத்தப்படும் இப்படியான சமூகத்தை உருவாக்கி வைத்துள்ள மருத்துவமுறையை வளர்ந்த மருத்துவமுறையென்றும், மக்களுக்கான மருத்துவ முறையென்றும் எதிர்க் கேள்வியின்றி எப்படி ஏற்றுக்கொள்வது?

ஒரு தடுப்பூசி போட்டால் போதும், எத்தனை ஆண்டுகளுக்குப் பின்னர் அந்த நோய் வந்தாலும் அவரை அந்நோயில் இருந்து காத்துக்கொள்ள முடியுமெனில், அந்த நோய் ஏற்பட்ட பின்பு அவரைக் காப்பாற்ற இயலாதா? நவீன மருத்துவம், வளர்ந்த மருத்துவம் என்கிறார்கள், ஆனால், நோய் வந்தால் காப்பாற்ற முடியாதாம், அதற்கான மருந்தைக் கண்டுபிடிக்கவில்லையாம். நோயே வராவிட்டாலும் பரவாயில்லை, பிறந்த உடனே தடுப்பூசி போட்டுக்கொள்ளுங்கள் என்கிறார்கள்.

சில ஆயிரம் பேருக்கு வரப்போகும் நோய்க்காக நூற்று முப்பது கோடி மக்களும் ஊசி போட்டுக்கொள்ள வேண்டும் என்பது அறிவிற்குப் பொருந்துவதாக இருக்கிறதா என்ன?

நோயற்ற வாழ்வு சாத்தியம் என்பது மருத்துவ விழிப்புணர்வா அல்லது நோய் வரும் ஆபத்துகள் அனைவருக்கும் உள்ளது, வந்தே தீரும், மருந்து எடுத்தே ஆகவேண்டும் என்பது விழிப்புணர்வா?

குழந்தை மருத்துவமனையில்தான் பிறக்கவேண்டும் என்பது இயற்கைக்கும், அறிவியலுக்கும் விரோதமானது என்கிறார்கள் உலகமெங்கும் உள்ள அறிவியலாளர்களில் பலர். மகப்பேறு என பெரும் பேறாய் பெருமைப்பட அழைக்கப்பட்டதை நோய் என்று கருதி, மாத்திரைகளை அள்ளி அள்ளிக் கொடுக்கிறார்களே, இது எப்படி அறிவியல்பூர்வமானதாக இருக்க முடியும்?

அனைத்துக் குழந்தைகளையும் சிசேரியன் செய்து வெளியே எடுக்கிறார்களே, இது வியாபாரமாக அல்லவா பரவிவருகிறது. இயற்கையான பிரசவத்தை, பக்கவிளைவுகளும், ஆபத்துகளும் இல்லாத எளிய முறை பிரசவத்திற்கான வழிமுறைகளை மேம்படுத்தி அறிவியல் முறையில் பரப்பிட வேண்டிய பொறுப்புள்ள அரசு சிசேரியன் பிரசவத்திற்கு மட்டும் ஆதரவாய் இருப்பது எப்படிச் சரியாகும்?

சிறு வியாதி வந்தாலும் மருத்துவமனைக்குச் சென்றால் இனி இலட்சங்களில்தான் செலவாகும் என்பதை எதிர்ப்பில்லாமல் ஏற்றுக்கொள்ளச் செய்யவே இந்தக் காப்பீடுத் திட்டம். மருத்துவம் பெரு வியாபாரமாய் மாறவே இத்திட்டம் உதவும். காப்பீடு எடுத்தவர்கள் தனியார் மருத்துவமனைகளையே நாடி ஓடுவர். எனவே, இது தனியார் மருத்துவமனைகளையும், கார்ப்பரேட் காப்பீட்டு நிறுவனங்களையும் வளர்க்கும் திட்டம்.

இப்படியாக கேள்விகளும், பதில்களும் இருபுறத்திலும் இருக்கின்றன. அவரவர் பார்வையில் அவரவர் கேள்விகள் நியாயம் போலத் தோன்றினாலும், உண்மையெனும் உரைகல்லில் உரசிப் பார்த்தால்தான் எது நியாயம் என்று தெரியும்.

ஆனால், பொதுவாய் ஒரு கேள்வி இருக்கிறது. பலவித மருத்துவ முறைகளும் காலங்காலமாய் புழக்கத்தில் இருக்கும் ஒரு நாட்டில், மரபு மருத்துவங்கள் அறிவியல்பூர்வமானதுதான் என்று உலக சுகாதார நிறுவனத்தால் ஏற்றுக்கொள்ளப்பட்ட பின்பும், அனைத்து மருத்துவங்களுக்கும் சமமான முக்கியத்துவத்தை இந்திய அரசு தருவதில்லையே, ஏன்?

ஆம். அனைவரும் ஆங்கில மருத்துவத்தை மட்டுமே நம்பியாகவேண்டும் என்றும், இல்லையேல் அது சட்டவிரோதம் என்பது போன்றும் சொல்கிறார்களே, இந்த ஒடுக்குமுறையை, அடிப்படை உரிமைப் பறிப்பை எப்படி ஏற்றுக்கொள்வது?

ஆம். இப்போதைக்கு இதுதான் கேள்வியாகும். அனைவரும் தடுப்பூசி போடவேண்டுமென ஏன் சொல்லுகிறார்கள் என்கிற கேள்விக்கான விடையும் இந்தக் கேள்விக்குள்தான் அடங்கியிருக்கிறது. சிறப்புமிக்க மரபு வழி மருத்துவ முறைகள் பலவும் உள்ள ஒரு நாட்டில், ஆங்கில மருத்துவத்தை மட்டும் அரசின் சார்பாக ஏன் தூக்கிப் பிடிக்கிறார்கள் என்ற ஒற்றைக் கேள்விக்கு விடை கண்டுபிடித்துவிட்டால் போதும், யாருக்கு இதனால் ஆதாயம் என்ற கேள்விகளுக்கும் விடை கிடைத்துவிடும்.

இது குறித்து நமக்குள் பேசிக்கொள்ளும் பொருட்டு இச்சிறு நூல் வெளியிடப்படுகிறது. உங்களுக்கும் சில கேள்விகள் இதை வாசிக்கையில் எழலாம். மனச் சாட்சியுள்ள ஆங்கில மருத்துவர்களுக்கும் கூட அதிகக் கேள்விகள் எழலாம்.

ஆக, நாம் விவாதிக்கவேண்டிய கேள்விகள் இரு புறங்களிலும் இப்படியாக ஆயிரம் இருக்கின்றன. அறிமுகப்பகுதியிலேயே அனைத்துக் கேள்விகளுக்கும் பதில் சொல்ல முடியாதல்லவா. எனவே ஒவ்வொரு கேள்வியாக எடுத்துக்கொண்டு பேசுவோம். வாருங்கள்.

ஆனால், அதற்கும் முன்னதாக இந்தியாவிற்குள் ஆங்கில மருத்துவம் நுழைந்த கதையையும், அது நம்மை அடிமைப்படுத்திய கதையையும் அறிந்துகொள்ள வேண்டியது மிகவும் அவசியமாகும். எனவே, அதிலிருந்து ஆரம்பிப்போம்.

2
இது கதையல்ல உண்மை

உலகத்தின் சிறந்த கலாசாரமும், அறிவியல் பார்வையும் கொண்ட ஒரு நாடு தனது பெருமையை உணராததால், தன்னை இழந்த கதை இது. சமூகப் பொறுப்பில்லாது ஆண்டான், அடிமை மனோபாவத்துடனேயே ஒரு மக்கள் சமூகம் நீடிக்கும்போது சுதந்திரம் கிடைத்தும், ஜனநாயகம் அடைந்தும் அது தனது அடிப்படை உரிமைகளை, பெருமைகளை எப்படி இழந்து நிற்கிறது என்ற உண்மையைச் சொல்லும் கதை இது.

முடிந்துபோனதல்ல... நிஜத்தில் நடந்த, நடந்துகொண்டிருக்கும் கதையிது.

கலாசாரம், செல்வம், உணவு, ஆரோக்கியம் என்று சிறப்புற்றிருந்த அந்த நாட்டை அடிமையாக்க அன்று பல நாடுகளுக்கு திட்டமிருந்தது.

கடல்வழித்தடத்திலும், உலக வாணிபத்திலும் சிறந்த அந்த நாடு பெரும் நிலப்பரப்பைக் கொண்டிருந்தாலும் ஒரே நாடு அல்ல என்பதுதான் வரலாறாகும். அந்தப் பரந்த நிலப்பரப்பு முழுவதும் சிறு சிறு அரச பகுதிகளாகவே ஆரம்பம் முதல் இருந்தன என்பதால் அதைப் பிரிந்து கிடந்த ஒரே நிலப்பரப்பு என்றும் சொல்லிவிட இயலாது. அப்படிச் சொன்னால், புவியியல் அடிப்படையில் அகண்ட ஒரே நாடாக இருந்து அப்புறம் பல நாடுகளாய் பிரிந்துவிட்ட நாடு என்றும் தவறான அர்த்தமாவிடும்.

அது வரலாற்றுப் பிழையாய் மட்டுமில்லாமல் அரசியல் பிழையாகவும் ஆகிப்போய்விடும் என்பதால் நிலப்பிரபுத்துவம் எனும் அடிமைச் சமூக அமைப்பைக்கொண்ட மன்னராட்சி நாடுகளாய் சிதறிக்கிடந்த சிறு சிறு நாடுகள் என்று சொல்வதே

பொருத்தமானதாகும். ஏனெனில், அப்போது இந்தியா எனும் நாடே கிடையாது.

அதென்ன நிலப்பிரபுத்துவ சமூக அமைப்பு என்று தோன்றுகிறதல்லவா. ஆம். அரசமைப்பு என்பது மன்னராட்சி முறையைக் கொண்டிருந்தாலும், சமூக அமைப்பில் அது நிலப்பிரபுத்துவ சமூக அமைப்பே ஆகும். அதன் பொருள் இதுதான்.

நிலம் யாருக்கு உடைமையோ அவரே சமூகத்திற்குத் தலைமை தாங்குவார். நிலமற்றவர்கள் அவரின் அடிமைகள் போன்றவர்கள். சமூக ரீதியாகவும், பொருளாதார ரீதியாகவும் அவர்களுக்கென்று எந்த உரிமைகளும் கிடையாது. ஒவ்வொரு பகுதியிலும் உள்ள நிலப்பிரபு என்ன சொல்லுகிறாரோ அதுவே நீதியாகும்.

ஜமீன்தார், நிலக்கிழார், பண்ணையார், ஆண்டை என்று பல பட்டப் பெயர்கள் அந்த நிலப்பிரபுக்களுக்கு உண்டு. இதிலிருந்து உருவானவர்களே குறுநில மன்னர்கள். பின்னர் அதுவே பேரரசுகளாகவும் உருவானது. ஆனாலும், சமூக அமைப்பில் நிலப்பிரபுத்துவ அமைப்பு முறையே அதன் அடிப்படையாகும். உணவு உற்பத்தியே பிரதானம் என்பதால் அந்த ஆண்டைகளை நம்பியே நாடும், வீடும், அரசும் இருக்கும். உள்ளூர் சமூக அமைப்பிற்குத் தலைமை தாங்குபவர் ஆண்டையே என்பதால் அரசரும் அவர்களை நம்பியே அரசாள்வார். வைத்தியர், வணிகர், தச்சுத்தொழில் என எல்லாத் தொழில் செய்தவர்களும் உண்டெனினும் யாருக்கும் எந்தத் தனித்த உரிமையும் தொழில் மீது கூட கிடையாது. பிறப்பு அடிப்படையில் இல்லாது வேறு எவரேனும் எந்தத் தொழிலும் செய்யவும் முடியாது.

ஆண்டைகளை நம்பியே அனைவரும் வாழவேண்டும். நிலத்தின் உரிமையாளர் ஒரு பிரபுவைப் போன்று சமூகத்தை ஆள்வார். அரசர் போரில் தோற்று அதிகாரம் கை மாறினாலும் நிலப்பிரபு அப்படியே தொடர்வார். உற்பத்தி செய்வதற்காக உதவும் கருவிகளும், உற்பத்தி செய்யப்பட்ட பொருட்களும் அவரின் உடைமையே ஆகும்.

இதன் பொருள் என்ன? பெருவாரியான மக்கள் தங்களுக்கானதாய் நாட்டையோ, நிலத்தையோ, உடைமையையோ, தொழிலையோ உணர முடியாத சூழல் இருக்கையில் நாடு யாருக்குச் சொந்தமோ அவர் நாட்டைக் காப்பாற்றிக்கொள்ள வேண்டும், எந்தத் தொழில் யாருக்குச் சொந்தமோ அவர் அதைக் காப்பாற்றிக்கொள்ள வேண்டும் என்பதே ஆகும்.

வானவியல், வைத்தியம், கட்டிடம் என எல்லாவற்றிலும் மேதமை கொண்ட நாடெனினும், எந்தவொரு அறிவும் பொதுமைப்படுத்தப்படவில்லை. சமூகத்தின் முன் எதுவும் வைக்கப்படவில்லை. யாரும் தனது ஆர்வத்தின் அடிப்படையில் விரும்பியதைத் தேர்ந்தெடுத்துக் கற்றுக்கொள்ளும் ஜனநாயகச் சூழல் அன்று கிடையாது.

இது அத்தனையும் கடவுளின் பெயரால், வேதம் போதித்த அமைப்புமுறையாக சாதி எனும் பிறப்பின் அடிப்படையிலான நிலப்பிரபுத்துவ சமூக விதிமுறையாகும். எனவே, தன் தொழிலை தன்னுடைய சந்ததி அல்லாத யாருக்கும் கற்றுத்தரும் தேவையில்லாததால், வாய்மொழி கற்பித்தலே தொழிற்கல்வியின் ஒரே வழிமுறையாகும்.

எந்தவொரு வளர்ந்த தொழிற்நுட்பமாயினும் அதை எழுத்தில் பதிந்திடுவது அவசியமில்லையென்பதால், அனுபவத்தில் பிறந்து, வாயில் வளர்ந்து, பயிற்சியில் விரிந்து கடைசியில் காதில் தேய்ந்ததாகவே எல்லா நுட்பங்களும் மாறிப் போயின. ஆம், கடவுளின் பெயரிலான தொழில் இரகசியம் என்றொரு சிக்கலில் சமூகம் இருந்த காலமது.

ஆக, வைத்தியம் யாருக்குச் சொந்தம்? அதுவும் தனக்குச் சொந்தமில்லையென்றே உணர்ந்திருந்த மக்களைக் கொண்ட சமூகம் அது. நோய்த் தடுப்பு, வருமுன் காப்பது, பிரசவம், உறுப்பு ஒட்டு சிகிச்சை, எலும்பு மூட்டு சிகிச்சை, மனநலம் எனப் பலவித சிகிச்சை முறைகளுள்ள உயர்ந்த மருத்துவ முறையாய் நமது சித்த மருத்துவமும், ஆயுர்வேதமும் இன்ன பிற மரபு மருத்துவ முறைகளும் வளர்ந்திருந்தன என்றாலும் அதைக் காப்பாற்றிக் கொள்ள வேண்டிய பொறுப்பு வைத்தியர்களுக்குத்தான் இருந்ததாக சமூகம் கருதியதேயொழிய, சமூகத்திற்கு இருந்ததாக உணரும் சூழல் அன்றைய சமூக அமைப்பில் இல்லை.

அதுமட்டுமல்ல, தனக்கென சொந்த மதம் கூட அப்போது மக்களுக்குக் கிடையாது. இன்னும் சரியாகச் சொல்லப்போனால் மதம் என்ற வார்த்தை கூட அப்போது கிடையாது. அரசன் சைவம் பின்பற்றினால் மக்கள் சைவம், அரசன் வைணவம் பின்பற்றினால் மக்கள் வைணவம் என்றே பெருவாரியான மக்களும் மாறிக்கொள்ளும் சூழல் இருந்த காலமாகும். இந்துமதம் என்ற பதமும், மதமும் பிரிட்டிஷ்காரன் அறிமுகப்படுத்தியது என்று

சங்கராச்சாரியரே சொல்கிறார் என்றால் அன்றைய கால அமைப்பைக் கொஞ்சம் கற்பனை செய்துகொள்ளுங்கள்.

ஆக, எந்த உடை உடுத்துவது என்பதும், எந்த மருத்துவம் பார்க்கவேண்டும் என்பதும் எனது அடிப்படை ஜனநாயக உரிமை என்று இப்போது நாம் சொல்கிறோமே, அப்படியான ஜனநாயக உரிமை அப்போதுள்ள சமூக அமைப்பில் இல்லையென்பதே வரலாறாகும். கல்வியை அடிப்படை உரிமை என்று இப்போது கேட்டுப் பெறுகிறோமே, அப்போது?

ஆக, நாட்டைக் காப்பாற்றுவதாய் இருந்தாலும், கலாசாரத்தை காப்பாற்றுவதாய் இருந்தாலும், பாரம்பரியமும் சிறப்பும் கொண்ட விவசாயம், வைத்தியம், கலைகள் ஆகியவற்றைக் காப்பதாய் இருந்தாலும் அது நமது கடமையல்ல என்றே அன்றைய காலத்தில் மக்கள் எண்ணிக்கொண்டிருந்தனர். அது அதிகாரம் தொடர்புடையது, எனவே, மன்னரின் கடமை, ஆண்டையின் பொறுப்பு என்றே மக்கள் நம்பினர்.

மொத்தத்தில், இராமன் ஆண்டாலும், இராவணன் ஆண்டாலும் எனக்கொரு கவலையில்லை என்பதே சமூகம் குறித்து மக்களுக்கு அன்றிருந்த முழுப் புரிதலாகும். மன்னராட்சி எனும் ஆட்சியமைப்பில் நிலப்பிரபுத்துவ சமூக அமைப்பின் அடிப்படையே மக்களை அப்படி வைத்திருப்பதுதான் என்பதே அதன் கருத்தியலாகும். போரில் மன்னர் நாட்டை இழந்தால் அதை மீட்க மன்னரே மறுபடியும் படை எடுப்பாரேயொழிய, நாட்டின் விடுதலைக்காக மக்கள் ஒன்று சேர்ந்து தாமாக எதுவும் முனைய வேண்டிய அவசியமில்லாத சமூக அமைப்பாகும் அது.

பாண்டியநாட்டைத் தாய்நாடாகக் கொண்டவன் சோழநாட்டை எதிரிநாடென நினைத்த காலமது. மன்னன் எந்த மதம் சார்ந்தவன் என்றெல்லாம் அப்போது கிடையாது. சைவ மன்னனாய் இருந்தாலும் போரில் வென்றால் தோற்ற நாட்டில் உள்ள சைவக் கோவில்களை அழிப்பான், அவ்வளவுதான். காரணம், எதிரியின் பண்பாட்டை, சொத்தை, செல்வத்தை, அறிவுச் சேகரிப்பை அழிக்கவேண்டுமென்பதே படையெடுப்பு மற்றும் ஆட்சியதிகாரத்தின் நோக்கம் ஆகும். ஆக, அப்போது தமிழன் எனும் அடைமொழியெல்லாம் நமக்குக் கிடையாது.

அப்போதுதான் ஆங்கிலேயனும், டச்சுக்காரர்களும், போர்ச்சுகீசியர்களும், பிரஞ்சுக்காரர்களும் இந்த நிலப்பரப்புக்குள்

நுழைகிறார்கள். ஒவ்வொருவரும் ஒரு நிலப்பகுதியை அடிமைப்படுத்துகிறார்கள். இவர்களுள் படைபலத்தால் வலிமையாய் இருந்த கிழக்கிந்திய கம்பெனி தனது சதித்திட்டத்தால் பெரும் நிலப்பரப்பை அடிமையாக்குகிறது. அண்டை மன்னர்கள் நாட்டை அடிமைப்படுத்தியபோது மக்கள் எப்படி ஏற்றுக்கொண்டார்களோ அதைப்போல் பிரிட்டிஷ் ராஜ்ஜியத்தையும் ஏற்றுக்கொண்டு அடிமையாகிறார்கள்.

அடிமைகள் தனக்கானது என எதையாவது உயர்த்திப்பிடிக்க இயலுமா? இயலாது அல்லவா. எனவே, நாட்டை அடிமைப்படுத்திய ஆங்கிலேயன் தனது ஆங்கில மொழியை நிர்வாக மொழியாக அறிவிக்கிறான். நாடு ஏற்றுக்கொள்கிறது. தனது கல்வித்திட்டத்தை அமல்படுத்துகிறான். சமூகம் ஏற்றுக்கொள்கிறது. தனது பாடநூல்களை அறிமுகப்படுத்துகிறான். ஏற்றுக்கொள்கிறார்கள் மக்கள்.

தனது மருத்துவ முறையையும் அறிமுகப்படுத்துகிறான் பிரிட்டிஷ்காரன். அனைத்தையும் துவக்கத்தில் எதிர்ப்பின்றி ஏற்று அதன்படி வாழ்வை பழகத் துவங்குகிறார்கள் அடிமை மக்கள்.

அறிவியலை அறியாத மொழி, உலக ஞானமில்லாத மொழி, கற்பிக்கவும், கற்கவும் ஏதுமற்ற மொழி, எத்துறையின் தனித்துவமும், சிறப்புத்தன்மையும் இல்லாத அறிவற்ற மொழி என முதலில் இங்கிருந்த மொழியை இகழ்ந்தவன், பின்னர் இங்கிருந்த மருத்துவ முறைகளையும் இகழ்கிறான். அநாகரிகமென்கிறான். அறிவியலுக்கு எதிரானது என்கிறான். தனது மருத்துவ முறையே மேம்பட்டது என்கிறான். அதாவது, நமது பண்பாட்டையே அறிவியலுக்கு விரோதமானது என்கிறான். நமது மரபு அறிவை மறுதலிக்கிறான். இப்படியான ஒடுக்குமுறை எல்லாவற்றையும் துவக்கத்தில் எதிர்ப்பின்றி ஏற்றுக்கொள்கிறது அடிமை இந்தியா.

மக்களின் வரிப்பணத்தில் இருந்து தனது மருத்துவ முறைக்கான மருத்துவமனைகளைக் கட்டுகிறான் பிரிட்டிஷ்காரன். மன்னர் காலத்து அரசு இலவசமாக வழங்காத வைத்தியத்தை ஆங்கிலேய அரசு வழங்கும்போது அதிசயத்தோடு பார்க்கிறார்கள் மக்கள். அதுவரை வைத்தியரின் வீட்டில் மட்டுமே வழங்கப்பட்டு வந்த மருத்துவத்தை மருத்துவமனை கட்டி வழங்குகிறான் பிரிட்டிஷ்காரன். ஆச்சரியப்படும் மக்கள் அதை தர்மாஸ்பத்திரி என்றும் அழைத்துக்கொள்கிறார்கள்.

இப்படியாக, ராஜ்ஜியத்தை விரிவாக்கும் பொருட்டு தனது நிர்வாகத்திற்கான மாட மாளிகைகளைக் கட்டுகிறான். தன்னை எதிர்ப்போர்களை தண்டிப்பதற்காக தனக்கான சட்டங்களையும், நீதிமன்றங்களையும் உருவாக்கிக்கொள்கிறான்.

ஆக, மொத்தத்தில் நமது செல்வத்தைக் கொண்டு அவனது வாழ்வுமுறையை, அவனது நிர்வாக முறையை, அவனது கல்வி முறையை, அவனது மருத்துவமுறையை இங்கு நிர்மாணித்துக்கொள்கிறான். அதாவது நாடு நம்மது. ஆனால் நாட்டில் இருக்கும் பழக்கமெல்லாம் ஆங்கிலேயனது என்றாகிறது.

வரலாறு எப்போதும் பின்னோக்கி செல்லாது அல்லவா. எது நிகழ்கிறதோ அதிலிருந்து, தனது அடுத்த கட்டத்தை நோக்கிய முற்போக்குப் பயணத்தைத் தொடர்வதுதானே வரலாற்றின் இயல்பு. அடிமைத்தனத்தின் அடுத்த கட்டமாய் விடுதலை உணர்வை தனது மக்களுக்குக் கற்றுத் தருகிறது வரலாறு.

எது ஒடுக்கப்படுகிறதோ அது தனது வாழ்தலுக்கான போராட்டத்தை உயர்த்திப் பிடிக்கும் என்பதுதானே உண்மை. ஆக, ஒடுக்கப்பட்ட மரபு வழி மருத்துவத்தை மீட்டெடுப்பதும் விடுதலைப்போராட்டத்தின் ஒரு பகுதியாய் வீரியம் பெறுகிறது. இதை வரலாற்றுச் சம்பவங்களோடு இணைத்துத் தொகுத்துப் பார்ப்போம்.

பிரிட்டிஷ்காரன் இங்கு வருமுன்னரே, மருத்துவ முறையில் மேம்பட்டிருந்த நிலப்பரப்பாகும் நமது நாடு. ஏற்கனவே கூறப்பட்டதுபோல், இந்தியா என்ற ஒற்றை நாடாக அப்போது இல்லையெனினும், ஆயுர்வேத மருத்துவமும், இயற்கை மருத்துவமும், சித்த மருத்துவமும், கை வைத்தியமும் மட்டுமின்றி, வாழ்வியல் கோட்பாடுகளே மருத்துவம், உணவே மருந்து என்ற கலாசாரமும் உயர்வு பெற்றிருந்த காலமாகும் அது.

இன்னும் குறிப்பாகச் சொல்லப்போனால், அன்றைய சூழலில் அவ்வளவாக வளர்ச்சி பெற்றிராத ஆங்கிலேய மருத்துவம், சிசு சிகிச்சை, மனநலம், உறுப்பை ஒட்டும் சிகிச்சை, பிரசவம், அறுவை சிகிச்சை, எலும்பு இணைப்பு சிகிச்சை, போர்க்காலத்து சிகிச்சை எனப் பரந்து விரிந்திருந்த நமது மருத்துவ முறைகளைப் பார்த்து வியந்து போயிருந்தனர் என்பதை விடவும் பயந்துபோயிருந்தனர் என்பதே உண்மையாகும்.

ஏனெனில் ஒரு நாட்டை அதன் மன்னரோடு போரிட்டு அடிமைப்படுத்துவது சுலபம். ஆனால், தனது கலாசாரத்தை உயர்த்திப்பிடிக்கும் மக்களைக் கொண்டிருக்கும் சமூகத்தை அத்தனை சுலபத்தில் அடிமைப்படுத்தி ஆளமுடியாதே. சொந்தக் கலாசாரத்தை இழந்து, தனது சுய அடையாளத்தை மொத்தமும் மறக்கும் சமூகம்தானே அடிமைச்சமூகமாக மண்டியிட்டுக்கிடக்கும். இல்லையேல் கலகமல்லவா துவங்கிவிடும். எனவேதான், மருத்துவம், உணவு, மொழி, உடை, கல்வி, மதம், அரசு என பண்பாட்டையும், கட்டமைப்பையும் ஒரே நேரத்தில் தனக்கானதாக மாற்றிக்கொண்டான் பிரிட்டிஷ்காரன்.

குறிப்பாக, நமது மரபு மருத்துவமுறையென்பது வெறும் மருந்துகளோடு மட்டும் தொடர்புடையது அல்ல, அது நமது மண்ணோடும், மரபோடும், உணவோடும், இலக்கியத்தோடும் பின்னிப் பிணைந்திருந்ததாகும். மொத்தத்தில் சுருக்கமாய் சொன்னால், தனது சொந்தக் கலாசாரத்திலிருந்து வேர்கொண்டு கிளைத்து வளர்ந்ததே இந்திய மரபு மருத்துவ முறைகளாகும். எனவே, பண்பாட்டைச் சிதைக்கும் நோக்கத்தோடு நமது பலவித மரபுவழி மருத்துவமுறைகளும் திட்டமிட்டு அழிக்கப்பட்டன என்பதே வரலாற்று உண்மையாகும்.

ஆனால், இந்திய மருத்துவ கவுன்சிலோ இந்திய மருத்துவ வரலாற்றை வேறு விதமாகச் சொல்கிறது. இதோ http://www.tnmedicalcouncil.org/Ethics எனும் இணையப் பக்கத்தில் உள்ள ஆங்கில வார்த்தைகளின் தமிழாக்கம்.

சுதந்திரமடைவதற்கு ஆயிரம் வருடங்களுக்கு முன்னர், இந்தியாவானது மதம் மற்றும் கலாசார மோதல்கள் நிகழும் ஒரு விளையாட்டு மைதானமாகவே இருந்தது. இந்த நீண்ட கால அரசியல் சச்சரவுகள் இந்தியாவின் சமூக, பொருளாதார மற்றும் கலாசாரத்தில் பெரும் தாக்கத்தை ஏற்படுத்தியது. இதன் விளைவால், அப்போதிருந்த மரபு வழி மருத்துவம் படிப்படியாக நலிவுற்று சிதைந்து போனதோடு, அறிவற்ற சுயநலவாத போலிமருத்துவர்களால் ஆக்கிரமிக்கப்பட்டு மாசுபடுத்தப்பட்டது.

இந்த நிலையில் மேற்கத்திய அலோபதி மருத்துவம் இந்தியாவில் நுழைந்து, கல்வியறிவு பெற்ற இந்தியச் சமூகத்தினரின் நடுநிலையான மனதை தனது அறிவியல் கண்ணோட்டத்தால் ஈர்த்தது. அதுவரை இந்திய மருத்துவ வரலாற்றில் கோலோச்சிக்

கொண்டிருந்த ஆயுர்வேத மருத்துவமும், சித்த மருத்துவமும் பழங்கதைகளாயின. நாம் இதை ஒப்புக்கொண்டுதான் ஆக வேண்டும்.

ஆங்கிலேயர் காலத்தில் 19ஆம் நூற்றாண்டின் மத்தியில் பெண்டிக் பிரபு, மருத்துவ கல்வியை அறிவியல் பூர்வமாக ஒழுங்கமைக்க முயன்றார். அதன் விளைவாக கல்கத்தாவிலும், மதராசிலும் புதிதாக மருத்துவக் கல்லூரிகள் ஆரம்பிக்கப்பட்டன. இதன் பின் இந்தியாவின் மற்ற நகரங்களிலும் மருத்துவக் கல்லூரிகள் தொடங்கப்பட்டன.

இப்படிச் சொல்கிறது அந்த இணையப் பக்கம்..

உண்மையை எப்படி மறுக்கிறார்கள் பார்த்தீர்களா? ஒரு பிரிட்டிஷ்காரன் அடிமைப்பட்ட இந்தியாவின் வரலாற்றைச் சொல்வதைப்போல் ஆணவத்துடன், இந்தியாவை இகழ்ந்து தன் வரலாற்றைச் சொல்கிறது இந்த இந்திய அலோபதி மருத்துவம்.. பெண்டிக் பிரபு இந்திய மருத்துவக் கல்வியை அறிவியல் பூர்வமாக ஒழுங்கமைக்க முயன்றானாம், பொய்யை எப்படித் திணிக்கிறார்கள் பார்த்தீர்களா?

மதமோதல்கள் நிகழ்ந்த விளையாட்டுக் களமாம் பழைய இந்தியா. பிரிட்டிஷ்காரன் இந்திய வரலாற்றை இப்படித்தான் சொல்கிறான். நமக்கொரு கேள்வி எழுகிறது. மேற்கத்திய நாடுகளெல்லாம் ஒற்றுமையாகவா இருந்தன அக்காலத்தில்? கிறிஸ்தவ மதத்தையும், இஸ்லாம் மதத்தையும் பின்பற்றும் நாடுகளுக்குள் இன்றளவும் ஒற்றுமை இருக்கிறதா என்ன?

எதிரெதிர் மதத்தைப் பின்பற்றும் நாடுகளுக்குள் ஏற்பட்டதா என்ன உலகப்போர்கள்? இவர்களின் மதம் ஏன் அந்த உலகப் போர்களைத் தடுக்கவில்லை? ஆம். அந்த மதம், இந்த மதம் என்றில்லை, எந்த மதமாய் இருந்தாலும், மதம் என்றுமே சரித்திரத்தில் இப்படியான ஆக்கபூர்வமான பங்களிப்பை ஆற்றியதேயில்லை என்பதே உலகெங்கும் காணப்படும் உண்மையாகும். என்னமோ இந்தியா மட்டும்தான் மதமோதல்கள் நடந்த களமாக இருந்ததாம்.

அடுத்தடுத்து பாருங்கள், எவ்வளவு பொய்களை அவிழ்த்து விடுகிறார்கள் என்று...! அறிவற்ற போலி மருத்துவர்களின் (uncultured quacks) கைகளில் மரபு மருத்துவம் இருந்ததாம். ஆனால் பாருங்கள், அவர்களையும் அறியாமல் அடுத்த வரியில் ஒரு உண்மையை

ஒப்புக்கொள்கிறார்கள். சித்த மருத்துவமும், ஆயுர்வேதமும் கோலொச்சியிருந்தன என்று சொல்கிறார்கள்.

சரி, ஒரே ஒரு கேள்விக்கு மட்டும் பதில் சொல்லுங்கள் அலோபதி மேதைகளே, அறிவியலுக்கு விரோதமாக சித்தா மற்றும் ஆயுர்வேதம் ஆகிய இரண்டு மருத்துவ முறைகளும் இருந்தன என்றால், இம்மருத்துவ முறைகளால் கொள்ளை நோய்களையும், பிரசவ இறப்பையும் தடுக்க முடியவில்லையென்றால் எப்படி இரண்டும் கோலோச்சியிருக்கமுடியும்?

நோய்கள் மற்றும் மூடத்தனத்தின் பூமியாய் இந்தியா இருந்திருந்தால், அற்ப ஆயுளில் இறந்துபோனவர்களாக இந்தியர்கள் இருந்திருந்தால் பிரிட்டிஷ்காரன் எதற்கு இங்கு வந்தான்? நோய்களின் பூமியை அடிமைப்படுத்திடவா அத்தனை மேலை நாட்டினரும் இங்கு படையெடுத்தனர்? அவன் கொள்ளையடித்துச் செல்லுமளவுக்கு செல்வமும், இயற்கை வளமும் இருந்தது என்பதுதானே வரலாறு. ஆக, இரண்டு செய்திகள் இங்கு தெளிவாகிவிடுகிறது. ஒன்று, பண்டைய இந்தியா ஆரோக்கியமான தேசமாக, வளமான மக்கள் சமூகத்தைக் கொண்ட நாடாக, மருத்துவமும், விவசாயமும் செழித்திருந்த பூமியாக இருந்திருக்கிறது என்பது தெள்ளத் தெளிவாகிறது. இரண்டு, இந்தியாவில் கோலோச்சிய மரபு மருத்துவங்கள் ஒழிக்கப்பட்டது பிரிட்டிஷார் ஆட்சியில்தான் என்பதும், அதற்காகவே சட்டங்கள் புதிது புதிதாய் போடப்பட்டன என்பதும் மிகவும் தெளிவாகிறது.

கல்வியறிவு பெற்ற சமூகத்தினரின் அறிவியல் கண்ணோட்டத்தால் அவர்களின் மனதை ஈர்த்தது என்றும், மரபு மருத்துவங்கள் ஒழிந்ததை ஒப்புக் கொள்ள வேண்டுமென்றும் சொல்கிறார்களே, அதைத்தான் நாம் அடுத்தடுத்த அத்தியாங்களில் பார்க்கப் போகிறோம். யாரிந்த கல்வியறிவு பெற்றோர் அக்காலத்தில்? எந்த மொழியில் படித்து, என்ன பட்டம் பெற்றிருந்தனர் அந்தக் காலத்து கல்வியறிவு பெற்ற சமூகத்தினர்?

மரபு மருத்துவங்கள் வெறும் போலி மருத்துவங்களா?

மரபு மருத்துவங்கள் அறிவியலுக்கு விரோதமானதா?

மரபு மருத்துவங்கள் இந்தியர்களால் வெறுக்கப்படுகிறதா?

மரபு மருத்துவங்கள் குறித்த நடப்பு வரலாறு என்ன சொல்கிறது?

வாருங்கள் பேசுவோம்...

3
வெட்டப்பட்ட கை ஒட்டப்பட்ட மருத்துவ வரலாறு

இதோ, பண்டைய இந்திய மருத்துவம் எப்படி செழித்திருந்ததென வியந்திடும் ஆங்கிலேய மருத்துவர்களின் ஒப்புதல் வாக்குமூலம் குறித்த விபரங்கள்.

மனிதனும், மருத்துவமும் என்ற எமிரிடஸ் அலோபதி பேராசிரியர் எழுதி 2001இல் ஆக்ஸ்போர்டு பதிப்பகம் வெளியிட்ட புத்தகத்தில் 1793இல் புனேயில் நடந்த ஒரு மூக்கு ஒட்டுறுப்பு அறுவைச் சிகிச்சை குறித்த நேரடிப்பதிவின் தகவல் உள்ளது. 1792இல் மைசூர் யுத்தத்தில் கவஸ்ஜீ என்ற பார்ஸிய சமூகத்து ஆங்கிலப்படை உதவியாளன் ஒருவன், திப்புசுல்தானின் படை வீரர்களால் சிறைப்படுத்தப்பட்டான்.

அவனுடைய ஒரு கையும், மூக்கும் வெட்டப்பட்டன. அவன் தன்னைப்போன்ற மூவரை சந்தித்த பின்னர், அறுவைச் சிகிச்சைக்காக அவர்கள் மூவரும் ஒருவரைச் சந்தித்தனர். தொழில் அடிப்படையில் செங்கல் சூளையில் வேலை பார்த்த அவர் செய்த அறுவைச் சிகிச்சையை பாம்பே பிரஸிடென்சியை சார்ந்த தாமஸ் குருசோ மற்றும் ஜேன்ஸ் பிண்ட்லே என்ற இரண்டு மூத்த அறுவையியலாளர்கள் நேரடியாகப் பார்த்துள்ளனர். அவர்கள் இதைப் படமாகவும் வரைந்து, விவரமாக எழுதி, பின்னர் மெட்ராஸ் கெஸட்டிலும் வெளியிட்டுள்ளனர்.

இத்தகவல் சென்னை உயர்நீதிமன்றத்தின் ஒரு தீர்ப்பில் இருக்கும் வரலாற்றுத் தகவல்களாகும். திருநெல்வேலி மாவட்டம், பாளையங்கோட்டையில் உள்ள அரசு சித்த மருத்துவக் கல்லூரியில் எம்.டி படிப்புக்கும், கன்னியாகுமரி மாவட்டம் கோட்டூரில் உள்ள அரசு ஆயுர்வேதக் கல்லூரியில் பி.ஏ.எம்.எஸ். படிப்புக்கும் போதிய கட்டமைப்பு வசதி இல்லாததால், 2011-2012 ஆண்டில் மாணவர் சேர்க்கைக் கூடாதென மத்திய அரசு தடை செய்தது.

இந்திய மருத்துவ மத்திய கவுன்சில் மற்றும் ஆயுஷ் துறையின் இந்தத் தடையுத்தரவை எதிர்த்து மருத்துவர். அருள்செல்வன் மற்றும் 26 மாணவர்கள் உயர்நீதிமன்ற வழக்குரைஞர் ச.செந்தில்நாதன் மூலம் தொடுத்த வழக்கில் மாண்புமிகு. நீதியரசர். வெ.இராமசுப்பிரமணியன் அவர்கள் கொடுத்த தீர்ப்பில் உள்ள மேலும் சில சிறந்த வரிகள் இதோ...

ஆயுர்வேதம் மற்றும் சித்தாவின் வரலாறு பல நூற்றாண்டுகள் பழமை வாய்ந்தது. இலக்கியப் பொருளின்படி உயிரின் அறிவியல் என்று ஆயுர்வேதத்தைக் கூறலாம். ஆனால், அதை ஒரு மருத்துவ முறை என்று மட்டும் குறுகியதாகக் கூறுவதால், அதன் உண்மையான நோக்கமும், விரிந்த பயன்பாடுகளும் நீர்த்துப்போகச் செய்யப்படுகின்றன. சுகாதாரம் என்பது ஆயுர்வேதத்தைப் பொறுத்த மட்டில், நோயிலிருந்து விடுதலை என்பது மட்டுமல்ல.

துவக்ககால மருத்துவர்களில் மிகச்சிறந்த ஒருவரான சுஸ்ருதரின் கூற்றுப்படி, சுகாதாரம் என்பது தனிப்பட்ட ஒரு மனிதனின் சுய ஆளுகைக்குட்பட்ட மெய்மை நிலையாகும். மேலும், மனிதனின் செயல்பாட்டு அலகுகள், செரிமானம் மற்றும் வளர்சிதை இயங்குமுறைகள், கட்டமைப்பு உறுப்புகள், கழிவு உற்பத்தி ஆகியவைகளின் இணக்கமான ஒருங்கிணைந்த செயல்பாடாகும். சிறந்த சக்தி, அறிவு, மனம் ஆகியவற்றைக் கொண்டவனாக ஒரு மனிதன் இயங்க இவையே உதவுகின்றன.

பிரிட்டிஷ்கால ஆட்சியின் போது இந்தியப் பாரம்பரிய மருத்துவமுறைகள் ஆதரவில்லாமல் மிக நலிவுற்றன. மிகவும் திட்டமிடப்பட்டு செய்யப்பட்ட பிரச்சாரத்தின் காரணமாக, இந்தியர்களின் மனங்களில் இருந்து அவை காணாமல் போகச் செய்யப்பட்டன. 19 ஆம் நூற்றாண்டின் இறுதியிலும், 20ஆம் நூற்றாண்டின் துவக்கத்திலும் இந்திய மருத்துவமுறைகள் படிப்படியாக நீக்கப்பட்டு, மேலைநாட்டு நவீன மருத்துவமுறைகள் பிரிட்டிஷாரின் அதிகாரமிக்க ஆட்சியால் திணிக்கப்பட்டது.

இன்றும் இந்தியாவில் மத்திய அரசானது பணவளமிக்க அந்நிய நாடுகளைச் சார்ந்து இயங்கும் சர்வதேச சுகாதார அமைப்புகளின் வழி நின்று செயல்படுவதால், இந்திய மருத்துவ முறைகளைக் கண்டுகொள்வதேயில்லை.

இவை அத்தனையும் மாண்புமிகு நீதியரசர். வெ. இராமசுப்பிரமணியன் அவர்கள் அளித்த அத்தீர்ப்பில் உள்ள அர்த்தம் நிறைந்த வாசகங்களாகும்.

ஆம். ஆங்கிலேய மருத்துவம் வெள்ளை ஏகாதிபத்தியம் அறிமுகப்படுத்திய மருத்துவமாயிற்றே. மக்களைச் சுரண்டுவதுதானே ஏகாதிபத்தியம் இங்கு வந்த நோக்கம். அப்படியெனில், ஆங்கில மருத்துவத்தைத் திணித்ததன் மூலம் மட்டும் என்ன நடந்திருக்கும்? இதோ, மருத்துவம் மூலமாக எப்படித் தமது சுரண்டலைத் துவக்கினார்கள் என்றும், மேலாதிக்கத்தை எப்படிக் கட்டமைத்தார்கள் என்றும், அதற்கெதிரான போராட்டம் எப்படி எழுந்தது என்றும் பார்க்கலாம் வாருங்கள்.

கிமு.800 முதலே செழித்திருந்த வரலாறு இந்திய மரபு வழி மருத்துவத்திற்கு உண்டு. கிபி 1600இல் போர்ச்சுகீசியர்கள்தான் மேலைநாட்டு மருத்துவ முறையை இந்தியாவில் முதன் முறையாக அறிமுகப்படுத்தினர். அடிமை இந்தியாவில், கிழக்கிந்திய கம்பெனியின் கையில் ஆட்சி இருந்தபோது, 1820கள் வரை ஆங்கில மருத்துவத்திற்கான அதிகாரப்பூர்வ அமைப்புகள் ஏதும் உருவாக்கப்படவில்லை. முதன்முறையாக, இராணுவத்திற்கும், பிரிட்டிஷ்காரர்களுக்கும் மருத்துவச் சேவை அளிப்பதற்காக ஜூன் 21, 1822ல்தான் ஆங்கில மருத்துவத்தையும், இந்திய மருத்துவத்தையும் சேர்த்து சொல்லித் தருவதற்கான நேட்டிவ் மெடிகல் இன்ஸ்டிடியூசன் என்ற மையம் கொல்கத்தாவில் உருவாக்கப்பட்டுள்ளது.

அப்போதுகூட, யுனானி மருத்துவமும், ஆயுர்வேத மருத்துவமும் கல்லூரி மூலமாக பல மையங்களில் கற்றுக்கொடுக்கப்பட்டே வந்துள்ளது. தமிழகத்தில் சித்த மருத்துவமும் பயிற்றுவிக்கப் பட்டுள்ளது. 1833ல் லார்டு வில்லியம் பெண்டிங் பிரபு என்பவர் மருத்துவக் கல்வி குறித்து ஆராய்வதற்காக ஒரு குழுவையும், கல்வி மற்றும் இலக்கியத்தில் பிரிட்டிஷ் அரசு என்ன செய்யவேண்டும் என ஆராய்வதற்காக மற்றொரு குழுவையும் உருவாக்குகிறார்.

டாக்டர். ஜான் கிராண்ட் என்பவர் தலைமையிலான மருத்துவக் கல்வி ஆய்வுக் குழு 1834இல் தனது அறிக்கையை அளித்துள்ளது. இதே காலத்தில்தான் 1835இல் தாமஸ் மெக்காலேயும், இந்தியாவில் கல்வி மற்றும் இலக்கியம் எப்படியிருக்கவேண்டும் என்கிற

தன்னுடைய அறிக்கையையும் கிழக்கிந்திய கம்பெனி அரசுக்கு அளிக்கிறார்.

இரத்தத்தால் இந்தியராகவும், கருத்து, நீதி, அறிவு, இரசனை என அனைத்திலும் ஆங்கிலேயனாகவும் உள்ள ஒரு வர்க்கத்தை உருவாக்குவதன் மூலமே நாம் இந்த நாட்டை ஆளமுடியும் என்று இந்தியக் கல்விக்கொள்கையை வகுத்தளித்த மெக்காலேயின் ஆங்கிலக் கல்விச்சட்டம் 1835க்குப் பிறகுதான், மரபு வழி மருத்துவம் குறித்த ஆங்கில அரசின் பார்வையும் மாறுகிறது.

எனது அலமாரியில் உள்ள ஆங்கிலப் புத்தகங்களின் பாதியளவுகூட இந்திய மொழிகளில் இல்லையென்று இகழ்ந்த மெக்காலேவுக்கு ஓர் அரசியல் நோக்கம் இருந்ததென்பதை நாமறிவோம். ஆனால், சுதந்திரம் கிடைத்து எழுபது ஆண்டுகள் ஆகிவிட்டனவே, நமது தொன்ம அறிவைத் தேடி ஏன் இந்திய அரசு முயற்சிகள் மேற்கொள்ளவில்லை? பிள்ளையாருக்குத்தான் முதல் அறுவைச் சிகிச்சை உலகில் நடந்ததாம். பிரதமர் மோடி சொல்கிறார். என்ன ஆதாரம் என்றால், வரலாற்றுக்கு ஆதாரம் தேடக்கூடாது, சொன்னால் நம்பவேண்டும் என்கின்றனர்.

ஆனால், தொன்ம மருத்துவ அறிவை அறிவியல் ஆய்வுகளுடன் நிரூபிக்கும் வாய்ப்புகள் உள்ளபோதும், அதைச் செய்யாமல் புராணத்தை வரலாறு என்று சொல்லிக்கொண்டிருக்கின்றனர். மற்றொரு பக்கம், மெக்காலேயின் கல்வியால்தான் இந்தியாவுக்குப் பலன் கிடைத்தது என்று இன்றும் புகழ்கின்றனர் சிலர். இந்திய மக்களின் மீது உண்மையான அக்கறை பிரிட்டிசாருக்கு இருப்பின், குமரி முதல் இமயம் வரை பல மொழிகளில் அன்று விரவிக்கிடந்த ஓலைச்சுவடிகளை ஏன் தொகுக்கவோ, திரட்டவோ செய்திடவில்லை? ஏன் அழித்தார்கள்?

இந்திய மொழிகளில் புத்தகங்கள் அச்சடிக்க ஏன் தடை போட்டனர்? சம்ஸ்கிருதம், அரேபிய மொழிவழிக் கல்வியை தவிர்த்தது சரி, தாய்மொழி வழிக்கல்வியை ஏன் அறிமுகப்படுத்தவில்லை? ஆங்கிலவழிக் கல்வி என அவரது தாய்மொழியை இங்கு திணித்ததேன்? துவக்கத்தில் ஆங்கிலேயரிடம் நிதியில்லை என்றே வைத்துக்கொள்வோம். அதன் பின்னரும் இதுதான் உண்மையா? ஆக, ஒன்று மட்டும் தெளிவாகிறது. இந்தியர் எதைக் கற்க வேண்டும், எந்த மொழியில் கற்கவேண்டும், எந்த வேலைக்காக

கற்கவேண்டும் என்பதே பிரிட்டிஷ் அரசின் கல்விக் கொள்கையின் சாராம்சமாகும்.

அதாவது, கல்விச் சட்டம் என்று சொல்லப்பட்டாலும் அது கல்விக்கொள்கை குறித்தது மட்டுமல்ல. ஏனெனில், கல்வி மூலமாகத்தான் ஒரு சமூகமே கட்டமைக்கப்படுகிறது. அதே போல், இலக்கியம் என்பதும் கவிதை, பாடல்களை மட்டும் கொண்டதல்ல. சமூகத்தின் வாழ்வியலை எப்படி மாற்றுவது என்பதே இலக்கியமாகும். ஆக, அடிமை இந்தியாவை எப்படிக் கட்டமைப்பது என்பதே இவ்விரு குழுக்களின் அடிப்படை நோக்கமாகும்.

எனவே, முதற்கட்டமாக, நேட்டிவ் மெடிக்கல் இன்ஸ்டிடியூசன் கலைக்கப்படுகிறது. 1835இல் கல்கத்தா மருத்துவக் கல்லூரியில் பயிற்றுவிக்கப்பட்டு வந்த ஆயூர்வேதப் படிப்புக்குத் தடை விதிக்கிறார்கள். இந்திய மரபு வழி மருத்துவக்கல்வியை மறைத்திட, அழித்திட சட்டப்படி(!) பிரிட்டிஷார் முயற்சிக்கிறார்கள். 1835ல் அலோபதி மருத்துவக்கல்லூரிகளை உருவாக்குகிறார்கள். மேற்கத்திய மருத்துவ முறையை மட்டும் கற்றுத்தருவது என்றும், பயிற்சி மொழி ஆங்கிலம் மட்டுமே என்றும் அமல்படுத்த ஆரம்பிக்கிறார்கள்.

1869ல் இந்தியாவிற்கு டாக்டர்கள் வேண்டும் என லண்டனில் ஒரு தகுதித்தேர்வை நடத்தி தேர்வு செய்கிறார்கள். ஏனெனில், இங்கு போதிய மருத்துவர்களை அவர்களால் உருவாக்கமுடியவில்லை. 1877ல் இந்தியாவில் முறையாய் மருத்துவம் பயின்றிருந்த 8000 மருத்துவர்களில் 450 பேர் மட்டுமே ஆங்கில மருத்துவம் படித்தவர்கள் ஆவர். ஆயுர்வேத மற்றும் யுனானி மருத்துவம் பயிற்றுவிக்கும் கல்விநிலையங்கள் அன்று இருந்தன என்பதால் அதில் பயின்றோரே அதிகம்.

அதாவது, 42 ஆண்டுகளில் வெறும் 450 பேர் மட்டுமே அலோபதி மருத்துவம் படித்திருக்கிறார்கள் என்பது அன்றைய இந்தியாவில் அலோபதி மருத்துவத்தின் மீது இருந்த எதிர்ப்பை எடுத்துக்காட்டும் புள்ளிவிவரமாகும். ஆனால், இந்திய மருத்துவ கவுன்சிலின் வரலாற்றாசிரியர்கள்(!) என்ன சொல்கிறார்களெனில், இந்தியாவில் இருந்த படித்தவர்களின் அறிவியல்பூர்வ அறிவை மேற்கத்திய மருத்துவமுறை ஈர்த்தது என உண்மைக்கு மாறாகக் கூறுகிறார்கள்.

இலவச மருத்துவமனையைக் கட்டி மருந்து, மாத்திரைகளை இலவசமாய் அளித்த பின்பும், தமது மருத்துவ முறையை ஏன்

மக்கள் ஏற்றுக்கொள்ள மறுக்கிறார்கள், அதற்கான காரணம் என்னவென்று பிரிட்டிஷ் அரசு ஆராய்கிறது.

பல காரணங்கள் இருப்பதை பிரிட்டிஷார் உணருகிறார்கள். அதில் முக்கியமாய், குழந்தைப் பிறப்பை வீட்டிலேயே சுகமாய், இயல்பாய் மேற்கொள்ளும் கலாசாரத்தைக்கண்டு கோபம் கொள்ளும் பிரிட்டிஷ் அரசு, அலோபதிக்கு மக்கள் வராமல் போவதற்கு அதுவுமோர் முக்கிய அடிப்படைக் காரணம் என்று கருதுகிறது.

குழந்தைப் பிறப்பதையே எளிதில் செய்துவிடுவதால் இவர்கள் எந்த நோய்க்கும் அச்சமில்லாமல் இருக்கிறார்கள் என்றும், மருந்தை ஒரு அளவில் மட்டுமே எடுத்துக் கொள்கிறார்கள் என்றும் ஆய்ந்து முடிவுக்கு வருகிறார்கள். ஆக, மரபு மருத்துவத்தின் மகத்துவம் மண்ணில் வேர் கொண்டிருக்கும்வரை அலோபதிக்கு அந்தஸ்து கிடைக்காதென பிரிட்டிஷ் அரசு உணருகிறது.

எனவே, பிரசவம் என்பது மருத்துவமனையில் செய்யப்பட வேண்டிய ஒன்றென அறிவியலின் பெயரால் அராஜகம் செய்யத் துவங்குகிறார்கள். ஒவ்வொரு கிராமத்திலும் பேறுகாலம் பார்க்கத் தெரிந்த அனுபவ மருத்துவச்சிகள் இருப்பதை அழிக்க நினைக்கும் பிரிட்டிஷ் அரசு அதற்கென தனித்திட்டமும் தீட்டுகிறது.

மேலும், இந்தியப் பெண்கள் ஆண் மருத்துவர்களை பிரசவத்திற்கு அனுமதிப்பதில்லை என்பதால் பிரசவம் மற்றும் பெண்களுக்கான நோய்களில் தலையிட, பெண்களை தனது அலோபதி மருத்துவ முறைக்குள் உட்படுத்திட பெண் மருத்துவர்களை 1875ல் அனுமதிக்கிறார்கள். அதாவது மேற்கத்திய மருத்துவக் கல்லூரி துவங்கப்பட்டு நாற்பது ஆண்டுகள் கழித்துத்தான் மருத்துவக்கல்வியில் பெண்களை அனுமதித்திருக்கிறார்கள். பெண் கல்வியில் இதனால் நல்ல மாற்றம் ஏற்பட்டது என்பது மறுக்கப்பட முடியாத உண்மை எனினும், ஆரம்ப கால நோக்கம் ஆங்கில மருத்துவ வளர்ப்பே ஆகும்.

இதன் தொடர்ச்சியில்தான், தமிழ்நாடு பொது சுகாதாரச் சட்டம் 1939 கொண்டு வருகையில் தாய், சேய் நலம் என்றொரு பகுதியையும் கொண்டு வருகிறார்கள். அதாவது, அலோபதியை தூக்கி நிறுத்த இன்று உதவும் அனைத்துச் சட்டங்களும் பிரிட்டிஷ் அரசால் கொண்டுவரப்பட்டவை என்பது மட்டுமல்ல, இந்திய மரபு மருத்துவ முறைகளை ஒழிக்கக் கொண்டுவரப்பட்டவை

என்பதையும் இந்தியர்கள் மறந்துவிடலாகாது. தாய், சேய் நலம் எனப் பேசும் இச்சட்டங்களைக் கூறிக்கொண்டுதான் இன்றும் வீட்டுப் பிரசவம் கூடாது என சுதந்திர இந்தியாவின் அரசுகளும் பேசிக்கொண்டிருக்கின்றன. ஆக, இந்தியா சுதந்திரம் பெற்ற பின்னும் நமது தாய்களுக்கும், சேய்களுக்கும் சுதந்திரம் கிடைக்கவில்லையென்பதே உண்மையாகும்.

இத்தகைய முக்கிய மாற்றங்கள் நிகழ்ந்த இக்காலத்தில்தான், சுதந்திரப்போராட்டமும் தீவிரமடையத் தொடங்குகிறது. அதுவரை எதிர்ப்பியக்கங்களாக மட்டுமே இருந்த விடுதலைப் போராட்டம் மரபை மீட்டெடுப்பது எனும் முக்கிய கருத்துருக்களோடு மேலெழுந்த வரலாறும் இக்காலத்தில் நிகழ்கிறது. அதாவது, அமைப்பு ரீதியாக இந்தியர்கள் திரளத்துவங்குவது இந்திய வரலாற்றில் புதியதோர் புரட்சிகரமான மாற்றமாகும். குறிப்பாக, மருத்துவம் உள்ளிட்ட துறைகளில் இந்திய மரபை முன்னெடுப்பதன் மூலமாக ஒரு புதிய பரிமாணத்தை விடுதலைப் போராட்டம் இக்கால கட்டத்தில்தான் பெறுகிறது.

குறிப்பாக, 1907ல் அனைத்திந்திய ஆயுர்வேத காங்கிரஸ் என்ற மரபுவழி மருத்துவர்களைக்கொண்ட அமைப்பை உருவாக்கி, விடுதலைப் போரில் இந்திய மரபு வழி மருத்துவ மீட்டெடுப்பும் ஒரு முக்கிய நோக்கமென பறைசாற்றியுள்ளனர். மரபு மருத்துவங்களின் புத்துயிர் இயக்கம் என்று வரலாற்றில் பெரும் புகழைப் பெற்ற இப்போராட்டங்கள் சுதந்திரம் எனும் கோஷத்தை மக்களிடம் உந்தித் தள்ளிய போராட்டமாகும்.

1920ல் இந்திய மரபு வழி மருத்துவங்களை அரசு ஊக்குவிக்கவேண்டும் என்றும், அதற்கான கல்லூரிகளை அதிகளவில் உருவாக்கவேண்டும் என்றும் இந்திய தேசிய காங்கிரஸ் தீர்மானம் இயற்றியது. சியாமதாஸ் வகோபதி என்ற ஆயுர்வேத மருத்துவர் ஒத்துழையாமை இயக்கத்தின் ஒரு பகுதியாக கௌதிய சரவித்யயதானா என்றழைக்கப்பட்ட வங்காள தேசியப் பல்கலைக்கழகத்தை அன்றைய கல்கத்தாவில் உருவாக்கியுள்ளார். மகாத்மா காந்தி டெல்லியில் ஒரு ஆயுர்வேதக் கல்லூரியையும், யுனானி கல்லூரியையும் துவக்கி வைத்துள்ளார்.

ஆக, இந்திய சுதந்திரப் போராட்ட வரலாறு ஓர் உண்மையை நமக்கு உரக்கச் சொல்கிறது. மரபு மருத்துவங்களை அழித்தொழிக்க

பிரிட்டிஷ் ஏகாதிபத்தியம் இந்தியாவில் ஏராளமான சதிகளைச் செய்துள்ளது என்பதை நிரூபிக்கிறது.

அதனால்தான், உலகப் புகழ்பெற்ற வரலாற்று ஆய்வாளர், பேராசிரியர் ராய் மெக்லியாய்டு அவர்கள் பின்வருமாறு கூறுவதை, இந்திய வரலாற்றாளர் கே. என். பணிக்கரும் வழிமொழிகிறார்.

மேற்கத்திய மருத்துவம் என்பது ஒரு கலாசார ஆயுதமாகும், அது தன்னளவில் ஒரு கலாசார நிறுவனமாகவும், மேற்கத்தியத்தை விரிவு செய்யும் நிறுவனமாகவும் இரட்டைச் செயலைச் செய்துள்ளது.

ஆக, மேற்கத்திய மருத்துவ முறை என்பது வெறுமனே ஒரு மருத்துவ முறை மட்டுமல்ல, இந்திய மக்களை சுரண்ட வந்த பிரிட்டிஷாரின் கைகளில் இருந்த வலுவானதோர் கலாசார ஆயுதமுமாகும்.

4

மருத்துவர் பதிவுக்கான முதல் சட்டம்

எதிர்ப்புகள் மேலெழுந்த இச்சூழலில்தான், 1914இல் சென்னை மருத்துவப் பதிவுச்சட்டம் என்றொரு சட்டத்தை பிரிட்டிஷ் அரசு முதன்முதலாகப் பிறப்பிக்கிறது. அவர்களால் கற்றுத்தரப்பட்ட ஆங்கில மருத்துவத்தைப் படித்துப் பதிவு செய்த மருத்துவர்கள் மட்டுமே மருத்துவம் செய்யவேண்டும் என்கிற தந்திரம் இது. ஆகவே, மரபு வழி மருத்துவர்களை இதன்படி பதிய அனுமதிக்கவில்லை.

எப்படி சதி செய்திருக்கிறார்கள் பார்த்தீர்களா? முதலில் மேற்கத்திய மருத்துவக் கல்லூரிகளைத் திறக்கிறார்கள். இந்திய மாணவர்கள் துவக்கத்தில் படிக்க விரும்பாத மேற்கத்திய மருத்துவ முறையை, இலண்டன் மருத்துவர்களைக் கொண்டு வந்து சுமார் 79 ஆண்டுகளாக மக்களிடையே திணிக்கிறார்கள். மேற்கத்திய மருத்துவ முறையை சிலர் பயின்ற உடன், நாங்கள் மட்டுமே மருத்துவம் செய்வோம் பிறர் செய்யக்கூடாது என்று சொல்லி, மண்ணின் மருத்துவர்களை சட்டப்படி ஒடுக்க தனித்ததோர் சட்டமும் பிறப்பிக்கிறார்கள். இதுதான் அலோபதி மருத்துவம் நம்மை ஆட்கொண்ட கதையாகும்.

இந்தச் சதியை யாரேனும் மறுக்கவோ, மறக்கவோ முடியுமா என்ன?

இந்தளவுக்கு அலோபதி மருத்துவத்தைத் திணித்த பிறகும், உண்மை நிலைமை என்னவென்றால், நாட்டில் இருந்த பத்தில் ஒன்பது பங்கு மக்களுக்கு மரபு மருத்துவங்களே மருத்துவச் சேவையளித்தது என மரபு மருத்துவங்களுக்காக அமைக்கப்பட்ட குழு 1923ல் சொல்கிறது.

இந்தியாவின் சிறந்த வரலாற்று ஆய்வாளரும், மார்க்சிய அறிஞருமான பேராசியர். கே. என். பணிக்கர் அவர்கள் மரபு மருத்துவங்களை மேற்கத்திய மருத்துவங்கள் எப்படிச் சிதைத்தன

என வரலாறு குறித்து செய்த ஆய்வில் கீழுள்ள தகவலைச் சொல்லுகிறார். அதாவது, 1921-22இல் ஒப்பீட்டளவில், மேற்கத்திய மருத்துவ முறையில் 37,626 பேர் மட்டுமே சிகிச்சை எடுத்தபோது, ஆயுர்வேதத்தில் 1,22,238 பேர் சிகிச்சை எடுத்துக்கொண்டார்கள் என்கிறார். மேலும், நகரங்களில் மேற்கத்திய மருத்துவ முறைகளின் மருத்துவமனைகள் அதிகம் இருந்த போதும், மக்கள் மரபு மருத்துவங்களைத்தான் தேடி வந்தனர் என்கிறார்.

எண்பது சதவீதமான இம்மண்ணின் மக்களுக்கு சேவையளித்துக் கொண்டிருக்கும் மரபு வழி மருத்துவர்களை பதிய அனுமதிக்காமல் அலோபதி தொழில்முறை மருத்துவர்கள் மூலம் செய்யப்பட்ட தீண்டாமை இது என இச்சட்டம் குறித்து ரோகர் ஜெப்பிரி என்பவர் விமர்சிக்கிறார். பெருவாரியான மக்களின் வாழ்வுரிமையை ஒடுக்கும் இதுபோன்ற சட்டங்களை எதிர்த்தப் போராட்டத்தை இந்த ஒடுக்குமுறை தீவிரப்படுத்தும் என்பதுதானே வரலாறு. அதுவே நிகழ்கிறது.

தமிழகத்திலும் சித்த மருத்துவத்தை மீட்டெடுக்கும் குரல்கள் இக்காலத்தில் வலுப்பெற்றுள்ளன. இதன் பின்னணியில்தான், மெட்ராஸ் மாகாண அரசின் மூலம் 1924இல் சித்தா, யுனானி, ஆயுர்வேதம் கற்றுக்கொடுப்பதற்காக இந்திய அரசு மருத்துவப்பள்ளியைத் துவக்கி, லிம் என்கிற நான்கு வருடப்படிப்பை உருவாக்கியுள்ளனர்.

அப்போது சென்னையில் இருந்த இக்கல்லூரி 1949ல் பாரம்பரிய மருத்துவக்கல்லூரி என்று பெயர் மாற்றம் செய்யப்பட்டு, இப்போது நெல்லை சித்த மருத்துவக்கல்லூரி என்று இடமாற்றம் செய்யப்பட்டுள்ளது. இன்றைய கீழ்பாக்கம் மருத்துவக்கல்லூரியின் மருத்துவர்கள் தான் இக்கல்லூரியில் துவக்கத்தில் வேலை செய்ய அனுமதிக்கப்பட்டுள்ளனர்.

அதாவது, மரபு வழி மருத்துவமே என்றாலும் அது எப்படியிருக்க வேண்டுமென ஆங்கில மருத்துவமே முடிவு செய்யும் என்பதையும் ஆங்கிலேயனே இந்தியாவில் துவக்கி வைத்துள்ளான். இன்றோ இந்தியன் என்று தன்னைச் சொல்லிக் கொள்பவனும் இதைத்தான் செய்கிறான்.

ஆம். சித்தமருத்துவம், ஆயுர்வேதம் இரண்டும் இந்தியாவின் இரு பெரும் சிறந்த மருத்துவமுறைகள் என்பதை ஒத்துக்கொள்ளாதவனை இந்தியன் என்று எப்படி பெருமைப்பட

அழைக்கமுடியும்? மேற்கத்திய மருத்துவ முறை உயர்ந்தது என்று சொல்லிக்கொள்ளுங்கள், அது உங்களின் பக்தி. ஆனால், அது மட்டுமே அறிவியல்பூர்வமானது என்று எதை வைத்து இவர்கள் இறுதி முடிவுக்கு வருகிறார்கள்? இரண்டு புறமும் உள்ள இலக்கியங்களை, ஆய்வு நூல்களை நடுநிலையோடு படித்துவிட்டு, மருத்துவம் எடுத்துக்கொண்ட அனுபவங்களையும் ஆய்ந்துவிட்டு ஒரு முடிவுக்கு வந்தால் சரி.

ஆனால், இப்படி எந்தவொரு அறிவியல்பூர்வ வழிமுறையையும் பின்பற்றாமல், ஏதோ ஒன்றிரண்டு அலோபதி கட்டுரைகளை மட்டுமே படித்துவிட்டு, மொத்த அறிவியலுக்கும், அறிவிற்கும் சொந்தக்காரர் போல அலோபதி மட்டுமே அறிவியல்பூர்வமானது, மரபு மருத்துவமெல்லாம் மூடநம்பிக்கை அடிப்படையிலானது என்று மேலோட்டமான முடிவுக்கு வருகிறார்களே, இந்த நாட்டின் வரலாற்றையாவது படித்திருப்பார்களா இவர்கள்?

வைத்திய சந்திரிகா என்றொரு பத்திரிக்கையை பண்டிட் நாராயண அய்யங்கார் என்பவர் 1920களில் சென்னையில் நடத்தி வந்திருக்கிறார். மேற்கத்திய மருத்துவ முறையின் பக்கவிளைவுகளை அன்றே பல கட்டுரைகள் எழுதி அம்பலப்படுத்தியிருக்கிறார். நோய் அறிகுறிகளை மட்டுமே வைத்துக்கொண்டு மேற்கத்திய மருத்துவ முறையினர் வைத்தியம் செய்கிறார்கள். ஆனால், நோய்களை முற்றாக அறிந்து குணப்படுத்தும் அறிவியலை அறிந்தவர்கள் மரபு மருத்துவர்கள் மட்டுமே என்று அன்றே அறிவியல்பூர்வமாய் ஆய்ந்து எழுதியுள்ளார்.

அதுமட்டுமல்ல, எது உயர்ந்தது என்றொரு கட்டுரையில் மேற்கத்திய மருத்துவம் முற்றிலும் செயற்கையான இரசாயனங்களை மட்டுமே நோயாளிகளுக்குத் தருகிறது. ஆனால், மண் சார்ந்த மரபு மருத்துவங்களோ, இயற்கையில் கிடைக்கும் பொருட்களை, உயிரி சார்ந்த ஆற்றலுள்ள பொருட்களைக் கொடுத்து நோயாளிகளை குணப்படுத்துகிறது என்று அறிவியல் சார்ந்து பேசுகிறார்.

கிருமித் தத்துவம் குறித்தும், இன்னபிற மேற்கத்திய மருத்துவ முறைகள் குறித்தும் ஆய்வு செய்து நூற்றுக்கணக்கான ஆய்வுக் கட்டுரைகளை பிரிட்டிஷார் காலத்திலேயே எழுதி, இந்தியாவில் இருந்த மருத்துவ முறைகளே அறிவியல்பூர்வமானது என்றும், நீங்கள் சொல்லும் கிருமிகளை நாங்கள் ஏற்றுக்கொள்ள மாட்டோம்

என்றும் ஆய்ந்து எழுதியுள்ளார்களே அதன் ஆழத்தை அறிவார்களா இந்த விமர்சனப் புலிகள்?

இப்படி ஆய்வுபூர்வமாக மேற்கத்திய மருத்துவ முறைகளின் தத்துவங்கள், சிகிச்சை முறை மற்றும் மருந்துகளில் உள்ள குறைகளையும், தவறுகளையும் கண்டுபிடித்த இந்திய மரபுவழி மருத்துவத்தின் தத்துவ மேதைமையை ஒழிக்க நினைத்த பிரிட்டிஷ் அரசு செய்த சதிதான், ஆயுர்வேதக் கல்வியிலும், சித்த மருத்துவக் கல்வியிலும் மேற்கத்திய மருத்துவங்களின் பாடங்களைப் புகுத்தியதாகும்.

ஆயுர்வேதக் கல்வியிலும், சித்தமருத்துவக் கல்வியிலும் மேற்கத்திய மருத்துவ முறையின் தத்துவம், நோயறிதல் முறை, சிகிச்சை முறை என அத்தனையையும் ஆங்கிலேயர் புகுத்தியதன் விளைவால்தான், இன்றுள்ள சித்த, ஆயுர்வேத மருத்துவர்களில் பலர் தங்களது மருத்துவத்தின் மகிமை தெரியாமல் அலைகிறார்கள். ஆங்கில மருந்தை எழுதித்தர எங்களுக்கும் அரசு அனுமதி தரவேண்டுமென அவமானகரமான ஒரு கோரிக்கையை வைக்கிறார்கள்.

அதுமட்டுமல்ல, கிருமிகளை நம்புகிறார்கள், தடுப்பூசிகளை நம்புகிறார்கள், சத்து மாத்திரைகளையும் நம்புகிறார்கள், பிரசவம் என்றாலும் ஆங்கில மருத்துவத்தை மட்டும் நம்புகிறார்கள். அத்தோடு, முன்னொரு காலத்தில் இந்தியர்கள் பிறந்த உடன் செத்துப் போனார்கள், பிரிட்டிஷார் வந்துதான் வாழவைத்தார்கள் என்றும் வெட்கமில்லாமல் பேசுகிறார்கள்.

காரணம், சித்த, ஆயுர்வேத மருத்துவங்கள் படித்தாலும் அதன் உண்மையான அடிப்படைத் தத்துவங்கள் இவர்களுக்குத் தெரியாது. அலோபதியே அனைத்திலும் உயர்ந்தது என்று நம்பும் இவர்களுக்கு அதற்கானக் காரணம்கூடத் தெரியாது.

எக்ஸ்ரே, ஸ்கேன், இரத்தப் பரிசோதனையே இவர்களைப் பொறுத்தவரை உயர்ந்த நோயறிதல் முறைகளாகும். கேட்டால் அறிவியல் என்று சொல்வார்கள். சுயத்தை மொத்தமும் தொலைத்துவிட்டதோடு அல்லாமல், போலியை நம்பும் இவர்களுக்குத்தான் இன்று மருத்துவம் படித்தவர் என்ற பட்டத்தையும் அரசு தருகிறது.

ஆக, பதிவு செய்தவர்தான் மருத்துவம் பார்க்கமுடியும் என்கிற இன்றைய சட்டமும், மரபு வழி மருத்துவக்கல்வி

எப்படி இருக்கவேண்டும் என்கிற இப்போதைய வழிகாட்டும் நெறிமுறைகளும், இந்திய மரபு மருத்துவங்களின் மேதைமையை ஒழிக்கும் ஒரே நோக்கோடு கொண்டுவரப்பட்ட பிரிட்டிஷ் காலத்து ஏற்பாடுகளாகும். இதன் பின்னணியில்தான், 1946இல் உருவாக்கப்பட்ட இந்தியாவின் முதல் சுகாதாரக் கொள்கையில் இந்திய மருத்துவ முறைகள் முழுமையாகப் புறக்கணிக்கப்பட்டன.

உள்நாட்டு மருத்துவம் குறித்து டாக்டர். எம்.சி.கோமன் என்பவர் சென்னை மாகாண அரசுக்கு 1918 முதல் 1920 வரையான காலங்களில் மூன்று அறிக்கை அளித்துள்ளார். உள்நாட்டு மருத்துவ முறைகளை அழிக்கும் ஆயுதமென இவ்வறிக்கைகளை கடுமையாக விமர்சித்துள்ளன அன்றைய தேசிய நாளிதழ்கள். திராவிட வைத்ய மண்டல் மற்றும் மெட்ராஸ் ஆயுர்வேத சபா எனும் இரு அமைப்புகளும் கூட்டாகச் சேர்ந்து 1921இல் ஓர் ஆவணம் வெளியிட்டு, அந்த அறிக்கையில் கூறியுள்ள ஒவ்வொரு கருத்தையும் அறிவியல்பூர்வமாக விவாதித்து, உண்மைக்கு மாறானது என்று மக்களிடம் எடுத்துச் சென்றுள்ளனர்.

இப்படிப் பல போராட்டங்கள் அறிவுத்தளத்திலும், அறிவியல் தளத்திலும், தேசபக்தியெனும் தளத்திலும் மேற்கத்திய மருத்துவ முறைகளுக்கு எதிராக நடந்துள்ளன. இப்படியான மருத்துவ அறிவு மேதைமையைக் கண்டு ஆத்திரப்பட்டதோடு, அதை அழித்துவிடவும் துடித்த பிரிட்டிஷாரின் நோக்கத்தை நம்மால் நிச்சயம் புரிந்துகொள்ள முடியும், தனது மருத்துவ முறையை அறிமுகப்படுத்தியவன் ஏன் இந்திய மருத்துவ முறைகளை ஒழிக்க முயற்சிக்கவேண்டும்? எது சிறந்ததோ அதை மக்கள் ஆதரிக்கப்போகிறார்கள். எது ஆரோக்கியம் தருகிறதோ அதை மக்கள் பின்பற்றப் போகிறார்கள்.

மாறாக, நோயைக் குணப்படுத்தாது, ஆரோக்கியம் தராது என்றாலும் நான் சித்த மருத்துவத்தைத்தான் பின்பற்றுவேன் என்றோ அல்லது என் குழந்தை இறந்தாலும், என் மனைவி இறந்தாலும் பரவாயில்லை நான் வீட்டுப் பிரசவம்தான் பார்ப்பேன் என்றோ யாராவது பிடிவாதத்துடன் சொல்வார்களா என்ன? மற்ற மருத்துவ முறையைக் காட்டிலும், ஆங்கில மருத்துவத்தில் உயிரைக் காக்கும் திறன் அதிகம் உண்டெனில், சிகிச்சை முறையினில் மேம்பட்டது எனில் மக்கள் தாமாக முன்வந்து ஏற்றுக்கொள்ளப் போகிறார்கள். அவ்வளவுதானே?

அதற்கேன் இத்தனை சட்டங்கள் போடவேண்டும்? மரபு மருத்துவர்கள் மருத்துவத்தொழிலே செய்யக்கூடாது என ஏன் ஒடுக்கவேண்டும்? பிரசவத்தை மருத்துவமனையில்தான் பார்க்கவேண்டும் என ஏன் சட்டம் போடவேண்டும்? வீட்டுப் பிரசவத்தின் போது தாய்மார்கள் இறந்துபோவது தெருக்கள்தோறும் தொடர்ந்தது என்றால், எல்லா வீடுகளிலும் அழுகைக்குரல்கள் அதிகரித்தனவென்றால், பெண்கள் தாமாக அலோபதி மருத்துவமனைக்கு வந்துவிட மாட்டார்களா என்ன? அதற்கும் ஒரு சட்டமா?

ஆம். இந்திய மருத்துவ முறைகளுக்கு எதிராகப் பலவிதமான சட்டங்கள், அடக்குமுறைகள், சதிகளை பிரிட்டிஷார் செய்து நமது மரபு மருத்துவங்களை அழிக்க முயற்சித்தனர் என்பதற்கு வேறென்ன ஆதாரங்கள் வேண்டும்?

ஆங்கிலம் படித்தவர்கள்தான் மருத்துவர்கள் என்பதுதான் அன்றைய அரசு அறிவித்த திட்டமாகும். மருந்தின் பெயர் ஆங்கிலத்தில், மருத்துவ முறை ஆங்கிலத்தில், உடல் உறுப்புகள் எப்படிச் செயல்படுகின்றன என்பது முதல் நோய்களை எவ்வாறு அறிந்துகொள்வது என்பது வரை எல்லாம் ஆங்கிலத்தில் இருக்கையில், ஆங்கிலம் படித்தவர்தானே ஆங்கில மருத்துவர் ஆகமுடியும் என்றும் பெருமையோடு ஏற்றுக்கொண்டது நமது மேட்டுக்குடி.

ஆங்கிலம் படிப்பவன் மேட்டுக்குடியாகிவிடுகிறான் என்ற மூடநம்பிக்கை இப்படித்தான் முதன்முதலில் மருத்துவக் கல்வியிலும், நிர்வாக மொழியிலும் உருவாக்கப்பட்டது. இம்மூடநம்பிக்கை இன்றும் தொடர்வதன் காரணத்தால்தான், கல்வியில் தாய்மொழியை இழந்த நம்மால் இன்றுவரை அதை மீட்டெடுக்க முடியவில்லை.

புள்ளிவிவரங்கள் உருவாக்கப்பட்ட கதையும் இப்போது புரிந்திருக்குமே. ஆம். இந்திய வைத்திய முறைகளை அறிவியல்பூர்வமற்றது என அறிவித்த பிரிட்டிஷ் ஏகாதிபத்திய அரசு, அநாகரிகமான அந்த வைத்திய முறைகளால் மக்களின் வாழ்வு மோசமாகிறது. நோய்கள் அதிகரிக்கின்றன, உடல் ஆரோக்கியம் கெடுகிறது, ஊட்டச்சத்து பாதிக்கப்படுகிறது எனப் பொய்களை அள்ளிவிட்டது.

இருந்தாலும், பாட்டியின் பாசத்தின் வழியே தொடர்ந்த வீட்டு வைத்திய முறையையும், வேர்கள், இலை செடிகளைக் கொண்டு செய்த கை வைத்திய முறையையும், உணவே மருந்தென வாழ்ந்த வரலாற்றையும் அத்தனை சுலபத்தில் அழிக்கமுடியாதல்லவா. எனவே, இதையெல்லாம் காட்டுமிராண்டித்தனம் என்பதுபோல் தனது பரப்புரையால் மக்களை பிரிட்டிஷ்காரன் நம்பவைத்தான்.

புள்ளிவிவரம் என்றால் என்னவென்று அறியாத மக்களிடம் தானே உருவாக்கிய புள்ளிவிவரங்களை அள்ளிவிட்டு, திட்டமிட்ட பொய் பரப்புரைகளை அறிவியலின் பெயரால் அரங்கேற்றியது பிரிட்டிஷ் அரசு. பொது மருத்துவம் என்று ஒரு திட்டத்தை உருவாக்கி தர்மாஸ்பத்திரிகளை கட்டி மருத்துவம் இலவசம் என்று சொல்லி படிப்படியாக மக்களை ஆங்கில மருத்துவமனைக்கு வரவைத்தது பிரிட்டிஷ் அரசு.

நோயற்ற வாழ்வே குறைவற்ற செல்வம் என்று நம்பிக்கொண்டிருந்த மக்கள் கொஞ்சம் கொஞ்சமாக தங்களது வாழ்வியலை மறக்க ஆரம்பித்தனர், மருந்துகளால்தான் ஆரோக்கியம் கிடைக்கும் என்று நோயையே வாழ்வென படிப்படியாய் ஏற்றுக்கொள்ளத் துவங்கினர். ஆரோக்கியத்தைக் கட்டமைத்து நோய் வருமுன்னர் காப்போம் என்று வாழ்ந்திருந்த மக்களை மருந்து சாப்பிட்டால்தான் நோயிலிருந்து வருமுன் காக்க முடியும் என்று நேர்மாறாக சிந்திக்க வைத்தான்.

அதாவது, பழமொழிகள் முதல் எழுத்து இலக்கியம் வரை செழித்திருந்த நமது இயற்கை வைத்திய முறைகளை ஒழித்து, வாழ்வியல் முறைகளை அழித்து இரசாயன மருந்துகளை நம்பி வாழ்வதே ஆரோக்கிய வாழ்விற்கான ஒரே வழி என்று நம்பவைத்து நமது கலாசாரத்தின் கழுத்தை அறுத்தது வெள்ளை ஏகாதிபத்தியம்.

இதற்கெதிரான போராட்டங்கள் பிற்காலத்தில் உருவாகின என்றாலும், துவக்கத்தில் எந்த உரிமையும் தனக்கிருப்பதாக அறியாத மக்களும் எதிர்ப்புத் தெரிவிக்க இயலாமல் மௌனம் காத்து, தனது பாரம்பரியத்தை, செல்வத்தை, சிறப்புகளை இழந்தனர் என்றால் அதில் பல வரலாற்றுக்காரணங்கள் இருப்பதை, சமூகக் காரணிகள் இருப்பதை அறிந்துகொள்ள முடிகிறது.

ஆனால், இன்று..?

ஆங்கிலேயனுக்கு நாம் அடிமைப்பட்டுக் கிடந்ததைப் பறைசாற்றும் ஆங்கில மருத்துவ முறையை மட்டும் இன்னும் தலைமேல் வைத்துக் கொண்டாடிக் கொண்டிருக்கிறோமே, ஏன்?

இல்லையில்லை. இதெல்லாம் உண்மையாய் இருந்தாலும் இது பழைய வரலாறு. இன்று ஆங்கில மருத்துவம்தான் நவீன மருத்துவமாக மாறி வளர்ச்சி பெற்றிருக்கிறது என்று சொல்வோருக்கு அப்படிச் சொல்லும் உரிமை இருக்கிறதுதான். அவர்கள் அப்படிச் சொல்லிக்கொள்ளட்டும். எனினும், மரபு மருத்துவர்கள் அவர்களைப் போன்றவர்கள் அல்ல. மரபு மருத்துவம் முட்டாள்தனமானது என்று அவர்கள் கண்ணை மூடிக்கொண்டு நிராகரிப்பதுபோல், யாரும் அலோபதியை நிராகரிக்கப்போவதில்லை.

ஆனால், ஆங்கில மருத்துவம் மட்டுமே நவீன மருத்துவம் என்றும், அனைவரும் அதை மட்டுமே பின்பற்றவேண்டும் என்றும் சொல்வதற்கு அவர்களுக்கென்ன உரிமை இருக்கிறது? அதையெப்படி எதிர்க் கேள்வியின்றி ஏற்றுக்கொள்ள முடியும்? ஆயிரம் ஆண்டுகளாய் மண்ணின் மரபோடு இருந்த மருத்துவ முறைகளுக்கு மாற்று மருத்துவம் என்று பெயராம். வெள்ளையன் வந்து திணித்த மருத்துவத்திற்கு இந்திய மருத்துவம் என்று பெயராம். என்ன முட்டாள்தனமிது?

ஒரு சாதாரண அலோபதி மருத்துவர் கூட, மரபு மருத்துவங்களை மூடத்தனம் என்றும், அறிவியலுக்கு விரோதமானது என்றும் வசைச் சொற்களால் ஏசுகிறாரே, யார் இவருக்கு மரபு மருத்துவம் மூடத்தனம் என்று சொன்னது? எந்த அறிவியலாளர் அப்படி நிருபித்துள்ளார்? அலோபதியை விமர்சனமே செய்யக்கூடாதாம், செய்தால் சிறையில் தள்ள வேண்டுமாம். ஏன் இந்த ஆணவம்? மரபு மருத்துவ முறைகளில் இருக்கும் குழப்பங்கள், பலவீனங்கள் குறித்து உங்களிடம் ஆதாரம் இருக்குமெனில் அவைகளை வெளியிட்டு விமர்சனம் செய்யுங்கள். அறிவியல்பூர்வமாய் அந்த ஆதாரங்களை வைத்து மரபு மருத்துவங்கள் நோயைக் குணப்படுத்தாது என்று வாதிட முடியுமெனில் அதைச் செய்யுங்கள், மாறாக, வெறும் வசைச் சொற்களால் திட்டுகிறீர்களே, ஏன் இந்த ஆத்திரம்?

இன்று இந்த நாட்டை ஆள்வது ஆங்கிலேயர் அல்லவே. இந்தியர்களால் ஆளப்படும் இந்நாடு இன்று சுதந்திர இந்தியாவாயிற்றே, மரபு மருத்துவத்தைப் பின்பற்றுவோரின்

வாழத் தகுதியற்றவனா மனிதன்? | 45

உரிமைகளை விட்டுவிடுங்கள். அதை அவர்களே காப்பாற்றிக் கொள்வார்கள். ஆங்கில மருத்துவத்தைப் பின்பற்றுவோரின் உரிமைகளையாவது ஓர் ஆங்கில மருத்துவர் மதிக்கவேண்டுமல்லவா, மதிக்கிறாரா?

அதாவது, ஆங்கில மருத்துவத்தையே ஒருவர் பின்பற்றுவதாய் இருந்தாலும், பன்னாட்டு மருந்து நிறுவனங்களால் அவசியமில்லாமல் திணிக்கப்படும் மருந்துகள், தடுப்பூசிகள், பரிசோதனை முறைகள் என எல்லாவற்றையும் எதிர்க் கேள்வியின்றி ஏற்றுக்கொள்ள வேண்டிய அவசியம் இல்லையே? நேற்று வரை சாப்பிட்டுக் கொண்டிருந்த ஒரு மருந்தை இன்று தடை செய்கிறார்கள் எனும்போது, எந்த மருந்தை நம்பிச் சாப்பிடுவது? பன்னாட்டு நிறுவனங்கள் தயாரிக்கிறது என்பதற்காகவே எல்லா மருந்தையும் ஏற்றுக்கொள்ள வேண்டுமா என்ன? ஆங்கில மருத்துவத்தைப் பின்பற்றும் எல்லா நாடுகளும் இப்படி ஏற்றுக்கொள்ளாதபோது இந்தியா மட்டும் ஏன் ஏற்றுக்கொள்ளவேண்டும்?

இப்போது இங்கு அடிமைச்சமூக அமைப்பு முறையில்லை. ஜனநாயக நாடு இது. ஒவ்வொருவரும் தமது வாழ்வியல் தேவைகளை தீர்மானித்துக்கொள்ளும் உரிமையுள்ள நாடு இது. எல்லா மருத்துவ முறைகளும் கற்றுத்தரப்படும் நாடு இது. நிலப்பிரபு காலம்போல், வைத்தியம் பிறப்பு அடிப்படையிலான தொழிலும் அல்ல.

மேலும், அரசின் அதிகாரப்பூர்வ மருத்துவ முறை என எந்தக் குறிப்பிட்ட மருத்துவமுறையும் இந்நாட்டில் இதுவரை அதிகாரப்பூர்வமாக அறிவிக்கப்படவில்லை. மாறாக, பாரம்பரிய மருத்துவ முறை அனைத்தையும் அரசு அங்கீகரித்திருக்கிறது. எந்த மருத்துவத்தை நான் பின்பற்ற வேண்டும், நம்ப வேண்டும் என்று மட்டுமல்ல, ஏன் பிறிதொன்றை எதிர்க்கிறேன் என்றும் பேசுவதற்கான எல்லா உரிமையும் கொண்ட நாடு இது என்றும் அர்த்தமாகிவிடுகிறது.

ஆக, மரபு வழி மருத்துவம் என்பது கலாசாரத்தின் ஒரு பகுதியென குரல் எழுப்பும் உரிமையும், மருத்துவம் என்பது வாழ்வியலின் தவிர்க்கவியலா நெறிகளென போராட்டம் நடத்தும் உரிமையும் உள்ள நாட்டில் அரசு ஏன் அனைவருக்கும் தடுப்பூசியைத் திணிக்கிறது? எந்த மருத்துவத்தைப் பின்பற்றுவது என்பது அவரவர் அடிப்படை உரிமை என்று சட்டப்பூர்வமாக உள்ள நாட்டில்,

எல்லாக் குழந்தைகளும் தடுப்பூசி போட்டே ஆகவேண்டும் என்பது எந்த வகையிலான நீதி? பல்வேறு மருத்துவ முறைகளைப் பின்பற்றும் மக்களால் தேர்ந்தெடுக்கப்படும் ஒரு அரசு ஒரு குறிப்பிட்ட மருத்துவ முறையை மட்டும் எப்படித் திணிக்கமுடியும்?

அலோபதியை நம்பும் ஒருவர் தடுப்பூசி என்பது குழந்தைகளின் உயிரைக் காப்பாற்றும், நோய்களைத் தடுக்கும் என்று கருதினால், நம்பினால் அவர் தன் குழந்தைகளுக்கு அத்தடுப்பூசிகளையும், நோய்த் தடுப்பு மருந்துகளையும் கொடுத்துக் கொள்ளட்டும். மறுப்பில்லை. அது அவரின் அடிப்படை உரிமையே ஆகும். ஏனெனில், தடுப்பூசி மற்றும் மருத்துவமனைப் பிரசவம் என்பது அலோபதி எனும் ஒரு குறிப்பிட்ட மருத்துவ முறையின் அடிப்படையிலானதாகும்.

ஆனால், நான் ஹோமியோபதியை அதன் அடிப்படைகளோடு நம்புகிறேன் என்று சொல்லும் ஒருவரும் அலோபதி தடுப்பூசியை போட்டே ஆகவேண்டும் என்று எப்படி நிர்ப்பந்திக்கமுடியும்? எப்போது தேவையோ அப்போது அவர் அலோபதிக்கு போனால் போதாதா? அனைத்து வியாதிக்கும், அனைத்து மருத்துவத் தேவைக்கும் ஏன் செல்லவேண்டும்?

சித்த மருத்துவத்தின் தத்துவத்தை நம்பும் ஒருவர் அலோபதி அடிப்படையில் பிரசவம் பார்த்துக்கொள்ள விரும்பமாட்டாரே, அவருடைய உரிமையை இந்த அரசு மதிக்கவேண்டுமா, இல்லையா? ஆக, தடுப்பூசி மற்றும் சத்து மாத்திரை எனும் அவசியமே மரபு மருத்துவங்களில் இல்லையெனும்போது, அரசு அனைவரையும் அலோபதி எனும் ஒரே மருத்துவத் தத்துவத்தின் கீழ் ஒடுக்க் நினைக்கிறதே, இது எப்படி நியாயம் ஆகும்?

எந்த மன்னன் நாட்டை ஆளவேண்டும் என்றோ, எந்தக்கொள்கையை அவன் பின்பற்றவேண்டும் என்றோ அன்று மக்கள் தீர்மானிக்கமுடியவில்லை. ஏனெனில், அது அடிமை இந்தியா. எனவே, மௌனம் காத்தனர். குரல் எழுப்பும் உரிமையும் இன்றி இருந்தனர்.

ஆனால், இன்று..?

ஒரு காய்ச்சலென்று போனால்கூட ஆயிரக்கணக்கில் பறிக்கும் மருத்துவமே ஆங்கில மருத்துவம் என்று தெரிந்த பின்னும், அதை முறைப்படுத்த ஒழுங்குபடுத்த மக்கள் குரல் எழுப்பவேண்டுமா

இல்லையா? எல்லா நேரங்களிலும், எல்லா வியாதிகளுக்கும் நான் ஆங்கில மருத்துவத்தைப் பின்பற்றத்தேவையில்லை என்பதை உணர்வதற்கான வாய்ப்பும், அறிவும் சமூகமெங்கும் பெருகி வருகையில் அதைத் தேடியடைய கல்வியறிவு பெற்ற ஒரு சமூகம் முயலவேண்டுமா, இல்லையா?

மன்னராட்சிக் காலத்தில் கல்வியும், மருத்துவமும் பொதுவில் வைக்கப்படவில்லையென்பதால் இழந்தோம். ஆனால், இன்று பொதுவில் சமூகத்தின் முன் வைக்கப்பட்டுள்ள சூழலில், படித்தோர் அனைவரும் அதை பரிசீலித்துப் பார்க்கவேண்டுமல்லவா, ஏன் மௌனம்?

நாடு அடிமைத்தளையில் இருந்து விடுதலை பெற்ற பின்னும், தமது பண்பாட்டின் உயர்ந்த மரபுகளை உயர்த்திப் பிடிக்க ஒரு சமூகம் கற்றுக்கொள்ள வில்லையெனில், அச்சமூகம் விடுதலை பெற்ற உணர்வை எப்போது பெறும்? மொழி, உடை, உணவு, மருத்துவம், கல்விமுறை, பொழுதுபோக்கு, கலை என எல்லாவற்றிலும் அடிமைப்படுத்தியவரின் திணிப்பே தொடருமெனில் விடுதலையின் அர்த்தம் எங்கு வடிவம் பெறுகிறது?

சிந்திக்கவேண்டிய தருணமிது...

5

தமிழ் இலக்கியங்களில் மரபுவழி மருத்துவம்

மருத்துவம் என்பது நமது பரந்த பண்பாட்டின் உயர்ந்த மரபாகும். பதிற்றுப்பத்து பாடலில் போரில் புண்பட்ட வீரர்களுக்கு அறுவைச் சிகிச்சை செய்யப்பட்டதை பாடும் பாடல் மூலம் ஆங்கில மருத்துவத்துக்கும் முந்தைய அறுவைச் சிகிச்சை முறைகள் தமிழ் மருத்துவத்திலும் உண்டென அறியமுடிகிறது. நற்றினை, புறநானூறு, திருக்குறள், தொல்காப்பியம், பரிபாடல், திருமந்திரம் என சங்க இலக்கியங்களில் தமிழ் மருத்துவத்தின், வாழ்வியலின் சிறப்பை நாம் காணமுடிகிறதே, இந்தப் பழம்பெருமை அலோபதிக்கு உண்டா?

சமணத் துறவிகள் இலவச மருத்துவச் சேவைகள் செய்தனர் என்கிறது சிலப்பதிகாரம். கிமு மூன்றாம் நூற்றாண்டிலேயே சிறப்புப் பெற்றிருந்த மருத்துவம் தமிழ் மருத்துவம் ஆகும். கிபி 1221லேயே சிசு மருத்துவச் சாலைகள் என தமிழ் மன்னர்கள் உருவாக்கியிருக்கிறார்கள்.

ஊண்மிக விரும்பேல் என்றும், உணவே மருந்து என்றும் ஒற்றை வரியில் சொன்ன தமிழ் மருத்துவத்தின் புகழை வரலாற்றில் மறைக்கலாம். ஆனால், மறுக்கமுடியுமா?

கண் புரை அறுவைச் சிகிச்சைகள் ஆயுர்வேதத்தின் அருஞ் சிறப்புகளில் ஒன்றாய் அன்றே இருந்திருக்கிறது. சித்தாவும், யுனானியும், ஆயுர்வேதமும் தானே வட, தென் நாடுகளின் பெரும்பான்மை மக்களின் நோயைத் தீர்த்திருக்கிறது.

அண்டமே பிண்டம், பிண்டமே அண்டம் என்று உடலை பஞ்ச பூதங்களோடு ஒப்பிட்டார்களே, தொல்தமிழின் அம்மரபுதானே சீன மரபில் வெளிப்பட்டது. அந்த மரபுத் தத்துவங்களை அறிவியல்பூர்வமற்றது என யாரேனும் இன்று மறுக்கமுடியுமா?

அக்குபங்சருக்கும், சித்தர் மரபுக்கும் இருக்கும் தொடர்பு இயற்கையின் இணக்கமல்லவா.

ஒவ்வொன்றுக்கும் தனித்தன்மை, சிறப்புத்தன்மை, வேறுபாடுகள் இருப்பினும் மரபில் வந்த மருத்துவங்களில், உயிரை வளர்க்கும் வழிமுறைகள் கருவின் உருவென இணைந்து வெளிச்சத்துடன் வெளிப்பட்டனவே, அதன் அறிவியல்தன்மையை யாரேனும் மறுக்க இயலுமா?

ஆக, மரபுவழி மருத்துவம் என்பது மாற்று மருத்துவமல்ல. மாறாக, அதுவே நமது பாரம்பரிய மருத்துவமாகும். காலங்காலமாக நாம் பின்பற்றிவந்த மரபுவழி மருத்துவங்களை அழித்து அதற்கு மாற்றாகக் கொண்டுவரப்பட்ட ஆங்கில மருத்துவமே மாற்று மருத்துவம் என்று வெள்ளை ஏகாதிபத்தியத்தால் திணிக்கப்பட்டதாகும். இப்போது, நாம் இழந்த நமது ஆரோக்கியத்தை மீட்டெடுக்க மரபுவழி மருத்துவங்களைப் பின்பற்ற வேண்டியிருக்கிறது. அவ்வளவுதான்.

பாரம்பரியம், பண்பாடு, கலாசாரம் என்று பல அடைமொழிகளோடு அழைக்கப்பட்டாலும் அவையாவும் ஒரு சமூகத்தின் வாழ்வியல் பழக்கவழக்கங்களே ஆகும். பழைமையை மொத்தமாய் மீட்டெடுப்பதல்ல இப்போது நமது நோக்கம். ஏனெனில், பண்பாட்டின் ஒரு கூறு எப்போதும் பிற்போக்காய் இருப்பதும், மற்றொரு கூறு காலாவதியாகிக்கொண்டே இருப்பதும், சில கூறுகள் மாற்றமடைந்துகொண்டே இருப்பதும் இயல்பான நியதியாகும். ஆகையால் பண்பாட்டைக் காக்க கிளம்பியவர்கள் என்ற அடைமொழி இப்போது நமக்குத் தேவையில்லை.

ஆனால், எது பண்பாடு, எது ஒடுக்குமுறை என்ற வித்தியாசத்தை நாம் நிச்சயம் தெரிந்துதான் ஆகவேண்டும். இயற்கையான அறிவில் இருந்து உருவான பாரம்பரியங்களின் மீது மதமெனும் ஆதிக்கம் ஏவிவிடப்பட்ட போது, பண்பாட்டின் கூறான பழக்கவழக்கங்களுக்கு ஒரு புதுவித வர்ணம் அடிக்கப்பட்டதல்லவா, அதைச் சரியாய் உணர்ந்துகொள்வது அவசியமாகும்.

சாதியமும், மத நம்பிக்கைகளும், கடவுள் குறித்த கருத்துருக்களும் புகுத்தப்பட்டபோதுதான், பண்பாட்டின் அறிவியல்தன்மை சிதைக்கப்பட்டு எந்தவொரு பழக்கமானாலும் அது அப்படியே மாறாமல் பின்பற்றப்பட வேண்டும் என்ற திணிப்பு நிகழ்த்தப்பட்டது. இப்போது நாம் அந்த மத நம்பிக்கைகளை

தவிர்த்துவிட்டு, பண்பாட்டின் அடிப்படைக் கூறு எதுவென்று ஆராய்ந்தால் முன்னோர்களின் இயற்கை அறிவினை அடையமுடியும். அத்தோடு, ஆரோக்கியம் குறித்த ஆதி அறிவையும் அடைந்திடமுடியும்.

அறிவியலின் முப்பாட்டன் தமிழன் என்பதையும் ஏற்றுக்கொள்ள இயலும். இயற்கையைச் சிதைக்காத, மனித வாழ்வின் அறத்தைச் சிதைக்காத அறிவியல் வாழ்வுமுறையை அன்றே அடைந்தவன் தமிழன் என்பதையும் அறிந்துகொள்ள இயலும். இதையெல்லாம் மறுத்துவிட்டு, தமிழ் மூத்தமொழி, முதல்மொழி என்று மட்டுமே சொல்லிக்கொண்டிருந்தால் அது அறிவியல்பூர்வமான பார்வையாய் ஒருபோதும் மாறாது.

ஏனெனில், நமது மரபுவழி மருத்துவங்கள் எப்போதும் காலாவதி ஆகாத தொன்மைச் சிறப்பு கொண்டவையாகும். மக்கள் ஒவ்வொருவரும் மருத்துவர் என்பதும் உடலே மருத்துவர் என்பதும்தான் அதன் அடிப்படை ஆகும். நமது மருத்துவத்தின் நோக்கம் மருந்துகள் அல்ல. ஆரோக்கியமே அதன் அடிப்படையாகும்.

ஒவ்வொரு நோய்க்கும் ஒவ்வொரு சிறப்பு மருத்துவர் என இதில் கிடையாது. உயிர் பயத்தை ஏற்படுத்தும் ஏமாற்றுச் செயல்களும் நமது மரபில் கிடையாது. எனவே அதைக் கற்றுக்கொள்வதும், பரப்புரை செய்வதும் இந்திய ஜனநாயகத்தை நேசிக்கும் ஒவ்வொருவரின் கடமையாகும். ஆரோக்கியமான குடிமக்களைக்கொண்ட தேசம்தானே ஆரோக்கியமான தேசமாக இருக்கமுடியும்.

ஆம். எனது மரபு வழி மருத்துவத்தை கடைப்பிடிப்பது எனது ஜனநாயக அடிப்படை உரிமையாகும் என ஒவ்வொருவரும் முழங்கவேண்டிய நேரமாகும் இது. பிறப்பு முதல் இறப்பு வரை அத்தனையும் மருத்துவமனையில் என்று மருந்து சார்ந்த வாழ்வுமுறையைத்தான் இன்று அனைவருக்கும் வழங்கியிருக்கிறார்கள் ஆட்சியாளர்களும், நவீன மருத்துவர்களும்.

மருத்துவத்துறை வளர்கிறது, வளர்கிறது என்று சொல்கிறார்களே, அதன் அர்த்தம் என்ன தெரியுமா? வாழ்நாள் முழுவதும் நோயோடு வாழ் அதுவே நீ வாழும் முறையாகும் என்று நாட்டின் பெரும்பகுதி மக்களை நம்பவைத்திருக்கிறார்கள் என்பது மட்டுமல்ல, மாத வருமானத்தின் ஒரு பகுதியை மருத்துவத்திற்கு

ஒதுக்குவதுதான் மருத்துவ விழிப்புணர்வு என்றும் ஏற்றுக்கொள்ள வைத்திருக்கிறார்களே, இதை பன்னாட்டு மருந்து நிறுவனங்களின் சுரண்டல் என்று சொல்லாமல் மருத்துவ விழிப்புணர்வு என்றா சொல்லமுடியும்?

அனைவருக்கும் ஆரோக்கியம் என்று பேச மறுக்கும் அரசு, அனைவருக்கும் மருத்துவ வசதி என்று பேசும் அவலம் முதலாளித்துவ சமூக அமைப்பின் கோரத்தன்மையின் வெளிப்பாடாகும். எனவே, வாக்களிப்பதோடு ஒதுங்கி நில்லாமல் ஜனநாயகம் காக்க இப்போது குரல் கொடுத்தே ஆகவேண்டியிருக்கிறது. இது நமது சுயச்சார்பு பொருளாதாரத்திற்கான போராட்டமாகும். குடும்ப ஆரோக்கியத்திற்கான போராட்டமாகும்.

ஆங்கில மருத்துவத்தை ஒழிக்கவேண்டும் என்று ஒருபோதும் நாம் சொல்லப்போவதில்லை. அது நமது எண்ணமுமல்ல, அவசியமுமல்ல. முறையானதுமல்ல. ஆகவே, அடிப்படையில் இது ஆங்கில மருத்துவத்திற்கு எதிரான குரல் அல்ல. நமது அடிப்படை ஜனநாயக உரிமைகளுக்கான குரல் ஆகும். அத்தோடு, அலோபதியை பன்னாட்டு மருந்து நிறுவனங்களின் பிடியில் இருந்து விடுவித்து அலோபதி மருத்துவர்களின் கைகளில் ஒப்படைக்கச் செய்யவும் நமது குரல் வழிவகுக்கும் என்பதே உண்மையாகும்.

எனவே, இதை நமது சமூகத்திற்கு எடுத்துச் சொல்லியே ஆகவேண்டியிருக்கிறது. வாக்களிக்கக்கூட முன்வராத கோடிக்கணக்கான மக்களைக் கொண்ட ஜனநாயக நாடு இது. சமூகத்திற்காக என நாம் அழைக்கையில் முன்வந்துவிடுவார்களா என்ன?

அரசு எதைச் செய்தாலும் ஏற்றுக்கொள்ளும் கூட்டம் ஒரு புறமெனில், அரசு எதைச் செய்தாலும் அது மோசம்தான் எனவே அதில் நான் தலையிட மாட்டேன் என்று மறுபுறமென மக்கள் இருக்கையில் நாடு என்னாவது? அரசியல் தலைவர்களை, ஆள்வோர்களை ஆண்டைகளைப்போல், மன்னர்களைப்போல் தூக்கிவைத்துக் கொண்டாடும் மனநிலையில் இன்னும் கோடிக்கணக்கான மக்கள் இருக்கிறார்கள் என்பது அறியாமை மட்டுமல்ல, அவமானமுமாகும்.

எனது கட்சி, எனது தலைவர் எது செய்தாலும் அது சரியே என்று ஏற்றுக்கொண்டு, புகழ்பாடும் மனநிலையில் உள்ள மக்களால்

தங்களது உரிமை என்று எதையும் உணரமுடிவதில்லை. அடிமை இந்திய மனநிலை அல்லது அதற்கும் முந்தைய ஆண்டை காலத்து மனநிலை என்றே இதைக் கூறலாம். கல்வியறிவில்லாத மக்கள் மட்டுமல்ல, மெத்தப்படித்தவர்களிலும் அநேகம் பேர் இப்படித்தான் இருக்கிறார்கள்.

ஆனால், அடிமைச்சமூக மக்கள் போல், அரசின் கொள்கைகளில் தலையிடாமல் நாம் இப்போது ஒதுங்கி நிற்க இயலாது. ஏனெனில், நமது அரசைப் பொறுத்தவரை பன்னாட்டு நிறுவனங்களின் காலடிகளுக்குச் சேவை செய்வதைத்தான் அரசாள்வது என்று நினைத்துக்கொண்டிருக்கிறார்கள். ஆங்கில மருத்துவம் என்பது மொத்தமும் பன்னாட்டு மருந்துக் கம்பெனிகளின் பிடியில் இருப்பதாகும்.

ஆகவேதான், சொல்லுகிறோம், ஆங்கில மருத்துவத்தை நம்புபவராக இருந்தாலும், ஆங்கில மருத்துவம் சொல்லும் அத்தனையையும் நம்பவேண்டிய அவசியம் இல்லை. ஏனெனில், ஆங்கில மருத்துவத்தின் ஒவ்வொரு மருந்தும் பல நூறு கோடி ரூபாய் இலாபத்தை மட்டுமே நோக்கமாய் கொண்டு தயாரிக்கப்படுவதாகும். ஒரு நாட்டில் தடை செய்யப்பட்டதை இன்னொரு நாட்டில் கொண்டுவந்து கொட்டுவது மட்டுமல்ல, ஒரு மருந்து விற்பனைக்கு வந்து பல வருடங்கள் கழித்து அது முறையற்ற மருந்து என்றும் அவர்களாகவே அறிவித்துக்கொண்டு, புதியதொன்றை திணித்துவிடுகிறார்கள். இதில் எது உண்மை, எது வியாபாரம்? அது குறித்து இன்னும் விரிவாய் பேசலாம்.

ஆனால், அதற்கும் முன்னதாய் ஒரு அடிப்படை விஷயத்தைப் பற்றிப் பேசியே ஆகவேண்டியுள்ளது. மேற்கத்திய மருத்துவத்தால் இந்தியர்களின் ஆயுள் அதிகரித்திருக்கிறது, நோய்கள் குறைந்திருக்கிறது, பிரசவ மரணங்கள் குறைந்திருக்கிறது, ஆரோக்கிய வாழ்வு அனைவருக்கும் கிடைத்திருக்கிறது என்கிறார்களே, அது உண்மையா என்பதைத் தெரிந்துகொள்வோம்.

6

புள்ளிவிவரப் புலிகளும், வேட்டை நாய்களும்

ஆங்கில மருத்துவம் இந்தியாவிற்கு வந்த பிறகுதான் மனிதனின் சராசரி ஆயுட்காலம் அதிகரித்திரிக்கிறது. இந்தியாவில் அதற்கு முன்னதாக, 1947 வரை சராசரியாக 32 வயதில் இறந்துகொண்டிருந்தனர். இப்போது சராசரி இந்தியனின் ஆயுட்காலம் 68 எனில், அதற்குக் காரணம் ஆங்கில மருத்துவமே ஆகும் என்கிறார்கள் அலோபதி மருத்துவத்தை ஆதரிக்கும் புள்ளிவிவரப் புலிகள். ஆமாம், ஆமாம், இது உண்மைதான் எனக்கும் தெரியும் என்று இணைந்து இளித்துக்கொள்கிறார்கள் இன்னும் சில மரபு மருத்துவர்களும்.. உண்மையா இது?

ஆங்கில மருத்துவத்தை நாம் நம்புவதற்கு அடிப்படைக் காரணமே இந்தப் புள்ளிவிவரங்கள்தான். மன்னராட்சிக் காலங்களில் இந்த புள்ளிவிவரங்கள் எல்லாம் கிடையாது என நாமறிவோம். ஆக, பண்டைய இந்தியனின் சராசரி ஆயுட்காலம் என்பதை எந்த மன்னனின் ராஜ்ஜிய ரிக்கார்டுகளில் இருந்து எடுத்தார்கள்? ஏதாவது இலக்கியத்தில் உள்ள புள்ளிவிவரங்களா அல்லது மன்னராட்சி அரசவையில் விவாதிக்கப்பட்ட குறிப்புகளில் இருந்து எடுத்தார்களா?

இப்போது இந்தியனின் சராசரி வயது 68 என்று வேறு எழுதியுள்ளார்கள். இந்தப் புள்ளிவிவரமும் எங்கிருந்து எடுத்தார்கள் என்றே தெரியவில்லை. அரசாங்கக் கோப்புகளில் இருந்து எடுத்திருப்பார்கள் என்று நம்புவோர்களுக்காக இன்னுமோர் தகவல் சொல்கிறேன். கேளுங்கள்.

இந்தியாவில் இப்போது விலைவாசி குறைந்துகொண்டு வருகிறது என்று சொன்னால் நம்புவீர்களா? இருபது ரூபாய் கொண்டு சத்துள்ள ஆரோக்கியமான உணவை மூன்று வேளையும் இந்தியாவில் உண்ணமுடியும் என்றால் ஏற்றுக்கொள்ளமுடியுமா? இரு சக்கர

வாகனம் வைத்திருப்போரெல்லாம் வசதி படைத்தவர் ஆகிவிட்டார் என்பது நம்பும்படியாக இருக்கிறதா? நீட் தேர்வு கிராமப்புற மாணவர்களின் நன்மைக்காகவே அரசால் கொண்டுவரப்பட்ட திட்டம் என்றால் நம்ப முடியுமா?

அதுவும் 2002-2006இல் 66.2 ஆக இருந்த தமிழர்களின் சராசரி ஆயுட்காலம் 2010-14இல் 70.6 ஆக உயர்ந்துவிட்டதாம். இந்தியாவிலும் இது 63.5இல் இருந்து 67.9 ஆக இக்காலத்தில் உயர்ந்துவிட்டதாம். தமிழக அரசின் அறிக்கைகள் கூறுகிறது. நான்கு ஆண்டுகளில் தமிழனின் ஆயுட்காலம் நான்கு கூடிவிட்டதாம். இதெல்லாம் கூட அரசு வெளியிட்ட அதிகாரப்பூர்வ புள்ளிவிவரங்கள்தான்.

இதில் எதையும் நம்பமுடியாதல்லவா. ஆனால், இதெல்லாம் அரசின் கொள்கை முடிவுகள் மற்றும் புள்ளிவிவரங்கள் கூறும் தகவல்களே ஆகும். அமைச்சரவையில் விவாதிக்கப்பட்ட அதிகாரப்பூர்வ தகவல்களே ஆகும். அனைத்தையும் நாம் நம்புகிறோமா? ஏன் நம்ப மறுக்கிறோம்? ஏனென்றால் இதையெல்லாம் அரசியல் என்று புரிந்துகொள்கிறோம். ஆகவே அரசு பொய்தான் சொல்லும் என்றும் நிராகரித்துவிடுகிறோம்.

அப்படியெனில், மருத்துவத்தில் மட்டும் அரசியல் இல்லையா என்ன? அதில் அரசு கூறும் புள்ளிவிவரங்களை மட்டும் ஏன் எதிர்ப்பேயில்லாமல் ஏற்றுக்கொள்கிறோம்? ஆங்கிலேய அரசு இந்தப்புள்ளி விவரங்களை உருவாக்கி மக்களிடத்தில் சொன்னதில் அரசியல் உள்நோக்கம் இருக்கிறதா இல்லையா? அதன் மூலம் நமது பாரம்பரிய மருத்துவ முறைகளை அழிக்க முடிந்ததா இல்லையா? இன்றும் ஆங்கில மருத்துவத்தை உயர்த்திப் பிடிக்க, புகழ்ந்து தள்ள இந்தப் புள்ளி விபரங்கள் தானே உதவுகிறது.

மேலும், இன்றும் இப்படியான புள்ளிவிவரங்களை பன்னாட்டு நிறுவனங்கள் உருவாக்கிக்கொண்டே இருப்பது உண்மையா இல்லையா? ஆயுட்காலம் அதிகரித்துள்ளது என்று புள்ளிவிவரம் சொல்வோர் நோய்கள் குறைந்துள்ளது என்று ஏன் சொல்ல மறுக்கிறார்கள்? நோய்கள் அதிகரித்துள்ளதாம். நோய் காரணமாக ஏற்படும் மரணங்களும் அதிகரித்துள்ளதாம். அதே நேரத்தில் ஆயுளும் அதிகரித்துள்ளதாம். எதை நம்புவது?

1835இல் இந்தியாவில் அறிமுகப்படுத்தப்பட்ட ஆங்கில மருத்துவத்தால் 1947 வரை இந்தியனின் சராசரி வயதை ஏன் 32க்கு

மேல் உயர்த்த முடியவில்லை? 112 வருடத்தில் உயராத சராசரி ஆயுட்காலம் நான்கு ஆண்டுகளில் நான்கு உயருகிறது எனில், எப்படி நம்புவது?

இப்படி ஒரு வருடத்தில் ஒரு வயது என சராசரி ஆயுட்காலத்தை உயர்த்திக்கொண்டே போகமுடியுமெனில், இன்னும் ஐம்பதாண்டுகளில் இந்தியனின் சராசரி ஆயுட்காலம் 120 என மாறிவிடுமா என்ன?

புள்ளிவிவரங்களை ஒரு கணக்கு மூலம் கொஞ்சம் ஆய்ந்து பார்ப்போம். நூறு பேர் கொண்ட ஒரு வகுப்பில் எழுபது பேர், அதாவது அறுதிப்பெரும்பான்மை மாணவர்கள் முப்பது மதிப்பெண்கள் பெற்று தேர்வில் தோல்வி என்று வைத்துக்கொள்வோம். மீதமுள்ள முப்பது பேர் 90 மதிப்பெண்கள் என்றும் வைத்துக்கொள்வோம். இப்போது அந்த வகுப்பின் சராசரி மதிப்பெண் என்னவாக இருக்கும்? 48 என்று இருக்கும். தேர்வில் தோல்வி அடைந்தவர் ஒருவர் எனது வகுப்பின் சராசரி மதிப்பெண்கள் 48 ஆகும் என்று சொல்லுகிறாரரெனில், அவர் தேர்வில் தேர்ச்சி பெறமுடியுமா?

சரி, இப்போது இப்படி வைத்துக்கொள்வோம். எழுபது பேர் 90 மதிப்பெண்கள் என்றும், முப்பது பேர் 30 மதிப்பெண்கள் என்றும் வைத்துக்கொள்வோம். வகுப்பின் சராசரி மதிப்பெண் என்னவாக இருக்கும்? 90 ஆக இருக்கும். ஏற்றுக்கொள்ள முடிகிறதா உங்களால்?

சராசரியாக 32 வயதில் இந்தியர்கள் இறந்துபோயினராம். எவ்வளவு பெரியமோசடி என ஒரு புள்ளிவிவரம் மூலமே பார்க்கலாம்.

ஒரு பத்தாயிரம் பேரை எடுத்துக்கொள்வோம். இதில் ஆயிரம் பேர் அறுபது வயதில் இறந்துபோயினர் என்றும், ஒன்பதாயிரம் பேர் 29 வயதில் இறந்துபோனார்கள் என்றும் வைத்துக்கொண்டால்தான் சராசரி இறப்பு வயது சுமார் 32 என்று வரும். அதாவது, தொன்னூறு சதமான மக்கள் 29 வயதில் இறந்துபோனால்தான் சராசரி வயது 32 என்று வரும்.

அறுபது வயதில் இறந்துபோவோர் எண்ணிக்கையை பாதியாகக் கொண்டால்கூட சராசரி இறப்பு விகிதம் 44 என்றாகிவிடும். ஆக, ஆங்கிலேயன் தயாரித்த புள்ளிவிவரம், அலோபதி மருத்துவர்கள் சொல்லும் புள்ளிவிவரம் என்ன சொல்கிறதெனில், இந்தியாவில்

90 சதமான மக்கள், 1947 வரை 29 வயதில் இறந்துபோனார்கள் என்கிறது. சொல்லுங்கள் நம்பமுடிகிறதா?

ஆம். ஒரு ஆயிரம் பேரை அல்லது பத்தாயிரம் பேரை வெவ்வேறு ஊர்களில் எடுத்து இப்படிக் கணக்கிட்டதாகக் கூறித்தான் இந்தியாவின் சராசரி வயது உயர்ந்துவிட்டது என்றொரு கணக்கை தயார் செய்து வைத்திருக்கிறார்கள் இந்த மோசடிப் பேர்வழிகள். இதுதான் புள்ளிவிவரங்களின் அடிப்படைத் தன்மையாகும். நாடு வளர்ந்துவிட்டது, மக்களின் வருமானம் அதிகமாகிவிட்டது, 20 ரூபாயில் நல்ல சாப்பாடு சாப்பிடலாம் என்பது போன்ற பொய்களை உருவாக்கவே இந்தப் புள்ளிவிவரங்கள் பெரும்பாலான சமயங்களில் இந்திய வரலாற்றில் இதுவரை பயன்பட்டுள்ளன.

சரி, இன்னொரு வகையிலும் இந்தப் புள்ளிவிவரங்களின் உண்மைத்தன்மையை அலசிப் பார்ப்போம்.

அற்ப ஆயுளில் இறந்துபோவோர் எண்ணிக்கை இப்போது அதிகரித்துள்ளதா இல்லையா? சின்ன சின்ன குழந்தைகளுக்கும், இளைஞர்களுக்கும் புதுப் புது நோய்கள் வந்து இறந்துபோகிறார்களே, ஏன்? காய்ச்சல்கள் வகை வகையாய் வந்துகொண்டிருக்கிறதே, மருந்துகளால் அதைத் தடுக்கமுடியவில்லையே, ஏன்?

பிறந்த ஒரு மாதத்திற்குள் ஆண்டொன்றுக்கு ஒரு மில்லியன் குழந்தைகள் இறந்துபோகின்றன என்று 2008, மே 8இல் வெளியான டைம்ஸ் ஆப் இந்தியா செய்தியில் சேவ் தி சில்ரன் அமைப்பின் ஆய்வறிக்கை கூறுகிறதே, மறுக்க இயலுமா?

2005, ஜூன் 30 தி ஹிந்து நாளிதழில், பி.சாய்நாத் எழுதிய கட்டுரையொன்றில், ஆந்திரா, பஞ்சாப், மகாராஷ்டிரம் ஆகிய மாநிலங்களில் விவசாயிகளின் தற்கொலைக்கு விவசாயப் பேரழிவு மட்டுமில்லாது, மருத்துவச் செலவும் ஓர் காரணம் என்கிறாரே, மருத்துவத்துறை வளர்கிறது என்று சொல்வோர் இதற்குச் சொல்லப்போகும் பதிலென்ன?

பிறந்த சில வருடங்களிலேயே கண்ணாடி போட்டால்தான் வீட்டுப்பாடம் எழுதமுடியும் என்ற நிலையில் இன்றைய சமூகம் மாறிவருகிறதே, இதற்கு யார் பொறுப்பேற்பது? வீட்டுக்கொருவர் சர்க்கரை நோயாளி, நாற்பது வயதானால் இரத்தக்கொதிப்பு, அதிகரிக்கும் மாரடைப்பு மரணங்கள், புற்றுநோய் ஆபத்துகள்

என்பதெல்லாம் சங்க காலத்தில் இருந்ததாய் எந்த இலக்கியமும் பாடவில்லையே?

கல்யாணம் செய்தால் அடுத்த பத்து மாதத்தில் குழந்தை என ஆரோக்கியமாய் வாழ்ந்த சமூகத்தை, ஐந்தாறு வருடமாவது மாத்திரை, மருந்து சாப்பிட்டால்தான் கர்ப்பம் தரிக்க வாய்ப்பிருக்கும் என்று நம்பவைத்து தம்பதி சகிதமாய் பரிசோதனைக்கூடங்களில் வரிசையில் நிற்கவைத்திருக்கிறார்களே , இதன் பெயர்தான் நவீன மருத்துவமா?

ஆக, ஆயுள் அதிகரிப்பு அலோபதியின் சாதனையுமல்ல, ஆயுளும் அப்படி அதிகமாகவில்லை. உண்மையைச் சொல்லப்போனால், மனித குலத்தின் ஆயுளே குறைந்து வருகிறது என்பதே எதிர்காலத்தில் நாம் சந்திக்கப்போகும் பேராபத்தாகும்.

எளிய உதாரணத்திற்காக முப்பது வருடங்களுக்கு முந்தைய காலத்தைக்கூட எடுத்துக்கொள்ளலாம்.

அக்காலத்தில், மாலை நேரமானால் எல்லாத் தெருக்களிலும் வீடுகளின் வாசல்களில் பாட்டிமார்கள் நிறைய பேர் கூட்டமாக உட்கார்ந்திருப்பார்கள். நூறைத்தாண்டிய கூன் விழுந்த பாட்டிகளையும், வாயெல்லாம் பல்லிருக்க வக்கணையாய்ப் பேசும் தொண்ணூறு வயதுப் பாட்டிகளையும் அங்கு சாதாரணமாய் பார்க்க இயலும், இன்று இயலுமா?

மாடக்குழி என்றொரு குழி எல்லாவீடுகளிலும் இருக்கும். வயது நூறைத்தாண்டிச் செல்கையில் கூன் விழுந்த அந்த முதுகில் முட்கள் முளைத்துவிடுமாம். குழந்தையைப்போல் சிறிய உருவமாய் மாறிவிடுவார்களாம். அப்படியேத் தூக்கி அந்த மாடக்குழியில் வைத்துவிடுவார்களாம். இதுபோக, செத்துப்போன பாட்டிமார்கள் எமனைப் பார்த்துவிட்டு திரும்ப வந்துவிடுவதாக ஊரெங்கும் கதைகள் உலவுவது தனிக்கதை. சாகக் கிடந்து பின் தானாக உயிர் வந்து எழுந்த கதைதான் அது என்றாலும் கற்பனைகளில்கூட இன்று இது சாத்தியமில்லையே..

பாட்டன் - பாட்டி, பூட்டன் - பூட்டி, ஓட்டன் - ஓட்டி, சேயோன் - சேயோள், பரன் - பரை என கொள்ளுப் பெயரன்களையும், எள்ளுப் பெயரத்திகளையும் கண்ட சமூகம் இன்று பாட்டியைக்கூட காணமுடியாததாய் மாறிவருகிறதே, இதுவா ஆரோக்கிய சமூகம்? இரண்டு தலைமுறைக்கான உறவு வார்த்தைகள்கூட

மறந்துவிட்டனவே, எப்போது பழங்கால வாழ்வை நினைத்துப் பார்க்கப்போகிறோம்? முன்னோர்கள் எல்லாரும், எல்லா வகையிலும் மூடர்களா என்ன?

சரி, எந்த மாத்திரை கொடுத்து இந்தியர்களின் ஆயுளை இப்படி நீட்டித்துக்கொண்டே போகிறார்கள்? தடுப்பூசி மூலமாகவா அல்லது சத்து மாத்திரைகள் மூலமாகவா? பத்துப் பதினைந்து குழந்தைகள் பெற்றுக்கொண்ட பெண்கள் ஒரு சத்து மாத்திரைகூட சாப்பிட்டதில்லை. பிறந்த குழந்தைகளும் ஐந்தாறு வயதுவரை அக்காலங்களில் தாய்ப்பால் குடித்தன. ஆனால், இன்று ஒரே ஒரு குழந்தையைப் பெற்றுக்கொண்ட பெண் எல்லா சத்து மாத்திரையும் சாப்பிட்ட பின்னும் ஆறு மாதம் கூட பால் சுரப்பதில்லையே, ஏன்?

ஆயுளை நீட்டித்திருக்கிறோம், ஆயுளை நீட்டித்திருக்கிறோம் என்கிறீர்களே, அப்படியெனில் உடல் ஆரோக்கியமாய், தெம்பாய், சத்து நிறைந்ததாய் இருக்கவேண்டுமல்லவா. மாறியிருக்கிறதா? சொல்லுங்கள், எல்லாப் பெண்களும் சத்து மாத்திரை சாப்பிட வேண்டும், அந்தளவுக்கு பலவீனமாய் இருக்கிறார்கள் என உங்கள் மருத்துவம் சொல்கிறதே, அது உண்மையா அல்லது ஆயுள் நீட்டிப்புப் பெற்று அனைத்துப் பெண்களும் பலமாய் இருக்கிறார்கள் என்று உங்கள் புள்ளிவிவரம் சொல்கிறதே, அது உண்மையா? எது உண்மை, நீங்களே சொல்லுங்கள்..

தடுப்பூசி போட்டு போட்டு மக்களின் ஆயுளை நீட்டித்திருக்கிறோம் என்று சொல்லும் அறிவாளிகளே, ஏதேனும் ஒரு கிராமத்துப் பக்கம் கொஞ்சம் சென்று பாருங்கள். கையில் ஊன்றுகோல் இல்லாமல், செருப்பும் இல்லாமல், வெறுங்கால்களுடன் மைல் கணக்கில் நடந்து, வாயெல்லாம் அழகுப் பற்களுடன் சிரிக்கும் எங்கள் பாட்டிமார்களைப் பார்த்து வாருங்கள்.

யார் அவர்களுக்குத் தடுப்பூசி போட்டது? அவர்களிடம் போய்ச் சொல்லுங்கள், அந்தக் காலத்திலெல்லாம் கிராமத்தில் எல்லோரும் இருபது, முப்பது வயதில் செத்துக் கொண்டிருந்தார்கள், எங்கள் மாத்திரை, மருந்துகளை சாப்பிட்ட பின்புதான் அறுபது, எழுபது வயது வரை வாழமுடிகிறது என்று அவர்களிடம் போய்ச் சொல்லுங்கள்.

வெத்திலையை ஓரமாய் துப்பிவிட்டு, உங்கள் மூட அறிவைப் பார்த்து சிரிக்கும் அவர்களிடம் கொசு கடித்தால் டெங்கு வரும் என்றும் சொல்லிப் பாருங்கள். பாம்பு கடித்தாலே பச்சிலையைக்

கசக்கிப் போட்டுக்கிட்டு பட்டினி வயித்தோடு கிடந்தால் சரியாகிவிடும், கொசுக் கடி என்னங்கடா செய்யும் என்று எகத்தாளமாய் சிரிப்பார்கள். ஆம். கொசு கடித்தால் மனிதன் இறந்துவிடுவான் என்று சொல்வதுதான் நவீன மருத்துவத்தின் தத்துவம் எனும்போது, ஆயுள் நீட்டிப்பு எப்படி அந்த மருத்துவத்தில் சாத்தியமாகும்?

பத்திருபது குழந்தைகள் பெற்று, பதினாறு வளங்களும் பெற்று பெருவாழ்வு வாழ்ந்திட வாழ்த்திய சமூகம் உலகில் தமிழ்ச் சமூகமே ஆகும். அந்தச் சமூகத்தைப் பார்த்து அற்ப ஆயுளில் இறந்துபோன சமூகம் என்கிறது ஆங்கிலேய புள்ளிவிவரம். அதையும் தூக்கிவைத்துக் கொண்டாடுகிறார்களே, என்னவென்பது இவர்களை?

தடுப்பூசிகள், சத்து மாத்திரைகள், அறுவைச் சிகிச்சைகள், நவீன மருந்துகள் எல்லாம் கடந்த முப்பது வருடங்களுக்குள் பெருமளவு வளர்ந்த மருத்துவமுறைகளாகும். இதன் கொடூர விளைவுகளை இனிமேல்தான் நாம் பார்க்கப்போகிறோம். அதுதான் உண்மையேயொழிய, ஆயுள் நீட்டிப்பு இந்த மருந்துகளால் ஏற்பட்டுள்ளது என்பது எந்தவகையிலும் உண்மையல்ல.

அலோபதி மருத்துவத்தால் மனிதனின் ஆயுள் நீட்டிக்கப்பட்டுள்ளது எனில், இன்றுவரை அலோபதி மருத்துவத்தின் பக்கமே வராமல் இலட்சக்கணக்கில் உள்ளனரே, அவர்கள் எல்லாம் அற்ப ஆயுளில் இறந்துபோகிறார்களா என்ன?

சர்க்கரை வியாதிக்கு மருந்து கண்டுபிடித்திருக்கிறோம், இரத்தக் கொதிப்புக்கு சிகிச்சையளிக்கிறோம். புற்றுநோய்க்கு நவீன சிகிச்சைமுறைகள் வந்துள்ளன, இதய அறுவைச் சிகிச்சை இப்போதெல்லாம் சுலபமாகியுள்ளது என்றெல்லாம் காரணங்களை அடுக்கி, ஆயுள் நீட்டிப்புக்குக் காரணங்கள் கூறும் வாதாட வருவோரே, ஒன்றை நினைவில் கொள்ளுங்கள். இந்த வியாதிகள் எல்லாமே அலோபதி மருத்துவம் இந்தியாவில் வளர்ந்தபின்பு வளர்ந்த நோய்களாகும். நூறு வருடங்களுக்கு முன்னர் இந்தியாவில் இதெல்லாம் பெரிய வியாதிகள் அல்ல. இப்போதுதான் இவையெல்லாம் பெரும் வியாதிகளாகும்.

ஒரு பக்கம் ஆதித் தமிழன், பண்டைய இந்தியா என்று பெருமை பேசுகிறோம். மறுபுறம், அற்ப ஆயுளில் இறந்துபோனவர்கள் என்று புள்ளிவிவரங்களை நம்பி, மரபின் வரலாற்றை இகழ்கிறோம்.

மனித வளத்திலும், இயற்கை வளத்திலும் உலகில் வளம் கொழித்த மண்ணாய் நமது மண் இல்லையெனில், பிரிட்டிஷார் இங்கு வந்திருக்கவே மாட்டானே? நோய் பிடித்த மண்ணிலா ஆட்சியைப் பிடிக்க ஆசைப்பட்டிருப்பான்? பிறக்கும்போதே குழந்தைகளும், தாய்களும் இறந்து போய்க்கொண்டிருந்தனர் என்றால் முப்பது கோடி எப்படி சாத்தியமாயிருக்கும்? நோய் பிடித்த மண்ணை ஆள்வதற்காகவா பிரிட்டிஷ்காரன் படையோடு வந்திறங்கினான்?

பிரிட்டஷ்காரன் இந்தியாவுக்கு வந்தபோது உலகப் பொருளாதாரத்தில் இந்தியாவின் பங்களிப்பு 23 சதமாகும். பிரிட்டஷ்காரன் இந்தியாவைவிட்டு வெளியேறும்போது அது வெறும் 4 சதம் மட்டுமே ஆகும். ஆக, நாட்டு மக்களெல்லாம் 29 வயதில் இறந்துகொண்டிருந்தனர் என்றால், உலகப்பொருளாதாரத்தில் எப்படி இந்தியா இந்தளவுக்கு அன்றே முன்னேறியிருக்கமுடியும்? கேட்டாக வேண்டும் நாம் ஒவ்வொருவரும் இக்கேள்வியை...

மக்கள் தொகையின் கணிசமானோர் 29 வயதில் இறந்து கொண்டிருந்தனர் என்றால், இன்றைய சோமாலியா போன்று உலக வரலாற்றில் இந்தியா என்றோ எடுத்துரைப்பட்டிருக்குமே, ஏதாவது செய்திகள் அப்படியிருக்கிறதா?

உலகின் மிகத் தொன்மையான மரபுவழி மருத்துவங்களான ஆயுர்வேதம், சித்தா, யோகா ஆகியவற்றைக் கொடுத்த மண்ணில் மக்களெல்லாம் அற்ப ஆயுளில் இறந்துபோயினராம், பிரசவிக்கும் பெண்கள் இறந்துபோயினராம். நம்பமுடிகிறதா?

ஆக, இன்றைய சமூகம் ஆரோக்கியமானதா அல்லது நமது தாத்தா காலத்து சமூகம் ஆரோக்கியமானதா என்பதைப் புள்ளிவிவரங்கள் பார்த்தா புரிந்துகொள்ள வேண்டியிருக்கிறது? எழுபது வயதானாலும் கண்ணாடி போடாமல், பல் விழாமல் ஊன்றுகோல் இல்லாமல் தானாய் நடந்து செல்லும் தலைமுறையை எதிர்காலத்தில் காணமுடியும் என்ற நம்பிக்கை யாருக்கேனும் உள்ளதாக சத்தியம் செய்ய இயலுமா?

மற்றொரு முக்கிய விஷயம் காலராவை, போலியோவை ஒழித்தது அலோபதியே என்றொரு பொய்ப் பிரச்சாரமாகும். காலராவை அலோபதிதான் ஒழித்தது என்று எவரேனும் ஒரு அலோபதி மருத்துவர் ஆய்வறிக்கை எழுதுவாரெனில், அதை நிரூபிக்க இயலுமெனில் நாம் ஏற்றுக்கொள்ளலாம். ஆனால், அப்படி

யாராலும் சொல்ல இயலாது. காலராவை ஒழித்தது அலோபதி என்று கேள்வி கேட்க யாரும் இல்லாத இடங்களில் வேண்டுமானால், ஒருவர் பேசிவிட்டு ஓடிவிடலாம்.

மகாத்மா காந்தியின் வரலாற்றில் உள்ள ஒரு சம்பவத்தைப் பார்ப்போம். 1938ல் ஊரெங்கும் காலரா பரவியபோது, ஆசிரமத்திலும் அந்த அபாயம் வருமென்பதால், அதற்கான நடவடிக்கைகள் மேற்கொள்ளப்படுகின்றன. 1930களின் மத்தியில் கல்கத்தாவில் மருத்துவம் பயின்ற டாக்டர்.சுசிலா அவர்கள் காந்தியத்தால் ஈர்க்கப்பட்டு சேவை செய்ய அப்போது ஆசிரமத்துக்கு வருகிறார். தடுப்பூசி போட்டுக்கொள்ள வேண்டுமென பலர் கூறியபோதும், கஸ்தூரிபாய் அதை மறுக்கிறார். காலரா வந்த ஒவ்வொருவரையும் தனிமைப்படுத்துங்கள், போதும் இயற்கை வழியில் நிச்சயம் குணமாகிவிடுவர் என்று கூறி மருந்தின்றி இயற்கை வழி சிகிச்சை மட்டும் அளிக்கிறார்கள்.

அத்தோடு அருகில் உள்ள பல கிராமங்களுக்கும் இதே முறையைத்தான் போதிக்கிறார்கள். விரைவில், காலரா கட்டுப்படுத்தப்பட்டது என்று வரலாறு கூறுகிறது. ஆக, மருந்து இல்லாமல் காலரா பாதிப்படைந்தோர் குணமாகியுள்ளனர் அத்தோடு தடுப்பூசி இல்லாமல் காலரா பரவலும் தடுக்கப்பட்டுள்ளது. எதற்கெடுத்தாலும் மருந்து, தடுப்பூசி, சத்து மாத்திரை எனக் குரல் எழுப்பும் அலோபதியாளர்கள் இப்போது என்ன சொல்லப்போகிறார்கள்?

காந்தி செய்தது முட்டாள்தனமென்று சொல்லப் போகிறார்களா அல்லது காந்தி அப்பாவிகளின் உயிரோடு விளையாடினார் என்று சொல்லப்போகிறார்களா? உயிரைக் காப்பாற்றினார் என்றோ அல்லது நோயைத் தடுத்தார் என்றோ உண்மை குறித்துப் பேசமாட்டார்கள், மாறாக, அறிவியலுக்கு விரோதமானவர் என்பார்கள்.

இதோ இப்போதும் இந்தியாவில் காலரா உள்ளதெனக்கூறும் சில ஆதாரங்கள்.

1. உலக சுகாதார நிறுவனம் வெளியிட்ட பட்டியல் ஆதாரத்துடன் கீழே கொடுக்கப்பட்டுள்ளது.

Cholera in India: an analysis of reports, 1997-2006

S Kanungo, BK Sah, AL Lopez, JS Sung, AM Paisley, D Sur, JD Clemens & G Balakrish Nair

Volume 88, Number 3, March 2010, 185-191

Table 1. Cholera cases and deaths reported by India to the World Health Organization, 1997-2006/30-39

Reporting year	No. of cases	No. of deaths	CFR
1997	2 768	16	0.57
1998	7 151	10	0.14
1999	3 839	6	0.16
2000	3 807	18	0.47
2001	4 081	6	0.15
2002	3 455	10	0.29
2003	2 893	2	0.07
2004	4 695	7	0.15
2005	3 155	6	0.19
2006	1 939	3	0.15
Total	37 783	84	-

2. அப்போலோவில் 5 உள்நோயாளிகளுக்கு 'காலரா' - பிரியாணி, குடிநீர் மாதிரிகளை எடுத்துச்சென்ற அரசு அலுவலர்கள் என்றொரு செய்தியை 2018, மார்ச், 29 அன்று விகடன் இணையதளம் பின்வரும் முகவரியில் வெளியிட்டுள்ளது. https://www.vikatan.com/news/tamilnadu/120577-cholera-outbreak-in-apollo-hospital.html

3. 2005ல் உலகெங்கும் 1,31,943 நபர்களுக்கு காலரா பாதிக்கப்பட்டதெனக் கூறுகிறது உலக சுதாதார நிறுவனம். அதில் 95 சதம் ஆப்ரிக்கா, 5 சதம் ஆசியா என்றும் 10 பேர் ஐரோப்பா, 24 பேர் அமெரிக்கா என்றும் கூறுகிறது. ஆனால், அமெரிக்காவில் 62.5 சதமானோர் இறந்தனர் என்றும் ஆப்ரிக்காவில் இறப்பு 1.78 சதமென்றும் கூறுகிறது. எண்ணிக்கை அடிப்படையில் பார்த்தால் அதிகம்

இறந்தது ஆப்ரிக்காவில்தான், ஆனால், புள்ளிவிவரப்படி பார்த்தால் அதிகம் இறந்தது அமெரிக்காவில் ஆகும். இதுதான் புள்ளிவிவரங்கள் என்ற தலைப்பில் நடைபெறும் பெரும் மோசடியாகும். இந்தப் புள்ளிவிவரங்களை வைத்துக்கொண்டுதான் அந்த நோயை ஒழித்துவிட்டோம், இந்த நோயைக் கட்டுக்குள் வைத்திருக்கிறோம் என்கிறார்கள் இந்த புள்ளிவிவரப்புலிகள்.

இந்த காலராவுக்கு பிரிட்டிஷார் முதலில் இந்தியன் காலரா என்றே பெயரிட்டனர். அப்போது எந்தெந்த நாடுகளில் பரவியதோ அங்கெல்லாம் காலராவை இந்தியன் காலரா என்றுதான் அழைத்தனர். ஆனால், இந்தப் பெயரை ஹிப்போகிரட்டஸ் அவர்களே பயன்படுத்தியுள்ளார் என்றும், அதன் பின்னர் பெரும் இலக்கிய கர்த்தாக்களான செல்சஸ், ஏரிடெஸ், காலிகஸ் ஆகியோர் இந்த வார்த்தையை பயன்படுத்தியுள்ளனர் என்றும் வரலாறு சொல்கிறது.

குறிப்பாக ஆயுர்வேதத்தில் சுஸ்ருதரால் இவ்வார்த்தை விசுசிகா என்று குறிப்பிடப்பட்டுள்ளது என்றும் ஆய்வுகள் கூறுகின்றன. இன்டஸ்டைன் என்று ஆங்கிலத்திலும், குடல் என்று தமிழிலும் பொருள்படும் இவ்வார்த்தை கிரேக்கத்தில் இருந்து வந்ததாகத்தான் ஆய்வுகள் கூறுகின்றன. ஆனால், பிரிட்டிஷ்காரன் இந்த நோயே இந்தியாவில் உருவானது என்றான் துவக்கத்தில். அப்புறம் அதைக் குணப்படுத்தியது மேற்கத்திய வைத்திய முறையே என்கிறான்.

இங்குதான் ஒரு கேள்வி எழுகிறது. முற்றிலும் நீக்கப்பட்ட நோய்கள் ஏன் மீண்டும் மீண்டும் வந்துகொண்டே இருக்கிறது? அப்போது கொள்ளை நோயாக ஊர் ஊராகப் பரவியது இப்போது இல்லை, எனவே அதைக் கட்டுப்படுத்தியது அலோபதி என ஒத்துக்கொள்ளுங்கள் என்பார்கள் சிலர். அப்படியெனில், எப்படிக் கட்டுப்படுத்தினீர்கள் என்றொரு கேள்வியைக் கேட்கவேண்டும். மாசுபடுத்தப்பட்ட நீர் மற்றும் உணவால் அந்த நோய் உருவாகிறது என்று அலோபதி சொல்கிறது. கிருமியால் அந்த நோய் உருவாகிறதெனில், நவீன மருத்துவத்தின் தந்தை ஹிப்போகிரட்டஸ் காலத்தில் மைக்ராஸ்கோப்பே கிடையாதே, எப்படி இந்த நோயைக் கண்டறிந்து குடல்வியாதி எனும் பொருள்படும்படி பெயர் சூட்டினார்?

நோய் எப்படி உருவாகிறது என்றே தெரியாமல் அலோபதி, ஆயுர்வேதம், யுனானி, சித்தா, அக்குபங்சர் என அனைத்து மருத்துவ முறையிலும் சிகிச்சை அளித்திருக்கிறார்களா என்ன?

சரி, அடுத்து மலேரியாவுக்கு வருவோம்.

மலேரியா காய்ச்சல் ஒவ்வொரு வருடமும் சுமார் பத்து இலட்சம் பேரின் உயிரைக் காவுவாங்கிய காலமது. 1892ல் பிரிட்டிஷ் அரசு, குயினைன் என்ற மருந்தை விநியோகம் செய்ய ஆரம்பித்துள்ளது. ஆனால், இந்த மாத்திரைகளை எடுத்துக்கொண்டவர்களுக்கு காய்ச்சல் முழுமையாகக் குணமாகவில்லையென்றும், அறிகுறிகள் மட்டுமே குணமானது என்றும், அப்படியானவர்கள் பின்னர் எங்களிடம் வந்து சிகிச்சை எடுத்து முழுவதும் குணமாகிச் சென்றார்கள் எனவும் தங்களது கட்டுரைகளில் பல மரபு மருத்துவர்கள் அன்றே சொல்லியிருக்கிறார்கள்.

அது மட்டுமல்ல, உடல் நடுக்கம், மயக்கம், தலைவலி, பார்வை குறைதல், காதில் இரைச்சல், கடும் வியர்வை என பலவிதமான பக்கவிளைவுகளும் மேற்கத்திய மருந்துகளால் உண்டானது என்று கூறுவதோடு பலவிதமான சித்த, ஆயுர்வேத மருந்துகளையும் எடுத்துக் கூறி பல கட்டுரைகளை மருத்துவப் பத்திரிகைகளில் எழுதியுள்ளனர் நமது மரபு மருத்துவர்கள். ஆனால், அரசு என்ன செய்தது எனில், மேற்கத்திய மருந்துகளால் மலேரியா குணமானது என்று அரசு ஆவணங்களில், கெஜட்டில் பதிவு செய்துகொண்டது. இன்று நாம் அந்த பிரிட்டிஷ் ஆவணத்தைத்தான் நம்புகிறோமேயொழிய, வரலாற்றையும், உண்மையையும் நம்புவதில்லை.

அதாவது, பொய்யே என்றாலும் அரசு ஆவணம் சொன்னால் நம்புவேன், உண்மையே என்றாலும் அரசு ஆவணத்தில் இல்லையென்றால் நம்பமாட்டேன் எனில், அவர்களிடம் உண்மையை எப்படி எடுத்துரைப்பது? இதோ, நிலவேம்புக் கசாயம் விசயத்தில் அன்றைய நமது மரபு மருத்துவர்கள் சொன்னதே உண்மையென இப்போது நமது கண்முன் நேரடியாகக் காண்கிறோம். ஆனாலும் உண்மையை மட்டும் உணர மறுக்கிறோம்? காரணம், போலியை அறிவியல் என்று நம்பும் நமது ஏட்டுக்கல்வியே ஆகும். ஆம். இப்போது பலவிதமான காய்ச்சல்கள் பரவி வருகிறதே, அரசு என்ன சொல்கிறது? நிலவேம்பு குடியுங்கள் என்கிறது. நிலவேம்பு என்பது இருக்கும் காய்ச்சலைக்

குணப்படுத்துவது மட்டுமல்ல, வரப்போகும் காய்ச்சலைத் தடுக்கும் நோய்த் தடுப்பு மருந்தாகவும் பயன்படும் என்கிறது அரசு.

இதைத்தான் அன்றைய நமது மரபு மருத்துவர்கள் பிரிட்டிஷ் ஆட்சியின் போது நூற்றுக்கணக்கான கட்டுரைகளில் எழுதினார்கள். நிலவேம்பு போன்ற பல மருந்துகள் மரபு மருத்துவத்தில் உண்டு, நோய் குணமாகும், பக்கவிளைவுகள் வராது என்றார்கள். பிரிட்டிஷ் அரசு கெஜட்டில் எழுத மறுத்த உண்மை இப்போதும் சமூகத்தில் உயிரோடு இருக்கிறதல்லவா, இதுதான் உண்மையின் வலிமையாகும். ஆனால், இந்த அறிவியல் பாரம்பரியத்தை உணரவேண்டிய நாமோ, மேற்கத்திய வழியிலான அறிவியலை மட்டுமே நம்பிக் கொண்டிருக்கிறோம். கடுமையான வார்த்தைதான் எனினும், இதை மூடத்தனம் என்று சொல்லாமல் வேறென்ன சொல்ல?

ஆதாரம் மற்றும் நன்றி:

1. Indian Journal of History of Science, 53.2 (2018) 182-204; Indigenous and Western Medicines in Colonial South India: Nature of Discourses and Impact, Kanagarathinam D V, Assistant Professor, Department of History, School of Social Science and Humanities, Central University of Tamil Nadu, Thiruvarur, Tamil Nadu,

2. Indian Journal of History of Science, 47.3 (2012) 345-374; INDIAN CHOLERA: A MYTH, SRABANI SEN

3. Recipes for Immortality: Medicine, Religion, and Community in South India by Richard S. Weiss.

அடுத்து போலியோவுக்கு வருவோம். போலியோ முற்றிலும் ஒழிக்கப்பட்டது என்கிறார்கள். 2014, ஏப்ரலில் தான் உலக சுகாதார நிறுவனம் அப்படி அறிவித்திருக்கிறது என்கிறார்கள்.

https://www.thehindu.com/news/cities/Delhi/vaccine-induced-paralysis-calls-for-action-says-study/article24740588.ece செய்தி என்ன சொல்கிறது தெரியுமா?

2000 முதல் 2017 வரையான ஆண்டுகளில், இந்தியாவில் 4.9 இலட்சம் பேர்களுக்கு பக்கவாதத் தாக்குதல் ஏற்பட்டுள்ளது, போலியோ மருந்து இதற்கொரு காரணமாய் இருக்கலாம் என்கிறது டாக்டர் ஜேக்கப் புலியேல் தலைமையிலான மருத்துவர் குழு. International

Journal of Environmental Research and Public Health பத்திரிகையில் தனது ஆய்வுக்கட்டுரையை வெளியிட்டுள்ள டாக்டர் ஜேக்கப் குழந்தை நோய் நிபுணர் ஆவார். அவரது குழுவில் உள்ளவர்களும் சாதாரண மருத்துவர்களல்ல. எய்ம்ஸில் பணிபுரிபவர்களே. இதற்கென்ன பதில் சொல்லப்போகிறோம்? உலகெங்கும் இப்படியான ஆய்வுகள் அதிகம் வெளிவந்துள்ளன. அனைத்தையும் சொல்பவர்கள் அலோபதி மருத்துவர்கள்தான் என்பது கூடுதல் செய்தியாகும்.

அதுமட்டுமல்ல, இப்போது சில ஆண்டுகளாகத்தான் போலியோ மருந்து கொடுத்துக் கொண்டிருக்கிறோம், அதன் விளைவுகளை பார்க்க சில ஆண்டுகாலமாவது வேண்டுமல்லவா. எனவே, இன்னும் சில ஆண்டுகள் பொறுத்திருந்தால்தான் இப்படியான ஆய்வுகள் எவ்வளவு வருமென்று தெரிந்துகொள்ள இயலும். ஆனால், இன்னொரு உண்மையும் எல்லா ஊரிலும் நிகழ்ந்துகொண்டுதான் இருக்கிறது. போலியோ மருந்து கொடுத்த உடன் இளம்பிள்ளைவாதத்தால் பாதிக்கப்படும் குழந்தைகளின் சோகங்களை யாரேனும் மறுக்கமுடியுமா?

மற்றுமோர் சந்தேகம். இந்தியாவின் நூறு சதமான குழந்தைகளுக்கும் போலியோ சொட்டு மருந்து தரப்பட்டுள்ளதா? நிச்சயம் இல்லை என்பதை அனைவரும் அறிவோம். போலியோ மருந்து தரப்படாத குழந்தைகள் எண்ணிக்கை நிச்சயம் பல இலட்சம் இருக்கும். அப்படியெனில், போலியோ மருந்து எடுத்துக்கொள்ளாத இந்த இலட்சம் குழந்தைகளில் சிலரையேனும் அந்த வைரஸ் கிருமி உலகில் எங்கிருந்தாலும் தேடி வந்து தாக்கியிருக்க வேண்டுமே, ஏன் தாக்கவில்லை?

இல்லையில்லை, எல்லாக் குழந்தைகளுக்கும் போலியோ மருந்து கொடுத்துள்ளார்கள் என்று சொல்வோருக்காக சில தகவல்கள். எல்லாக் குழந்தைகளையும் அரசின் திட்டத்தால் சென்றடைய முடிகிறதா? சரி, அப்படியெனில், ஊட்டச்சத்து இல்லாத குழந்தைகள் கோடிக்கணக்கில் இருக்கிறார்களே, அரசு ஏன் அவர்களை இன்னும் சென்றடையவில்லை? ஊட்டச்சத்து அல்லது தடுப்பு மருந்து, எது உண்மையிலேயே ஒரு குழந்தைக்கு சக்தி அளிக்கும்? ஊட்டச்சத்துதான் கொடுக்க முடியவில்லை, அட்லீஸ்ட் மருந்தாவது கொடுக்கிறார்களே அதையும் ஏன் தடுக்கிறீர்கள் என்றுதானே கேட்கிறீர்கள். பக்கத்தில் வந்துவிட்டீர்கள். இன்னும் ஒரே ஒரு கேள்விக்கு விடை கண்டுபிடியுங்கள்.

வருடந்தோறும் பல்லாயிரம் கோடிகளைச் செலவழித்து தடுப்பு மருந்து தரும் அரசு, ஏன் குடிநீரும், உணவும் தர மறுக்கிறது?

2017ஆம் ஆண்டுக்கான தேசிய குடும்பநலக் கணக்கெடுப்பின்படி தமிழகத்தில் 5 வயதுக்குட்பட்ட குழந்தைகளில் 8% பேர் தீவிர ஊட்டச்சத்துக் குறைபாட்டால் பாதிக்கப்பட்டுள்ளனர். இது தேசிய சராசரியைவிட அதிகமாகும் என்பது தமிழ் இந்துவின் செய்தியாகும். அதுமட்டுமல்ல, போலியோ, காலரா, மலேரியா தாக்குதலை விடவும் இந்த எண்ணிக்கை அதிகமாகும். ஏன் இதில் தலையிட மறுக்கிறார்கள் ஆட்சியாளர்கள்?

அதே செய்தியில், தமிழகம் மற்றும் கேரளாவுக்கான யுனிசெப் அமைப்பின் தலைவர் ஜோப் சக்காரியா தி இந்துவிடம் (ஆங்கிலம்) கூறும்போது, "தமிழகத்தைப் பொறுத்தவரை ஊட்டச்சத்துக் குறைபாடுள்ள குழந்தைகள் குறித்து தெளிவான ஆய்வு இல்லை. மாநிலத்தில் செயல்படும் ஒருங்கிணைந்த குழந்தைகள் மேம்பாட்டுத் திட்டமும் 5 வயதுக்கு உட்பட்ட குழந்தைகளின் எடை - உயரத்தை சரியாகக் கணக்கிடுவதில்லை. அதற்கான வசதி அவர்களிடம் இல்லை என்றுதான் கூறவேண்டும் என்றொரு செய்தியைச் சொல்கிறது 2018, ஜனவரி, 11 தேதியிட்ட தமிழ் இந்து நாளிதழின் இணையப்பக்கம். https://tamil.thehindu.com/tamilnadu/article22420193.ece

ஊட்டச்சத்தே இல்லாத குழந்தைகளுக்கு, நல்ல குடிநீரும், உணவும் கிடைக்கவில்லையெனினும் பரவாயில்லை, தடுப்பு மருந்து கொடுத்தால் மட்டும் போதும் நோய் வராது என்று உங்களது அறிவியல் சொல்கிறதா? அப்படியெனில், ஒரு கேள்விக்குப் பதில் சொல்லுங்கள். தடுப்பு மருந்துகளால் மட்டும் ஆரோக்கியமுள்ள சமூகத்தை உருவாக்கிவிடமுடியுமா? உணவு, நீரை விடவும் தடுப்பூசியா முக்கியம்?

Sample Registraion system statistical-இன் 2015 அறிக்கையின்படி, தமிழகத்தில் 5 வயதுக்குட்பட்ட 1000 குழந்தைகளில் 19 குழந்தைகள் தீவிர ஊட்டச்சத்து குறைபாட்டால் இறக்கின்றனர் என்றொரு செய்தி சொல்கிறதே? இதைப் பதில் சொல்லாமல் கடக்கப் போகிறோமா அல்லது இதற்கெல்லாம் மருந்து கொடுத்தால் போதும், தடுத்துவிடலாம் எனச் சொல்லப் போகிறோமா? ஆம். இப்போது நாங்கள் சொல்லவரும் செய்தி ஒன்றுதான். தடுப்பு மருந்துகளால் எங்கள் குழந்தைகள் பாதுகாக்கப்படவில்லை என்பதே சொல்ல வரும் செய்தியாகும்.

தமிழ் பிபிசியின் இணையதளப் பக்கம் 2014, ஜன13ல் https://www.bbc.com/tamil/india/2014/01/140113_indiapolio.html பின்வருமாறு ஒரு செய்தியைச் சொல்கிறது.

இந்தியாவில் போலியோ ஒழிப்பை ஒரு "பிரமாண்டமான மைல்கல்" என்று வர்ணித்த ஐ.நா மன்ற குழந்தைகள் நிதியத்தின் (யுனிசெப்) இந்தியப் பிரிவின், போலியோ தடுப்பு நடவடிக்கைகள் பிரிவுக்கான தலைவி, நிக்கோல் டாய்ட்ச், இனி புதிதாகத் தோன்றியிருக்கும் ஒரு வகை தட்டம்மையை ஒழிப்பதை இந்தியா புதிய இலக்காகக் கொண்டிருக்கிறது என்றார்.

மேற்கண்ட செய்தியின் அர்த்தம் என்ன? புதியதாக உருவாகியிருக்கும் ஒரு தட்டம்மையை ஒழிக்க இனி இந்தியா களமிறங்கப்போவதாகச் சொல்கிறார்கள். ஆக, ஒரு பெயரிடப்பட்ட நோயை ஒழித்துவிட்டதாகச் சொல்லி, இன்னொரு பெயரிடப்பட்ட ஏதோ ஒரு புதிய வியாதியை இறக்குமதி செய்கிறார்கள் போலும். புள்ளிவிவரங்கள் இதற்கும் தயாராகியிருக்கும்.

ஏனெனில், தடுப்பூசியில் புரள்வது பல ஆயிரம் கோடிகளாகும். அதாவது, ஒவ்வொரு ஆண்டும் பல ஆயிரம் கோடிகளாகும். விடுவார்களா, அரசியல்வாதிகளும், பன்னாட்டு மருந்து நிறுவனங்களும்?

சுமார் 25 இலட்சம் தன்னார்வலர்கள் நாட்டின் 209 மில்லியன் வீடுகளுக்குச் சென்று வருடந்தோறும் போலியோ சொட்டு மருந்தை அளிக்கிறார்களாம். ஆக, இதற்கு செலவிடப்படும் தொகை வருடந்தோறும் பல ஆயிரம் கோடிகளாகிறது.. அதுதவிர, காலரா ஒழிக்க, தட்டம்மை ஒழிக்க என "ஒழிந்து" போனதாகச் சொல்லப்படும் வியாதிகள் எல்லாம் மீண்டும் வராமல் "தடுக்க" ஆண்டுதோறும் பல நூறுகோடிகள் தனித்தனியாகச் செலவழிக்கப்படுகின்றன. சுகாதாரமற்ற குடிநீராலும், மலத்தின் மூலமாகவும்தான் இந்த வியாதிகள் பரவுவதாக இவர்களின் ஆய்வுகள் சொல்லுகிறது.

இப்போது நமது கேள்வி. ஒவ்வோராண்டும், பல்லாயிரம் கோடிகளைச் செலவழித்து தடுப்பூசிகளைப் போடுவதைத் தவிர்த்து சுகாதாரமான குடிநீரும், கழிப்பறை வசதிகளையும் கொடுத்தால் நோய்த்தடுப்பை சிறப்பாகச் செய்யலாமே, இதைச் செய்ய ஆட்சியாளர்களுக்கு ஏன் மனதில்லை? குடிநீர்கூட இல்லாத ஊருக்கு சொட்டு மருந்தை மட்டும் வருடமிரு முறை அனுப்புகிறீர்களே,

வெட்கமாயில்லையா? குடிநீரை விடவுமா சொட்டு மருந்து நன்மை செய்துவிடும்?

எல்லா நோய்களையும் நாங்கள்தான் ஒழித்தோம் என்கிறீர்களே, அப்படியெனில் இதயநோய், புற்றுநோய், நீரழிவுநோய், பல்நோய், வயிற்றுநோய், அப்பன்டிக்ஸ், தைராய்டு, டான்சில்ஸ் என்று இப்போது பெருகும் நோய்களையெல்லாம் எப்போது ஒழிக்கப்போகிறீர்கள்? சொல்லுங்கள். எப்போது ஒழிக்கப்போகிறீர்கள் இந்த புதுப் புது வியாதிகளையெல்லாம்? இல்லையில்லை, இதையெல்லாம் ஒழிக்கமுடியாது, இதற்கெல்லாம் வாழ்நாள் முழுவதும் மருந்து சாப்பிட வேண்டும் அல்லது அறுவைச் சிகிச்சை செய்ய வேண்டும் என்பதே உங்கள் பதிலெனில், உங்களால் எந்தவொரு வியாதியையும் ஒழிக்கமுடியாது என்று மொத்தமாய் நீங்கள் ஏற்றுக்கொண்டதாகவே அர்த்தம்.

ஆம். புற்றுநோய் மரணங்கள் அதிகரிக்கிறது என்றொரு புள்ளிவிவரத்தை இதே அரசு அறிவிக்கிறதே. அவை என்ன கூறுகின்றன?

புற்றுநோயில் பலவிதங்கள் இருக்கிறதாம். 2020க்குள் மார்பகப் புற்றுநோயால் உலகெங்கும் பாதிக்கப்பட்டுள்ள ஐவரில் ஒருவர் இந்தியப் பெண்ணாக இருப்பாராம். கர்ப்பப்பை வாய் புற்றுநோயும் அதிகரிப்பதாக இந்தியப் புற்றுநோய் பதிவேடு கூறுகிறது. ஒவ்வொரு எட்டு நிமிடத்திற்கும் ஒரு பெண் இறந்துபோவதாக புற்றுநோய் தடுப்பு மற்றும் ஆராய்ச்சிக்கான இந்திய நிறுவனம் கவலை தெரிவிக்கிறது.

குழந்தைகளுக்கே புற்றுநோய் பெருகிவருகிறதே, இது நவீன வாழ்வியலின் பரிசுதானே? ஆயுர்வேத மருந்தும், சித்த மருந்தும், இயற்கை வாழ்வியலும் இருந்த இந்தியச் சமூகம் இப்படியா இருந்தது? தொட்டால் வியாதி குணமடையும் என்ற அக்குபங்சர் மருத்துவத்தில் எந்தப் பக்கவிளைவுகளும் இல்லையே, இதற்கு அலோபதி என்ன பதில் சொல்லப்போகிறது?

நீரழிவு வியாதி பல வகையில் இருக்கிறது என்றும், நம்பர் 1, 2 என்றும் சொல்லிக்கொண்டே போகிறார்களே, பழங்காலத்தில் இருந்த நோய்களா இவையெல்லாம்? முப்பது வயது வந்தவர்களுக்கு இந்தெந்த வியாதிகளெல்லாம் வரும் வாய்ப்புகள் அதிகம், நாற்பது வயதெனில் இன்னின்ன வியாதிகளெல்லாம் வரும் என்றும் ஆங்கில மருத்துவத்தின் ஆய்வுகள் அறிவிக்கிறதே, இந்தப்

பயமுறுத்தல்கள் எல்லாம் மரபு வழி மருத்துவங்களில் கிடையாது என்பதை அந்தப்புள்ளி விபரப் புலிகள் அறிவார்களா?

நிச்சயம் அறிவார்கள்தான். ஆனாலும், வியாபாரம் செழிக்கவேண்டுமெனில் நோய்கள் பெருகித்தானே ஆகவேண்டும். நோயாளிகள் பெருகாமல், நோய் பெருகாமல் பன்னாட்டு மருந்து கம்பெனிகள் எப்படி வாழமுடியும்?

ஆயிரக்கணக்கான கோடிகளைக் கொட்டி மருந்து நிறுவனங்களை ஆரம்பிக்கிறார்கள். சில பத்து கோடிகள் கொட்டி ஒரு மருத்துவமனை கட்டுகிறார்கள். ஐந்தாறு கோடியாவது செலவழித்தால்தான் ஒரு ஆங்கில மருத்துவர் உருவாகிறார். ஆக, நோயாளிகளுக்குச் சேவை செய்யவா இவர்கள் கோடிகளில் செலவழிக்கிறார்கள்?

அதுவும், மூன்று வயதில் எல்.கே.ஜி.யில் துவங்கி தமிழே பேசாமல் பயிற்சி எடுத்து, கடும் உழைப்புடன் ஒருவர் ஆங்கில மருத்துவப் படிப்புக்கு தகுதி பெற்று மருத்துவர் ஆனபின்பு, கோடியில் செலவழித்த பணத்தையெல்லாம் சம்பாதிக்க வேண்டுமெனில், பாவம் அவர் என்ன செய்வார்?

அதிக மதிப்பெண்களை மேல்நிலைத்தேர்வில் பெறும் மாணவர்கள் ஒவ்வோராண்டும் என்ன சொல்கிறார்கள்? நான் மருத்துவம் படித்து மக்களுக்குச் சேவை செய்யப்போகிறேன் என்றுதான் சொல்கிறார்கள். அதில் எத்தனை பேர் இப்போது சேவை செய்துகொண்டிருக்கிறார்கள்? அதிக மதிப்பெண் எடு என்று சொல்வதன் நோக்கமே அதிகம் சம்பாதிக்கவேண்டுமென்பதுதானே?

பன்னாட்டு மருந்து நிறுவனங்கள் சொல்லும் மருந்தை எழுதித்தராமல் அவர் மருத்துவராய் தொடர முடியுமா என்ன? மறைந்த சென்னை இராயபுரம் மக்கள் மருத்துவர் ஜெயசந்திரன் போல் சேவை நோக்குள்ள ஆங்கில மருத்துவர்கள் பலர் நல்ல மனதுடன் பல ஊர்களில் இருக்கிறார்கள் என்றாலும், அவர்கள் அந்த மருத்துவக் கட்டமைப்பினுள் அகப்படாமல் இருப்பதால்தான் முடிகிறது. ஏனெனில், அலோபதி வலைப்பின்னல் என்பது உலகு தழுவிய வியாபாரக் கட்டமைப்பாகும். சேவை என்பதையோ மனிதகுல ஆரோக்கியம் என்பதையோ அந்தக் கட்டமைப்பின் எந்தவொரு இடத்திலும் நம்மால் காணவே முடியாது.

இந்தியாவில் சில அலோபதி மருத்துவர்கள் இந்தக் கட்டமைப்புக்கு எதிராகப் போராடத்தான் செய்கிறார்கள். அலோபதியை வியாபார நோக்கில் இல்லாது சேவை நோக்கில் வளர்த்தெடுக்கவேண்டும் என்று மனதாரப் போராடத்தான் செய்கிறார்கள். ஆனால், அதிகாரம் அவர்களுக்கு உதவவில்லையே. காரணம், பன்னாட்டு நிறுவனங்கள் எனும் உலக வியாபாரக் கட்டமைப்பாகும்..

அப்படியான உலகு தழுவிய கட்டமைப்பால் உருவாக்கப்படுவதே இந்தப் புள்ளிவிவரங்கள். ஆனால், வினை விதைத்தவன் தினையா அறுப்பான்? ஆங்கில மருத்துவத்தின் பெருமை என்று எதையெல்லாம் பொய்களின் மூலம் கட்டமைத்தார்களோ அத்தனையும் அதே புள்ளிவிவரங்கள் மூலமாக, இவர்களின் அதே ஆய்வுகளின் மூலமாக இப்போது பொய்யென புலப்படத் துவங்கியுள்ளது. இதுவரை பேசியதன் தொகுப்பு பின்வருமாறு:

1. புதிது புதிதாக உருவாகிப் பரவிவரும் நோய்களால் மனிதகுலம் மொத்தமும் ஆபத்தில் இருப்பது போலவும், உடனே மருந்து எடுத்துக்கொள்ள வேண்டுமெனவும் மருத்துவ விழிப்புணர்வு செய்கிறார்களே, அந்தப் பரப்புரை விளக்கும் உண்மையென்ன? புதிய நோய்கள் உருவாகிக்கொண்டே இருக்கின்றன. புதிய மருந்துகளும் சந்தைக்கு வந்துகொண்டேயிருக்கின்றன. ஆக, நோயற்ற வாழ்வு சாத்தியமல்ல என்கிறார்கள். அத்தோடு ஆயுள் நீட்டிப்பு செய்தது நாங்களல்ல என்றும் அவர்கள் வாயாலேயே ஒத்துக்கொள்கிறார்கள் என்றும் அர்த்தமாகிவிடுகிறது.

2. கரு உருவான நாள் முதலே மருந்து, மாத்திரை, சத்து அளிக்கும் புட்டித் திரவங்கள் எடுத்துக்கொள்வதோடு மாதந்தோறும் உடல் பரிசோதனைகள் அனைத்தையும் செய்துகொண்டாலும், குழந்தை அறுவைச் சிகிச்சையில்தான் பிறக்கும் என்கிறார்கள் ஆய்வுகள் பல செய்து.. அத்தோடு குழந்தைகளுக்கான மருந்துகள், குழந்தை மருத்துவர், குழந்தை மருத்துவமனை என்று வளர்த்து குழந்தைகள் நோயையும் வளர்க்கிறார்கள். இதுதான் ஆரோக்கியமான சமூகத்தை உருவாக்கும் முறையா?

3. குழந்தைகளுக்கு அத்தனைத் தடுப்பூசியும் போடச் சொல்லுகிறார்களே, அப்புறமும் ஏன் பலவிதமான நோய்கள் வருகின்றன? ஒரு தடுப்பூசி ஒரு குறிப்பிட்ட நோயை மட்டுமே தடுக்கும் எனில், நோய்த் தடுப்பாற்றலை மொத்த

உடலுக்கும் தருவதற்கான வழிமுறை அந்த மருத்துவத்தில் இல்லையென்றுதானே அர்த்தமாகிறது.

4. பிறந்தது முதலே நோய்களின் பிடியில்தான் குழந்தைகள் வாழ்கிறார்கள். ஆபத்தான நோய்களும் அநேகம் பேருக்கு வந்துவிடுகின்றன. மாதந்தோறும் செலவழிக்கச் சொல்கிறீர்கள். அரிசி இருப்பு, பருப்பு இருப்பு போல மாத்திரை மருந்தும் இருப்பு இருக்கவேண்டுமென விழிப்புணர்வுக்கொள்கைகளை விளக்கிச் சொல்கிறீர்கள். எந்த நோய் எப்போது வருமோ என்ற பயத்திலேயே எல்லா நேரமும் இருக்கச் சொல்லுகிறீர்களே, நாங்களே எங்களை எப்படிப் பாதுகாத்துக்கொள்வது? சளியானாலும், சாப்பிடப் பிடிக்கவில்லையென்றாலும் மருந்து மட்டும்தான் ஒரே தீர்வா என்ன?

5. குணப்படுத்த முடியா நோய்களின் எண்ணிக்கை கூடிக் கொண்டே போகிறதே, ஏன்? ஊரெங்கும் டயாலிசஸ் மையங்கள் அதிகரித்து, குழந்தைகளும் டயாலிசஸ் செய்யும் கொடூரத்தைத்தான் நவீன மருத்துவம் என்றழைக்கிறீர்களா?

6. நோயால் இறந்துபோவோர் எண்ணிக்கை அதிகமாகிக் கொண்டே வருகிறதே, இதுதான் மருத்துவ வளர்ச்சியா? வீட்டில் இயற்கையாய் மரணிப்போர் எண்ணிக்கை குறைந்து மருத்துவமனை மரணங்களின் எண்ணிக்கை அதிகரிக்கிறதே, ஒரு உயிருக்கு மரணம் ஏற்படும்போது அதைச் சரி செய்து வாழ்வை நீட்டிக்கும் மருத்துவமுறையென்று ஏதேனும் உள்ளதா என்ன?

7. ஒரு நாட்டில் தடை செய்யப்பட்ட மாத்திரையை இன்னொரு நாட்டில் கொண்டுவந்து கொட்டுகிறீர்களே, இதுதான் நவீன மருத்துவமா?

8. பல்லாண்டுகளாய் மக்களுக்குக் கொடுக்கப்பட்டு வரும் மாத்திரை, மருந்துகளை அறிவியலுக்கு மாறானது என்று அடிக்கடி நீங்களே தடை போட்டுக்கொள்கிறீர்களே, எது உண்மையிலேயே அறிவியல்பூர்வமானது என எப்படி மக்கள் தெரிந்துகொள்வது?

9. வருமுன் காக்கும் ஆரோக்கிய வழிமுறை ஆங்கில மருத்துவத்தில் உண்டா, இல்லையா? எதற்கெடுத்தாலும் அறுவைச் சிகிச்சை செய்கிறீர்களே, நவீன மருத்துவத்தில்

உறுப்புகளையும் உடலையும் பாதுகாக்கும் வழிமுறை உண்டா இல்லையா?

10. நோயற்ற வாழ்வே குறைவற்ற செல்வம் என்று வாழ்ந்த நாட்டில், ஒருவனது எல்லாச் செல்வங்களையும் நோயைக்காட்டியே பிடுங்கிக்கொள்கிறீர்களே, இந்தக் கொள்ளை எந்த மருத்துவத்திலாவது உண்டா?

கேள்விகள் இன்னும் அநேகம் இருக்கின்றன. புள்ளிவிவரப் புலிகளும், அலோபதி அறிவியல் மகான்களும் இந்தக் கேள்விகளுக்கு என்ன பதில் சொல்லப்போகிறார்கள்? அறிவியலின் பெயரால் மக்களை ஏமாற்றுவதற்கு யார் இவர்களுக்கு அனுமதி கொடுத்தது? அறிவியல் அலோபதியின் தனிப்பட்ட சொத்தா என்ன? அலோபதி மருத்துவம் எது செய்தாலும் அது அறிவியலாகி விடுமா என்ன?

ஆம். அறிவியல் வேறு. அலோபதி மருத்துவம் வேறு என்பதே உண்மையாகும். அலோபதியின் அத்தனையையும் அறிவியல் பூர்வமாய் சரியானதென்று கண்ணை மூடிக்கொண்டு சொல்லிவிட முடியாது. சில அலோபதி மாத்திரை, மருந்துகளை அரசே தடை செய்வது ஒரு உதாரணமாகும். சிகிச்சை முறைகளில் தவறுகள் உள்ளதை ஒத்துக்கொண்டு புது சிகிச்சை முறைகளை அவ்வப்போது அலோபதியே அறிவிக்கிறதே. காரணம் என்ன? ஆக, அலோபதியால் அறிவிக்கப்படும் அத்தனையும் அறிவியல் அல்ல என்பதே அலோபதி மருத்துவர்கள் சொல்லும் கூற்றாகும்.

மேலும், உடல் எப்படி இயங்குகிறது என்பதும் முழுவதும் அலோபதி மருத்துவத்தாலோ அல்லது ஒரே ஒருவராலோ கண்டுபிடிக்கப்பட்டதல்ல. மருந்து எப்படி வேலை செய்கிறது என்பதைத் தெரிந்துகொள்வதற்காக கண்டுபிடிக்கப்பட்டதுமல்ல. அதைப் பல காலமாய் சிறுகச் சிறுக ஒவ்வொரு படியாய் கண்டுபிடித்தவர்கள் அறிவியலாளர்கள் ஆவர். உயிரியலின் ஒரு பகுதியாகத்தான் உடல் குறித்த அறிவியல் வளர்த்தெடுக்கப்பட்டதேயொழிய, அலோபதி மருத்துவத்துறையால் அல்ல.

ஆனால், அலோபதி மருத்துவத்தில் உள்ள குறைகளை அறிவியல்பூர்வமாக நிரூபித்து உலகிற்கு அந்த உண்மைகளை வெளிக்கொண்டு வந்தவர்கள் அனைவரும் அலோபதி மருத்துவர்களே ஆவர். இவர்கள்தான் மருத்துவ அறிவியலாளர்கள்

ஆவர். ஆங்கில மருத்துவம் மட்டுமே சரியானதென்று கண்ணை மூடிக்கொண்டு சொல்வோரை மருத்துவ அறிவியலாளர் என்றோ அல்லது அறிவியல் நம்பிக்கையாளர் என்றோ ஒருபோதும் சொல்லிவிட முடியாது.

நோயைக் குணப்படுத்த வேண்டும் என்ற துவக்க கால நோக்கத்தோடு சில மருத்துவர்களால் கண்டறியப்பட்டு வளர்க்கப்பட்ட அலோபதி மருத்துவம், இன்றைய காலத்தில் செய்த பெருந்தவறு வாழ்வின் ஒவ்வொரு கட்டத்தையும் மருந்து மாத்திரைகளால் நிரப்பியதே ஆகும். உயிர்ப்பயத்தை ஒவ்வொருவருக்கும் உருவாக்கியதே ஆகும்.

சளி வந்தால்கூட பயந்துபோகும் மக்கள் சமூகத்தை உருவாக்கியதே ஆகும். வாந்தியைக்கூட நோய் என்று கருதும் அடிப்படை மருத்துவ விழிப்புணர்வற்ற மனநிலையை உருவாக்கி, நோயற்ற வாழ்வே சாத்தியமில்லை என நம்மையெல்லாம் பயம்கொள்ள வைத்ததே ஆங்கில மருத்துவத்தின் பெருந்தவறாகும்.

ஆம். நோயற்ற நமது முந்தைய தலைமுறையை நினைத்துப் பார்த்தால்தான், நாகரிகம் என்ற பெயரில், அறிவியல் என்ற பெயரில் நாம் ஆரோக்கியத்தில் இருந்து எவ்வளவு தூரம் விரட்டப்பட்டிருக்கிறோம் என்பது புரியும்.

இந்த புள்ளிவிவரப் புலிகள் செய்த ஒரே வேலை, பன்னாட்டு மருந்துக் கம்பெனிகள் மற்றும் உணவுக் கம்பெனிகள் எனும் வேட்டை நாய்களிடம் நம்மை சிக்கவைத்ததே ஆகும்.

அத்தோடு, சுதந்திரப் போராட்டத்தில் மரபு மருத்துவங்களைக் காக்கப் போராடியவர்களின் ஆரோக்கியமிக்க தேசத்திற்கான கனவுகளையும் சேர்த்தே புதைத்துள்ளனர்.

7
இது மருத்துவ வளர்ச்சியல்ல, மருந்து வளர்ச்சி

ஆங்கில மருத்துவம் எந்தவகையில் நவீனமானது? தொழில்நுட்ப வளர்ச்சியின் மூலம் நோய்களின் எண்ணிக்கையைக் குறைத்துள்ளார்களா? நோய்களின் தாக்கத்தைக் குறைத்துள்ளார்களா?

அறுவைச் சிகிச்சையைத் தவிர்த்து வெறும் மாத்திரையில் குணமாகும் அளவுக்கு அலோபதியை வளர்த்துள்ளார்களா அல்லது அறுவைச் சிகிச்சைகளின் எண்ணிக்கை அதிகரித்துவருகிறதா?

வயிற்று நோய் ஒருமுறை வந்தவர்களுக்கு வாழ்நாள் முழுவதும் வயிற்றில் எந்த நோயும் வராது என உத்தரவாதம் தரும் அளவுக்கு சிகிச்சைமுறைகளை மேம்படுத்தியிருக்கிறார்களா அல்லது ஒரு முறை வயிற்றில் நோய் வந்தவன் வாழ்நாள் முழுவதும் மருந்து சாப்பிட்டே ஆகவேண்டும் என்றளவிற்கு மருந்துகளின் பயன்பாட்டை வளர்த்துள்ளார்களா?

எது வளர்ந்துள்ளது ஆரோக்கியமா அல்லது மருந்தா? செலவு அதிகமாகியுள்ளதா அல்லது குறைந்துள்ளதா?

அறுவை சிகிச்சைகள் பெருகிவருகிறதா அல்லது குறைந்து வருகிறதா? அறுவை சிகிச்சைகளின் பெருக்கம் எப்படி ஆரோக்கிய சமூகத்தின் அறிகுறியாய் இருக்கமுடியும்?

மருந்துகளின் எண்ணிக்கையை காலப் போக்கில் குறைத்து, சிகிச்சைக் காலத்தை குறைத்து, எந்த மருத்துவம் நோயை எளிமையாய், சிக்கனமாய் குணமாக்கி நோயாளிக்கு அமைதியை, ஆரோக்கியத்தை அளிக்கிறதோ அந்த மருத்துவத்தை நவீன மருத்துவம் வளர்ந்த மருத்துவம் என்று நிச்சயம் சொல்லலாம். ஆனால், மருந்துகள், மருத்துவமனை, மருத்துவர்கள், அறுவை சிகிச்சைகள், உறுப்பு நீக்கம், வாழ்நாள் மருந்து என

வளர்ந்துகொண்டே போகும் ஒரு வியாபாரத்தை வளரும் மருத்துவமென்று எப்படிச் சொல்லமுடியும்?

ஆங்கில மருத்துவத்தை நம்புவோரும், மருத்துவர்களும் சிந்திக்கவேண்டிய தருணமிது.

தயவு செய்து கருணைகொண்டு சிந்தித்துப் பாருங்கள். ஆங்கில மருத்துவர்களுக்கு எதிராய் இங்கு எதுவும் பேசவுமில்லை, வதந்தி பரப்பவுமில்லை. ஒரே ஒரு கேள்விக்கு நியாயமாய் நெஞ்சம் தொட்டு சிந்தித்துப் பாருங்கள். நீங்கள் அலோபதி மருத்துவர். உங்கள் தலைமுறையே அலோபதி மருத்துவர்கள்தான் என்றே வைத்துக்கொள்வோம். அலோபதியே உங்கள் குடும்பத் தொழிலாய் இருக்கட்டும். உங்களுக்குத் தேவையான வருமானம் கிடைக்கும் தொழிலாகவும் அலோபதி இருக்கட்டும். எல்லாம் சரிதான். இருப்பினும் ஒரே ஒரு கேள்விக்குப் பதில் சொல்லுங்கள்.

இன்றைய அலோபதி மருத்துவத்தால் எதிர்கால சமூகத்தை ஆரோக்கியமான சமூகமாக உருவாக்கமுடியும் என்று மனதார நம்புகிறீர்களா நீங்கள்? உங்கள் வாரிசுகளுக்கும் நாளை இதே போன்று எடுத்ததெற்கெல்லாம் பெட்டி பெட்டியாய் மருந்துகள், மாத்திரைகள் அளிக்கப்படுமே உடன்பாடுதானா உங்களுக்கு? அலோபதியை வியாபார நோக்கத்தில் இருந்து விடுவித்தால் உங்கள் தலைமுறைக்கும் நன்மை கிடைக்குமே, ஏன் புரிந்துகொள்ள மறுக்கிறீர்கள்? பக்கவிளைவுகளற்ற மருத்துவமுறையை எதிர்கால சந்ததிக்கேனும் பரிந்துரைப்பதில் என்ன தயக்கம் உங்களுக்கு? மரபு வழி மருத்துவங்கள் எந்த வகையில் தாழ்ந்தவை?

அலோபதி மருத்துவமும் மக்களின் நோயைக் குணப்படுத்த உருவாக்கப்பட்டதே, வருமானத்திற்காக தொழில் செய்தாலும் எங்களுக்கு பணம் மட்டுமே நோக்கமல்ல, மனிதகுலத்தின் பெருமதிப்பை நாங்கள் காத்திடுவோம் என்று எப்போது அறிவிக்கப்போகிறீர்கள்? இந்திய மருத்துவக் கவுன்சில் சொல்லும் நெறிமுறைகளின்படி நடந்தாலே போதுமே, ஏன் மீறல்கள் நடக்கின்றன?

கருத்தரிக்க, கரு வளர, பிரசவம் பார்த்திட, குழந்தை வளர்த்திட, நோய் தடுத்திட, எதிர்ப்பாற்றல் பெருக்கிட, நோய் தீர்த்திட, உயரமாய் வளர்ந்திட, ஊட்டச் சத்து பெற்றிட என எல்லாவற்றுக்கும் மருந்து, மாத்திரைகளை நம்பியே உங்கள் சந்ததியும் இருப்பதில் சம்மதந்தானா உங்களுக்கு?

இந்தக்கேள்விகளுக்கு ஒரு அலோபதி மருத்துவரால் நிச்சயம் நியாயமான பதிலை சொல்லமுடியும்தான். ஆனால், ஒரு சிலர் தவிர பலரால் வெளிப்படையாய் பலர் கேட்க சொல்லமுடிவதில்லை என்பதே உண்மையாகும். ஏற்கனவே சொல்லப்பட்டதுபோல், அலோபதி மருத்துவம் எனும் உலகு தழுவிய கட்டமைப்பும், பணம் சேர்க்கும் எண்ணமுமே அதற்குக் காரணம் ஆகும்.

பல ஆய்வு நிறுவனங்களை உருவாக்கி, வர்த்தகக் கணக்கெடுப்புகளை நிகழ்த்தி உலகில் எந்த நாட்டில் மருத்துவ வியாபாரம் செழிக்கும், அதிகமாகும், கொடிகட்டிப்பறக்கும் என்று கருதுகிறார்களோ அந்த நாட்டில் மருத்துவத்துறையை வளர்ப்பது என்பதே அந்தக் கட்டமைப்பினர் செய்யும் மாயத்தந்திரம் ஆகும்.

அது எப்படி? நோய் இல்லாமல் மருத்துவம் எப்படி வளரும்? நோயாளிகள் அதிகமாகிறார்கள் என்பதால்தானே மருந்துகள் விற்கின்றன, இதில் மருந்துக் கம்பெனிகளையும், ஆங்கில மருத்துவத்தையும் எப்படிக் குறை சொல்லமுடியும் என்று நம்புவோர்களின் கவனத்திற்காக சில ஆதாரங்களை அளிக்கவேண்டுமல்லவா இதோ. சில ஆதாரங்கள், புள்ளிவிவரங்கள் மற்றும் ஆராய்ச்சிமுடிவுகள்.

நோய்களின் தாய் என்றழைக்கப்படும் நீரழிவு வியாதியின் மாத்திரை சந்தை மதிப்பு 2017இல் 55.6 பில்லியன் டாலர் இருக்குமென்று முன்னரே கணித்தார்களாம். அதாவது, இந்திய ரூபாயில் 3557037800000.00 ஆகும். இந்திய ரூபாய் மதிப்பில் உச்சரிக்கவே முடியாது. இன்னொரு ஆய்வு சொல்கிறது 2023இல் 7.44 பில்லியன் டாலருக்கு நீரழிவு நோயின் சந்தை அதிகரித்துவிடுமாம். ஒவ்வொரு நோய்க்கும் ஒவ்வொரு சந்தையை உருவாக்கும் வகையில் எவ்வளவு ஆராய்ச்சி பாருங்கள். *(https://www.marketresearchfuture.com/press-release/diabetes-market)*

சரி, இந்தியாவில் 2017இல் எத்தனை பேருக்கு நீரழிவு வரும் 2023இல் எத்தனை பேருக்கு வருமென இவர்களுக்கு எப்படித் தெரியும்? நீரழிவு வந்தவர்கள் அத்தனை பேரும் அலோபதி மருந்து மட்டுமே சாப்பிடுவார்கள் எனவும் எப்படித் தெரியும் இவர்களுக்கு?

அதுமட்டுமல்ல, நோயை எப்படி ஒழிப்பது என்றோ நோய் வராமல் எப்படித் தடுப்பது என்றோ கணிக்கவில்லையாம், ஆய்வு செய்யவில்லையாம். ஆனால், அந்த நோயால் மருந்து மாத்திரைகளின் விற்பனை எவ்வளவு அதிகமாகும் என்று முன்னரே

கணித்தார்களாம். நோய்களின் தாய் என்று அழைக்கப்படுகிறதாம் நீரழிவு வியாதி. நோய்களின் தாய், நீரழிவுச் சிகிச்சை சந்தை என்பதெல்லாம் கேட்க நன்றாய் இருக்கிறது அல்லவா. இன்னும் சில தகவல்களும் இருக்கின்றன. அதையும், கேளுங்கள்.

2025இல் 32 முதல் 57.5 மில்லியன் நீரழிவு நோயாளிகள் பெருகிவிடுவார்களாம். ஆகவே, *Pfizer, GlaxoSmithKline, Merck, Eli Lilly, Novartis, AstraZeneca, Sanofi* போன்ற பன்னாட்டு மருந்துக் கம்பெனிகள் இந்திய நீரழிவு சிகிச்சை சந்தையை குறிவைத்து மருந்துகளை உற்பத்தி செய்கிறார்களாம்.

Pfizer's எனும் நிறுவனம் *'Exubera'* என்ற இன்சுலின் இன்ஹெலரை தயாரித்தார்களாம். உடனே மெர்ஸ்க் எனும் மற்றொரு நிறுவனம் *Januvia* என்ற தயாரிப்போடு களமிறங்கினார்களாம். ஒரு நாளைக்கு ஒரு மாத்திரை போதும் என்பது இதன் சிறப்பம்சமாம். *Eli Lilly's* என்ற நிறுவனம் *Byetta*, தயாரித்தார்களாம். இது நீரழிவு மட்டுமில்லாமல் எடைக் குறைப்பும் செய்யுமாம். எல்லாவற்றையும் சொல்லும் அந்தச் செய்தி, உலகின் மிகப்பெரும் நீரழிவு நோய் சந்தையாய் இந்தியா மாறப்போகிறது என்றும் சொல்கிறது,

(நன்றி பிசினஸ் வோர்ல்ட் 2016, ஜுன், 24)

1. ஒவ்வொரு மருந்து நிறுவனமும் ஒவ்வொரு மருந்தை தயாரிக்கிறார்களே, அவர்களின் நோக்கம் சந்தையைக் கைப்பற்றுவதா அல்லது நோயைக் குணப்படுத்துவதா?

2. ஏன் எந்த நிறுவனமும் நீரழிவு நோயை முற்றிலும் குணப்படுத்தும் மருந்தைத் தயாரிக்க இதுவரை ஆராய்ச்சி செய்யவில்லை?

3. ஒரே நோய்க்கு பலவித மருந்துகளை வெறும் போட்டி அடிப்படையில் தயாரிக்கிறீர்களே, அதில் சேர்க்கப்படும் இரசாயனங்கள் மற்றும் பக்கவிளைவுகள் பற்றி நோயாளிகளுக்குக்கூட வேண்டாம், குறைந்தபட்சம் மருத்துவர்களுக்காவது சொல்லப்படுகிறதா?

4. நீரழிவு மருந்துகளின் பக்கவிளைவுகள் பற்றி எந்த ஆராய்ச்சியாவது செய்யப்பட்டிருக்கிறதா?

5. நீரழிவு நிபுணரெல்லாம் இலட்சங்களில் சம்பாதிக்கிறார்கள் என்பது ஊரறிந்த செய்தி. ஆனால், நோயைக் குணப்படுத்தத் தெரியாத அவரை நிபுணர் என்று எப்படி அழைப்பது?

6. எந்த மருத்துவமனையிலும் நீரழிவு மருந்துகளால் வரும் பக்கவிளைவுகள் பற்றி விழிப்புணர்வுச் செய்திகளை எழுதிவைப்பதில்லையே, ஏன்? தவறாமல் மருந்து சாப்பிடுங்கள் என்று சொல்வது விழிப்புணர்வா அல்லது பக்கவிளைவு வரும் என்று சொல்வது விழிப்புணர்வா? முன்னது வியாபாரம் பின்னதுதானே விழிப்புணர்வு.

சரி, ஒரே ஒரு கேள்வி, ஏன் மாதந்தோறும் பரிசோதனை? உங்களது மாத்திரையைத்தான் அவர்கள் மாதந்தோறும் சாப்பிட்டுக்கொண்டிருக்கிறார்கள். அப்புறமும் ஏன் மாதந் தவறாமல் பரிசோதனை செய்யவேண்டும்? உங்களது மருத்துவமுறையும் சரி, உங்களது மருந்தும் சரி, உங்களது சிகிச்சையும் சரி நிரூபிக்கப்பட்டது, நீங்களும் சர்டிபைடு மருத்துவர், அதாவது சான்றிதழ் பெற்ற மருத்துவர். ஐந்தாறு ஆண்டுகள் படித்திருக்கிறீர்கள், அரசில் பதிவு பெற்றுதான் மருத்துவமனையும் வைத்துள்ளீர்கள்.

அப்படியெனில் உங்களது நிரூபிக்கப்பட்ட மருந்து அவருக்கு நல்லதைத்தானே செய்திருக்கும், அப்படியெனில், அவருக்கு நோய் குறைந்து போயிருக்குமே, இன்னும் ஏன் மாதந்தோறும் பரிசோதனை செய்யச் சொல்கிறீர்கள்? வாழ்நாள் முழுவதும் மருந்து சாப்பிட்டே ஆகவேண்டும் என்று ஏற்கனவே அறிவியல் பூர்வமாக, விழிப்புணர்வு கொடுத்துவிட்டீர்கள், அது போதுமே, தொடர்ந்து மருந்து சாப்பிட வேண்டுமெனில் அதை மட்டும் பரிந்துரை செய்தால் போதாதா?

போன மாதம் இந்த மருந்து சாப்பிட்டுள்ளீர்கள், எனவே இவ்வளவு சர்க்கரை குறைந்திருக்கும், இப்போது இந்த மாத்திரை சாப்பிடுங்கள், அது மீண்டும் இவ்வளவு குறைக்கும், இப்படியே சர்க்கரையின் அளவை குறைத்துக்கொண்டே போகலாம் அல்லது அப்படியே பராமரிக்கலாம் என நிரூபிக்கப்பட்டதே உங்கள் மருத்துவ முறையெனில் ஏன் மாதந்தோறும் பரிசோதனை?

பச்சையான ஏமாற்று வேலையாய் அல்லவா இருக்கிறது. இல்லையில்லை, நாங்கள் அவரைக் கண்காணிக்கவே மாதந்தோறும் பரிசோதனை செய்யச் சொல்கிறோம் எனில், உங்களிடம் ஒரு

கேள்வி. ஏன் உங்கள் மருந்தின் மீது உங்களுக்கு நம்பிக்கை இல்லையா அல்லது மருந்தானது நோயாளி ஒவ்வொருவருக்கும் ஒவ்வொரு மாதிரி வேலை செய்யும் என்கிறீர்களா?

சரி அப்படியெனில், உலகமெங்கும் உள்ளவர்களுக்கு ஒரே மாதிரி மருந்துதானே உற்பத்தி செய்கிறீர்கள், ஒவ்வொரு நோயாளிக்கும் ஒவ்வொரு விதமான மருந்து என்று அலோபதி மருத்துவரே மருந்து தயாரித்தால் அது சரி, ஆனால், வளர்ந்த, அறிவியல்பூர்வமான, நவீனமான, நிரூபிக்கப்பட்ட மருந்தைத்தானே கொடுக்கிறீர்கள். அப்புறமும் ஏன் மருந்தின் மீது சந்தேகம்? ஆக, ஒன்று மட்டும் தெளிவாய்த் தெரிகிறது, குணப்படுத்த முடியாத வியாதி என்று தெரிந்தும் மருந்து கொடுக்கிறீர்கள், பரிசோதனை செய்கிறீர்கள். பின் மீண்டும் மருந்தின் அளவை அதிகப்படுத்துகிறீர்கள், இன்சுலின் போடச் சொல்கிறீர்கள். அப்புறம் நோய் முற்றிய பிறகு கால் விரலை வெட்டி விடு, டயாலிசஸ் செய் என்கிறீர்கள்.

பின்னர் ஒரு சமயம், மருத்துவமனையில் சேரும் அளவுக்கு நோயும் முற்றிவிடுகிறது, இப்போது ஐசியூவில் வைத்து சிகிச்சை அளிக்கிறீர்கள், இல்லையில்லை கண்காணிக்கிறீர்கள், இல்லையில்லை தீவிர சிகிச்சை அளிக்கிறீர்கள். இல்லையில்லை, கடவுள் மேல பாரத்தைப் போட்டுவிட்டு உங்கள் கடமையைச் செய்கிறீர்கள் சரி, ஏதோ ஒன்று செய்கிறீர்கள்.

கடைசியில் துயரப்பட்டு, துன்பப்பட்டு, இலட்சங்களை காலிசெய்த பின், உயிரும் அந்த நோயாலேயே போய்விடுகிறது. சிகிச்சை பலனிக்காத காரணத்தால் மரணமடைந்தார் என்று நீங்களும் அறிவியல்பூர்வமாகச் சொல்லிவிடுகிறீர்கள். யாரேனும் சந்தேகம் தெரிவித்தால் அந்த உடலை, அதாவது, உங்களுக்கு இலட்சங்களில் கொட்டிக் கொடுத்து, உங்களையே பல்லாண்டுகள் நம்பியிருந்த அந்த மனிதரின் உடலை வெட்டியெடுத்து, அறுத்து நிரூபித்துவிடுகிறீர்கள், மரணத்துக்கு நீங்கள் காரணமே இல்லை, நோய்தான் காரணம் என்று.. எனவே, அதை மீறி நாங்களும் கேள்வி கேட்க முடியாது.

ஏனெனில், சிகிச்சை கொடுத்தேன் என்பதற்கும் ஆதாரம் பேப்பரில் வைத்துள்ளீர்கள், நோய் அவருக்குத் தொடர்ந்து இருந்தது என்பதற்கும் பேப்பரில் ஆதாரம் வைத்துள்ளீர்கள். சிகிச்சை கொடுத்த பின்னும் நோயின் தாக்கம் குறையாமல் அதிகரித்தது, எனவே நோயாளி இறந்துபோனார் என்றும் தாளில் ஆதாரம்

வைத்துள்ளீர்கள். ஆக, அந்த மரணத்தை அறிவியல்பூர்வமான மரணம் எனவும் நிரூபித்துவிடுகிறீர்கள், சட்டம் மற்றும் கணினியின் உதவியோடு.

ஆனால், மருத்துவரே, இப்போது காணாமல் போயிருப்பது உங்கள் மீது அந்த நோயாளிகள் வைத்திருந்த நம்பிக்கை மட்டும்தான் என்பதை எப்படி உங்களுக்குப் புரியவைப்பது? தொழிற்நுட்பத்தின் உதவியுடன் தயாரிக்கப்படும் ஆதாரங்களெல்லாம் இருக்கட்டும். அதில் பிரச்னையில்லை. அது மருத்துவத்தின் சாதனை அல்ல. தொழிற்நுட்பத்தின் சாதனை. எங்கள் கேள்வி, உங்கள் மருத்துவம் என்ன செய்தது? அதைச் சொல்லுங்கள். சர்க்கரையை குணப்படுத்தினீர்களா அல்லது கட்டுக்குள்தான் வைக்க முடிந்ததா என்ன? கட்டுக்குள் வைக்க முடியுமெனில் ஏன் அவருக்கு டயாலிசஸ் செய்யும் அளவுக்கு உடல்நிலை மாறுகிறது?

இதைப்போல தைராய்டு, சைனஸ், அப்பன்டிசிட்டிஸ் எனப்பல வியாதிகளுக்கு நாம் கேள்வி எழுப்ப இயலும். தொழில்நுட்பங்களின் உதவியோடு ஓர் உடலுறுப்பை வெட்டியெடுப்பதை சிகிச்சையென்று சொல்லி முடித்துவிடுகிறீர்கள். இதை நிச்சயம் தொழில்நுட்பத்தின் சாதனையென்று சந்தேகமென்று சொல்ல இயலும்தான். ஆனால், இதை சிகிச்சையென்று எப்படிச் சொல்ல இயலும்? அறுவைச் சிகிச்சைகளுக்குப் பின்னர் எத்தனை பேர்களுக்கு நோய் குறைந்திருக்கிறது?

ஒரு மருத்துவர் அறுவைச் சிகிச்சையே தீர்வென்கிறார். தேதியைக் குறித்து வைத்துக்கொண்டு முன்தொகை கட்டுங்கள் என்று மிரட்டுகிறார். இன்னொரு மருத்துவரோ, ஆபரேசனா, இதற்காகவா? யார் சொன்னது? என்று ஒருமையில் கேட்டுவிட்டு, ஒன்றும் வேண்டாம், இந்த மாத்திரை போதும் என்கிறார். அறுவைச் சிகிச்சை செய்தாலும் குணமாகாது எனவே வேண்டாம் என்கிறார் மற்றொரு மருத்துவர்.

தன் சொந்தக் கையெழுத்தில் எழுதி இந்த நோயாளிக்கு இந்த அறுவைச் சிகிச்சையை செய்யவேண்டாம் எனவும் பரிந்துரைக்கிறார் நல்ல மருத்துவரொருவர். ஏனெனில், தேவையே இல்லாமல் இங்கு பல்லாயிரக்கணக்கில் அறுவைச் சிகிச்சைகள் நடக்கின்றன என அலோபதி மருத்துவர்களும் அறிவார்கள். இந்த மோசடி வேறெந்த மருத்துவத்திலாவது உண்டா?

இப்படியோர் கேள்வியை நாம் கேட்டால் போதும், உடனே, அதை அறிவியலுக்கு விரோதமான கேள்வியென்று சொல்லிவிடுவார்கள். ஆனால், அறிவியலுக்கு விரோதமாய் நாம் என்ன கேட்டோம் என்றோ, இவர்களின் செயலில் அறிவியல் எங்கே இருக்கிறது என்றோ சொல்லமாட்டார்கள். கேள்வி கேட்பவர்கள் எல்லோரும் அறிவியலுக்கு விரோதமானவர்கள் அவ்வளவுதான்.

இருந்தாலும், இவர்களிடம்தாம் நாம் வேறு சில கேள்விகளும் கேட்க வேண்டியிருக்கிறது. அதையும் கேட்டுவிடுவோம். அறிவியல் விழிப்புணர்வு, மருத்துவ அறிவியல் விழிப்புணர்வு என்று சொல்வோர்களே, பதில் சொல்லுங்கள். ஒவ்வொரு வருடமும் மருந்துச் சந்தை 13 சதம் வளர்கிறது என்று சொல்கிறார்களே, அப்படியெனில் ஒவ்வொரு வருடமும் நோய் எத்தனை சதவிகிதம் வளர்கிறது? மருந்தை நீங்கள் உற்பத்தி செய்கிறீர்கள். சரி. அப்படியெனில் நோயை யார் உற்பத்தி செய்கிறார்கள்?

வருடந்தோறும் புதிய நோய்கள் அதிகரிக்கிறதே, அது எப்படி? ஒவ்வொரு மாதமும் மருந்து விற்பனை உயருகிறதே, அது எப்படி? அதற்குத் திட்டமிடுவது யார்? நோய்கள் எப்படி உருவாக்கப்படுகின்றன? யாரெல்லாம் இதில் சம்பந்தப்பட்டிருக்கிறார்கள்? மருந்து கண்டுபிடித்த கதையைச் சொல்லும் நீங்கள் நோயை உற்பத்தி செய்த உங்கள் சொந்தக்கதையை எப்போது சொல்லப்போகிறீர்கள்?

வருடந்தோறும் மருந்து விற்பனையை உயர்த்தத் திட்டமிடுகிறீர்கள். முந்தைய வருடத்தை விட இந்த வருடம் இந்த மருந்தை அதிகம் விற்கவேண்டும். எல்லா ஊரிலும் அதிகம் விற்கவேண்டும் எனத் திட்டமிடுகிறீர்கள். அதற்கு விற்பனைக் கொள்கை என்று பெயரிடுகிறீர்கள். இதைச் செய்ய விற்பனைப் பிரதிநிதியையும் நியமிக்கிறீர்கள். ஒவ்வொரு பிரதிநிதிக்கும் ஒரு மாத இலக்கு தீர்மானித்து அந்த மருந்தின் விற்பனையை ஒவ்வொரு மாதமும் உயர்த்திக்கொண்டே போகிறீர்கள்.

அது மக்களுக்குத் தெரியும். மருத்துவர்களுக்கு இலவசப் பொருள்கள், அன்பளிப்புகள் அளித்து உங்கள் நிறுவனத்தின் மருந்துப்பொருள்களை விற்பனை செய்கிறீர்கள். அதுவும் மக்களுக்குத் தெரியும். இப்போது மருத்துவர்களை வெளிநாட்டு சுற்றுலாவுக்கு அழைத்துச் செல்வதுவரை பல சலுகைகள் கொடுக்க ஆரம்பித்துவிட்டனர். அந்தளவுக்கு மருத்துவர்களும்,

வாழத் தகுதியற்றவனா மனிதன்? | 83

மருந்து நிறுவனங்களும் இலாபத்தில் திளைக்கிறார்கள். அதுவும் மக்களுக்குத் தெரியும்.

இதோ, சமீபத்திய அதிர்ச்சிகரமான ஒரு செய்தி. அன்றாடம் குழந்தைகள், கர்ப்பிணிகள், நீரழிவு நோயாளிகள், சளித்தொல்லை பிடித்தோர், தலைவலி போன்ற உடல் வலி உள்ளவர்கள் பயன்படுத்தும் 327 மருந்துகள் ஒரே நாளில் தடை செய்யப்படுகின்றன. நேற்றுவரை இந்த மருந்தை எடுத்துக்கொண்டவர்களின் கதியென்ன? அதை எழுதிக் கொடுத்த மருத்துவர் இப்போது என்ன சொல்லப் போகிறார்?

இதோ, அந்தச் செய்தி.

2016, மார்ச் மாதத்தில் ஏராளமான மருந்துகளை இந்திய அரசு தடை செய்தது. 2018, ஜூலையில் Drugs Technical Advisory Board 343 மருந்துகளை தடை செய்யச் சொல்லிப் பரிந்துரைந்தது. அதில், மக்கள் அதிகம் பயன்படுத்தும் சாரிடான், தோல் கிரீம் பான்டெர்ம், நீரழிவு மருந்து க்ளுகோனார்ம் ஆகியவையும் அடக்கம். அரசு 327க்கு தடை விதித்தது. இதில் சாரிடான் நீதிமன்றத்தில் விலக்குப் பெற்றது. All India Drug Action Network எனும் அமைப்பு நீதிமன்றத்தில் இவ்வழக்கில் இருந்த பொதுநல அமைப்பாகும். இவ்வமைப்பு என்ன சொல்கிறதெனில், இந்திய மருந்துச் சந்தையின் மதிப்பான 1.3 டிரில்லியன் டாலரில் நான்கில் ஒரு பகுதி மருந்துகள் போலி மருந்தை விற்பனை செய்வதால் சம்பாதிக்கப்படுவதாகும் என்கிறது. யாரேனும் மறுக்க முடியுமா இதை? ஆதாரம்..http://timesofindia.indiatimes.com/articleshow/65790311.cms?utm_source=contentofinterest&utm_medium=text&utm_campaign=cppst)

இப்படிப் பல நூறுமுறை உலகெங்கும் நடைபெற்றுக் கொண்டேயிருக்கிறது. இந்தியாவிலும் தொடர்ந்து இப்படி நடந்துகொண்டுதான் வருகிறது. இதிலிருந்து என்ன பாடம் கற்றுக்கொள்கிறோம் நாம்?

ஒரு மருந்தை ஒரு மருத்துவர் பரிந்துரைக்கிறார் என்று வைத்துக்கொள்வோம். இது நல்ல மருந்து என்று அவரால் உத்தரவாதம் தரமுடியுமா? நிச்சயம் முடியாது. எனக்கெப்படி தெரியும்? நான் எப்படி உத்தரவாதம் தரமுடியும்? மருந்தில் குற்றம் இருந்தால் மருந்து நிறுவனத்தின் மீது வழக்குத் தொடருங்கள் என்பார். சரிதான். உண்மைதான். அப்படியெனில், நாம் அவரிடம்

கேட்கவேண்டிய கேள்வி, எந்த அடிப்படையில் அந்த மருந்தை நீங்கள் எழுதித் தருகிறீர்கள் என்பதே ஆகும்.

ஏனெனில், இப்போது தடை செய்யப்பட்ட மருந்துகளில் பெரும்பாலானவை சளி, தலைவலி, தோல் போன்ற நோய்களுக்காக பலமுறை நாம் அனைவரும் எடுத்துக்கொண்ட மருந்துகளாகும். அந்த மருந்து உடலுக்குப் பாதகம் செய்யுமெனில் அறிவியலுக்குப் புறம்பானதெனில், மருத்துவர் ஏன் எழுதிக்கொடுத்தார்? அவருக்கு அறிவியல் தெரியாதா? அல்லது மருந்தைப்பற்றித் தெரியாதா? எங்கே குறை உள்ளது? யாரை நம்புவது? மருத்துவம் அல்லது மருத்துவர் யாரை சந்தேகிப்பது?

நமது உடல் நலத்துக்கு யார் பொறுப்பேற்பது? நாம் மருத்துவரை நம்புகிறோம். அவரோ ஒரு மருந்து நிறுவனத்தை நம்புகிறார். அந்த மருந்து உடலுக்குக் கேடென அறிவியல் ஆய்வுகள் சொல்கின்றன.

ஆம். சொல்வதெற்கென்று இப்படி நிறைய உண்மைகள் இருக்கின்றன. ஆனால், நாம் எப்படிக் கேட்டாலும் அந்த உண்மைகளை அவர்கள் ஒருபோதும் சொல்லப்போவதேயில்லை. ஆனால், கொஞ்சம் சிந்தித்துப் பார்த்தால்போதும் நாம் ஒவ்வொருவரும் எளிதில் புரிந்துகொள்ளமுடியும்.

ஆம். மருத்துவத்துறை மொத்தமும் மருந்து நிறுவனங்களின் கட்டுப்பாட்டில் சென்றால் என்னாகும் என்பதைத்தான் நாம் பார்த்துக்கொண்டிருக்கிறோம்.

நடுத்தர மக்களின், ஏழை மக்களின் மாத வருமானத்தில் ஒரு பெரும் பகுதியை ஒதுக்கவேண்டியிருக்கிறதே, இந்நிலை தொடர்ந்தால் இன்னும் இருபது, முப்பது ஆண்டுகளில் நம் நிலை என்ன?

மருந்து நிறுவனங்கள், மருந்து உபகரணம் தயாரிக்கும் நிறுவனங்கள், ஆய்வுக்கூட பரிசோதனைப் பொருள் தயாரிப்பு நிறுவனங்கள், காப்பீட்டு நிறுவனங்கள் கைகளில் சிக்கியுள்ள மருத்துவ முறை நோயாளிகள் நலன் குறித்து எப்படிக் கவலைப்படும்?

அதனால்தான், சொல்கிறோம்.

அலோபதியால் நமது ஆயுட்காலம் அதிகரிக்கவில்லை, மாறாக நோய்களும், துயரங்களும், செலவுகளுமே அதிகரித்திருக்கிறது என்பதற்கு இன்னும் இதுபோன்ற ஆயிரக்கணக்கான

புள்ளிவிவரங்களை அளிக்கமுடியும். ஆனால், நமது வாழ்வே உதாரணமாய் இருக்கையில் புள்ளிவிவரங்கள் எதற்கு?

சரி, இதற்குத் தீர்வென்ன?

அலோபதியை ஒழிப்பதோ அல்லது அலோபதி மருத்துவர்களை எதிர்ப்பதோ தீர்வும் அல்ல, அவசியமும் அல்ல. ஏனெனில், அலோபதியும் தேவையான ஒரு மருத்துவ முறையே ஆகும். எனவே, அதை இன்றுள்ள சமூகத்தில் முற்றிலும் நிராகரிக்கவோ அல்லது புறக்கணிக்கவோ இயலாது. அது அறிவுடைமையும் ஆகாது.

எனவே, நோயாளியின் தன்மையறிந்து நோயின் தன்மையறிந்து மருத்துவம் செய்யவேண்டும் எனச் சொன்னார்களே, அலோபதியின் முன்னோர்கள் அவர்கள் கூறியபடி அலோபதியை புனரமைப்பதே ஒரே தீர்வாகும். அது நடைபெறவேண்டுமெனில், அலோபதியை பன்னாட்டு நிறுவனங்களின் பிடியில் இருந்து விடுவிக்கவேண்டும். இது எளிதான பணியல்ல எனினும், காலப்போக்கில் நிச்சயம் ஒரு நாள் நிகழ்ந்தே தீரும்.

அதே நேரத்தில், மரபு மருத்துவங்களுக்கு முன்னுரிமை தரும் மருத்துவக்கொள்கைகளை அரசு உருவாக்கிடவேண்டும். அதுவே நிரந்தரத் தீர்வாகும்.

இது சாத்தியமா எனத் தெரிந்துகொள்ள அரசின் மருத்துவக்கொள்கைகள் குறித்து நாம் தெரிந்துகொள்ள வேண்டும். ஏனெனில், நாமென்ன செய்யவேண்டும் என்பது அதிலிருந்து தான் துவங்குகிறது.

தானாய் எல்லாம் மாறும் என்பது பழைய கதையென்பதால்தான் நாமே முன்னின்று எல்லாம் செய்யவேண்டியுள்ளது.

8
மருத்துவக் கொள்கைகள் யாருக்காக?
ஓர் ஆதாரம்

ஆக, புள்ளிவிவரங்கள் ஓர் அரசியலோடு உருவாக்கப் பட்டிருக்கின்றன என்பதே உண்மையாகும். ஏன் இப்படி உருவாக்குகிறார்கள்? அதன் பின்னணி என்ன என்று தோன்றுகிறதல்லவா. பொறுங்கள் பார்ப்போம்.

ஒரு நாட்டின் மருத்துவக் கொள்கையை எப்படி உருவாக்குகிறார்கள், யார் உருவாக்குகிறார்கள்?

"மருத்துவ விழிப்புணர்வு, மருத்துவ விழிப்புணர்வு" என்று அரசு ஏன் இப்படிக் கூப்பாடு போடுகிறது?

வியாதிகளைப் பற்றி மக்களுக்கு ஏன் விளக்கமாய் விழிப்புணர்வு ஏற்படுத்துகிறார்கள்? அந்த விழிப்புணர்வுப் பரப்புரைகளில் நோய் வராமல் தடுப்பது எப்படி என்று சொல்லாமல், நோய் வருமுன்னர் சிகிச்சை எடுத்துக்கொள்ளுங்கள், பரிசோதனை செய்துகொள்ளுங்கள் என்கிறார்களே, ஏன்? நவீன மருத்துவம், வளர்ந்த மருத்துவம் என்று ஏன் தங்களுக்குத் தாங்களே இத்தனை அடைமொழிகளை அளித்துக்கொள்கிறார்கள்?

எல்லாவற்றுக்கும் பதில் சொல்லும் ஓர் ஆவணத்தைத்தான் இப்போது நாம் பார்க்கப்போகிறோம்.

இந்தியா பிராண்டு ஈக்விட்டி பவுண்டேசன் (ஐபிஇஎப்) என்றொரு அமைப்பு உள்ளது. வர்த்தகம் மற்றம் தொழில்துறை அமைச்சகத்தின் கீழுள்ள அரசு அமைப்பாகும் இந்த அமைப்பு. இவ்வமைப்பு சார்பாக, 2017, ஜனவரியில் ஓர் ஆவணம் வெளியிடப்பட்டிருக்கிறது.

ஆரோக்கியம் (HEALTH CARE) என்பது அந்த ஆவணத்தின் தலைப்புப் பெயராகும். இந்திய மக்களின் ஆரோக்கியத்தைப் பாதுகாக்க நலவாழ்வு ஆலோசனைகளைச் சொல்லியிருப்பார்கள்

என்றுதான் பெயரைப்பார்த்த உடன் நமக்குத்தோன்றும் இல்லையா! சரி, அப்படியெனில் அதை ஏன் வர்த்தகம் மற்றும் தொழில்துறை அமைச்சகத் துறையின் கீழ் வெளியிடவேண்டும்? ஆரோக்கியத்தை வைத்து என்ன வர்த்தம் செய்யப் போகிறார்கள்? ஆரோக்கியமென்ன தொழில்துறையின் கீழாகவா வருகிறது என்றும் தோன்றுகிறதல்லவா!

ஆம். ஆரோக்கியம் என்பது ஒரு வர்த்தகமென்றும், மருத்துவத் தொழில்துறையினரால்தான் ஆரோக்கியம் உற்பத்தி செய்யப்படுகிறது என்றும் ஆணவத்துடன் பேசுகிறது அந்த ஆவணம். ஆரோக்கியத்தை ஒரு சந்தைப் பொருள் என்று சொல்வது மட்டுமல்ல, இனி வரும் ஆண்டுகளில் ஆரோக்கியத் தொழில் துறையின் வருமானம் எப்படிப் பெருகப்போகிறது என்று இந்திய அரசு சொல்வதைக் கேளுங்கள்.

இதோ அதில் உள்ள புள்ளிவிவரங்கள், ஆய்வுமுடிவுகள் மற்றும் மக்களின் ஆரோக்கியத்திற்கான வெட்கங்கெட்ட ஆலோசனைகள்.

1. உலகின் முதல் மூன்று ஆரோக்கியச் சந்தைகளுக்குள் இந்தியா முக்கிய இடத்தைப் பிடிக்கப்போகிறதாம். 2020க்குள் இந்த வெட்கங்கெட்ட வளர்ச்சி சாத்தியமாகப்போகிறதாம். அதாவது, நோயுற்றவர்களில் அதிகம் பேர் இந்தியாவில் இருக்கப்போகிறார்கள் என்பதைத்தான் இப்படி வேறு வார்த்தைகளில் சொல்கிறார்கள் யோக்கியர்கள்.
2. 280 பில்லியன் அமெரிக்க டாலர் மதிப்பில் 2020க்குள் இந்தியாவின் ஆரோக்கியச் சந்தையில் வியாபாரம் நடக்கப்போகிறதாம். இந்திய மதிப்பில் 1,92,15,00,00,00,000.00 ரூபாய் ஆகும். ஒன்று, பத்து, நூறு என வலமிருந்து இடம் நோக்கி எண்ணத்தானே நமக்குச் சொல்லித்தரப்பட்டிருக்கிறது. அந்த முறையெல்லாம் இப்போது பயன்படாது. அதனால்தான், அமெரிக்க டாலரில் 280 பில்லியன் என்று அரசு சொல்லியிருக்கிறது என்று எண்ணிவிடாதீர்கள்.
3. சந்தை என்று வந்துவிட்டாலே அதில் அமெரிக்க டாலருக்குத்தான் மதிப்பு. எவ்வளவு இலாபத்துக்கு சந்தையைப் பெருக்கப்போகிறோம் எனவும், அதற்கு என்ன வழி வைத்திருக்கிறோம் எனவும் அமெரிக்கத் தொழில்துறையினருக்குப் புரியவேண்டும் என்பதே அரசின்

நோக்கமாகும். அடுத்தடுத்து வரும் திட்டங்களைப் பார்த்தால் இது நமக்குப் புரிந்துவிடும்.

4. சரி, இந்தியாவின் ஆரோக்கியச் சந்தையில் 1,92,15,00,00,00,000.00 ரூபாய் வருமானம் வரப்போகிறது என்று எதை வைத்துச் சொல்கிறார்கள்? அதாவது, இந்தியாவில் மக்களின் வருமானம் அதிகரிக்கிறதாம், எனவே, மருத்துவத்துறையில்தான் அதைக்கொண்டு வந்து மக்கள் கொட்டுவார்களாம். என்னே கணிப்பு பாருங்கள். அதாவது மக்கள் சம்பாதிப்பதையெல்லாம் ஆரோக்கியம் என்ற பெயரில் அவர்களிடமிருந்து பிடுங்கப்போகிறோம் என்கிறார்கள். நல்ல மனம் வாழ்க...!

5. அப்புறம், இன்னும் இரண்டு காரணமும் இருக்கிறதாம் அது என்ன தெரியுமா? அதிகரிக்கும் மருத்துவ விழிப்புணர்வும், நோயைத் தடுத்தே ஆகவேண்டும் என்று நினைக்கும் மக்களின் வருமுன்காக்கும் விழிப்புணர்வும் மருத்துவமனைகளின் வருமானத்தைப் பெருக்குமாம்.

6. என்னடா இது? விழிப்புணர்வு ஏற்பட்டால் மருத்துவமனைக்கு எப்படி வருமானம் கூடும் என்றுதானே தோன்றுகிறது. அடுத்த வரியைப் படியுங்கள்.

7. விழிப்புணர்வு அல்லது வருமுன் காப்பது என்றால் நாமெல்லாம் என்ன நினைப்போம்? வாழும் முறையை மேம்படுத்திக்கொன்டு நோயில்லாமல் வாழ்வது, அதாவது, ஆரோக்கியத்துடன் வாழ்வது என்று நினைப்போம். ஆனால், ஆரோக்கியத்தை ஒரு தொழிலாகக் கருதும் ஆரோக்கியத் தொழில்துறையினர் என்ன சொல்கிறார்கள் எனில், ஆரோக்கிய விழிப்புணர்வு அதிகரிப்பதாலும், வருமுன் நோயைத் தடுக்கவேண்டும் என்று மக்கள் நினைப்பதாலும் அலோபதி மருத்துவத் துறைக்கு இலாபம் இலட்சக்கணக்கான கோடிகளில் கொழிக்கும் என்கிறார்கள். ஆக, அந்தளவுக்கு மக்களின் மனநிலையை மாற்றி வைத்திருக்கிறார்கள் என்று அர்த்தம்.

8. அதாவது, மருத்துவ விழிப்புணர்வு என்று அவர்கள் சொல்வது நமது அறிவியல் அறிவை மேம்படுத்தி, அதன் மூலம் நோயற்ற வாழ்வை வாழவைத்து, ஆரோக்கியத்தை மேம்படுத்தும் நோக்கத்தோடு சொல்லப்படுவதல்ல. மாறாக, நோயைப் பற்றிச் சொல்லிச் சொல்லி, அதன் அறிகுறிகள்

வாழத் தகுதியற்றவனா மனிதன்? | 89

குறித்த செய்திகளைச் சொல்லிச் சொல்லி நமது அறிவைப் பெருக்கிப், பெருக்கி, மருத்துவமனைக்கு கூட்டங்கூட்டமாய் குடும்பத்தோடு ஓடிவர வைத்து, அந்தப் பரிசோதனை, இந்தப் பரிசோதனை என பதறிப் பதறிச் செய்ய வைத்து, நாம் சேர்த்து வைத்தப் பணத்தையெல்லாம் ஆரோக்கியத்தின் பெயரால் பிடுங்கும் அராஜகச் செயலைத்தான் அவர்கள் மருத்துவ விழிப்புணர்வென்று சொல்கிறார்கள் என்பது தெளிவாகப் புரிந்திருக்குமே. பார்த்தீர்களா என்ன சதியென்று?

9. இதைப் போன்றதுதான். வருமுன் காக்கும் விழிப்புணர்வுப் பரப்புரைகளும். அந்த வயதில் இந்த நோய் வரலாம் என்றும், எந்த நேரமும் உங்களுக்குப் பக்கவாத நோய் வரலாம் என்றும் வாய்கிழியப் பேசுகிறார்களே, நம்மீது இருக்கும் அக்கறையா அதற்குக் காரணம்? நோயைத் தடுப்பது எப்படி என்று என்றாவது எந்த விழிப்புணர்வுப் பிரச்சாரத்திலாவது சொல்லியிருக்கிறார்களா? இல்லை. ஒரு போதும் சொல்லமாட்டார்கள்.

10. ஆனால், இந்த மருத்துவமனைக்கு வாருங்கள். இந்தப் பரிசோதனை செய்துகொள்ளுங்கள். அந்த மருந்தை முன்னெச்சரிக்கையாக எடுத்துக்கொள்ளுங்கள் என்கிறார்கள். ஆக, வியாபாரமே மருத்துவ விழிப்புணர்வின் நோக்கமென்பதற்கு வேறென்ன ஆதாரம் வேண்டும்? இருந்தாலும் இன்னும் ஆதாரம் இருக்கிறது. அதையும் பின்னர் பார்ப்போம்.

11. தடுப்பூசியும் இந்த நோய்வருமுன் காக்கும் திட்டத்தில்தான் இருக்கிறது என்பதைத் தனியே சொல்லவும் வேண்டுமோ? நோயை வராமல் தடுக்க நம் முன்னோர்கள் ஒரு பழமொழி சொன்னார்கள். வைத்தியனுக்குக் கொடுப்பதை வணிகனுக்குக் கொடு என்பதன் அர்த்தம், நல்ல வாழ்முறையோடு தொடர்புடையதாகும்.

12. ஆனால், இவர்கள் என்ன சொல்கிறார்கள்? நோயைத் தடுப்பது என்ற வியாபாரத்தின் மூலம் இலட்சக்கணக்கான கோடிகளைச் சம்பாதிப்போம் என்கிறார்கள். ஒரு கருவியை வைத்துப் பரிசோதனை செய்துவிட்டால், நோயைத் தடுத்துவிட முடியுமா என்ன? என்ன வகையான அறிவியல் இது? நோயைத் தடுக்கவேண்டுமெனில் வாழ்முறையை இயற்கைவழியில்

செலுத்திட வேண்டுமென்பதுதானே அறிவியலாகவும், மருத்துவ அறிவாகவும் இருக்கமுடியும்.

13. ஆக, இவர்கள் தரும் அறிவியல் அறிவில் இருந்தும், விழிப்புணர்விலிருந்தும் நம்மைப் பாதுகாத்துக்கொள்ள நாம் படாதபாடு படவேண்டியிருக்கும் போலிருக்கிறதே?

14. சரி, எந்த நோயைத் தடுத்திருக்கிறார்கள் இவர்கள்? பரிசோதனை செய்யும் ஒருவரிடம் உங்களுக்கு இந்த நோயிற்கான அறிகுறி இருக்கிறது, எனவே, நோய் பெரிதாக வளரும் முன்பு இந்த மருந்து, மாத்திரைகளை எடுத்துக்கொள்ளுங்கள் என்கிறார்களே, இதுதான் நோயைத் தடுக்கும் வழிமுறையா? ஏமாற்றிப் பணம் பறிக்கும் செயலுக்கு அறிவியல் முறையில் வைத்த பெயர் போலும்?

15. எந்த வயதில் யார் சென்றாலும் எதற்கும் சர்க்கரையின் அளவை ஒருமுறை பார்த்துவிடுவோமே என நம்மீது அக்கறையோடு சொல்லும் மருத்துவரின் உள்நோக்கம் இப்போது புரியுமே. வயிற்றில் வாயுத்தொல்லை இருப்பவனுக்கு இதயப் பரிசோதனை செய்வோரின் இரக்கமில்லாச் செயல் இப்போது புரியுமே. ஆம். அலோபதி எனும் மருத்துவத்துறை இயல்பில் அப்படியல்ல எனினும், இப்போது அப்படித்தான் மாற்றி வைத்திருக்கிறார்கள்.

16. சளி, இரத்தம், மலம், சிறுநீர், விந்து என உடலில் இருந்து எதையெல்லாம் வெளியே உருவியெடுத்து பரிசோதிக்க முடியுமோ அதைப் பரிசோதித்துவிடுகிறார்கள். அப்புறம், எக்ஸ்ரே, டிஜிட்டல் எக்ஸ்ரே, ஸ்கேன், எம் ஆர் ஐ ஸ்கேன், ஆன்ஜியோ, ஆப்ஜியோ, டாட்டா, வோடாபோன், டோக்கியோ, கிகாகோ, முங்கிக்கோ என எத்தனையெத்தனையோ பரிசோதனைகள் செய்கிறார்களே, அத்தனையும் அவ்வளவு அவசியமா? மருத்துவர் நோயைக் கணிக்க வேண்டுமா அல்லது இயந்திரங்கள் கணிக்க வேண்டுமா? இது எப்படி வளர்ந்த மருத்துவமுறையாக இருக்கமுடியும்? நோயை இயந்திரம் கண்டுபிடிக்கும், சிகிச்சைகள் பலவற்றையும் இயந்திரமே செய்துவிடும். எந்த மாத்திரை எழுதித்தரவேண்டுமென மருந்தாளுனர் சொல்லுவார். அப்படியெனில் இங்கே மருத்துவருக்கு என்ன வேலை?

17. ஆக, இது முழுவதும் பன்னாட்டு நிறுவனங்களின் சதியாகும். பணம் சம்பாதிக்க நினைக்கும் நம்மூர் மருத்துவர்கள் இதற்குப் பயன்படுத்தப்படுகிறார்கள் என்பதே உண்மையாகும். ஆனால், அதைப் புரிந்துகொள்ளாத சில மருத்துவர்கள் இந்த வியாபாரத்தைக் குறை சொன்னால் ஏதோ அவர்களையே குறை கூறியதைப் போன்றும், அறிவியலையே அசிங்கப் படுத்தியது போன்றும் நினைத்துக் கோபித்துக்கொள்கிறார்கள். மரபு மருத்துவர்களுக்கு எதிரான பேச்சையும், சதிகளையும் துவக்கிவிடுகிறார்கள். பிரிட்டிஷ் அரசில் சுதந்திரத்துக்காகப் போராடிவர்களை அடித்துக் கொடுமைப்படுத்த நம்மூர்காரர்களுக்கு சம்பளம் கொடுத்த கதை போன்றதுதான் இதுவும்.

18. அரசின் வரிச் சலுகைகள், அன்னிய மூலதனத்தை வரவேற்கும் அரசின் அறிவிப்புகள், ஆரோக்கியச் சந்தைக்கு ஆதரவான அரசின் மருத்துவக் கொள்கைகள் மற்றும் அரசு வகுக்கும் சுகாதாரக் கொள்கைகள் காரணமாக இரண்டு பெரும் மாற்றங்கள் ஏற்பட்டுள்ளதாம். ஒன்று, தனியார் மூலதனம், அதாவது தனியார் மருத்துவமனைகள் பெருகியுள்ளதாம். இரண்டு, வெளிநாட்டு மருத்துவமனைகளும் இங்கு வந்து களமிறங்கியுள்ளதாம். இரண்டையும் பெருமையோடு சொல்கிறது அசிங்கம் பிடித்த அந்த அரசு ஆவணம்.

19. நிதி மூலதனம் செய்யும் 88 நிறுவனங்கள் மட்டும் 397.31 மில்லியன் அமெரிக்க டாலர் பணத்தை முதலீடு செய்துள்ளார்களாம் ஆரோக்கியச் சந்தையில். இந்தியப் பணத்தில் 27,76,99,82,450.00 ரூபாய். இவ்வளவு பணத்தைப் போட்டவர்கள் சும்மா இருப்பார்களா? நம்மை நோயாளியாய் ஆக்கினால்தானே, அவர்களுக்கு இலாபம் கொட்டும்.

20. ஆக, அரசின் கொள்கைகள் மற்றும் சலுகைகளின் நோக்கம் ஆரோக்கியத்துறையை மேலும் மேலும் இலாபம் நிறைந்ததாக மாற்றுவதே என்றும் தெளிவாகிவிடுகிறது.

21. 2016இல் 110 பில்லியன் அமெரிக்க டாலராக இருக்கும் இந்திய ஆரோக்கியச் சந்தையின் மதிப்பு நான்கே ஆண்டுகளில் 280 பில்லியன் அமெரிக்க டாலராக மாறப்போகிறதாம். இந்தியாவில் முன்னேற்றம் என்ற அசிங்கம் பிடித்த அடைமொழியோடு இதைச் சொல்கிறது அரசு ஆவணம்.

நோயை அதிகரிக்கச் செய்து, மக்களை மருத்துவமனைக்கு ஓடிவரச் செய்து மருந்துகளை அள்ளிக்கொடுப்பார்கள், அதை இந்தியாவின் முன்னேற்றம் என்பார்கள். வெட்கம், வேதனை...

22. நான்கே ஆண்டுகளில் ஒன்றரை மடங்கு ஒரு குறிப்பிட்ட துறையில் மட்டும் வருமானம் கொளுத்துப் பெருகப்போகிறது எனில், என்ன அர்த்தம்? அதற்கென அரசு தனியான சிறப்பானத் திட்டங்களைத் தீட்டியிருக்கிறது என்று அர்த்தம். அரசின் கொள்கைகள் அதற்கென வகுக்கப்படப் போகிறது என்று அர்த்தம். இதோ அதை எப்படி செய்யப்போகிறோம் என ஆவணமே சொல்கிறது.

23. தரமான மருத்துவர்களின் எண்ணிக்கையை அதிகப்படுத்தப் போகிறார்களாம். அப்படியெனில் இப்போது இருப்பவர்களெல்லாம் தரமற்ற மருத்துவர்களா என்ன என்று தானே கேட்கிறீர்கள். தரமான மருத்துவர் என்று சொன்னால்தானே, மருத்துவச் செலவையும் அதிகப்படுத்த முடியும். தரமான மருத்துவம் என்று சொன்னால் எத்தனை மடங்கு காசு கொடுப்பதற்கும் தயார் என்ற நிலையில்தானே நமது அறிவும் தயார்படுத்தப்பட்டிருக்கிறது. இதோ தரமான நீட் மருத்துவர்கள் தயாராகிக் கொண்டிருக்கிறார்கள்.

24. புதியதோர் மனநலக் கொள்கையை தயார்படுத்த ஒரு குழுவை இறக்கிவிட்டுள்ளார்களாம். மனநலக் கொள்கைக்கும், மருத்துவ வருமானம் பெருகுவதற்கும் என்ன சம்பந்தம் என்று உங்களுக்கு இப்போது புரிந்திருக்குமே. ஆம். புதிய மனநலக் கொள்கையை தயார் செய்து, அதன் மூலம் புதிய புதிய மனநல நோய்களை அறிமுகப்படுத்தப்போகிறார்கள் என்று அர்த்தம்.

25. அதுமட்டுமல்ல, உங்களுக்கு அடிக்கடி மன அழுத்தமாக இருக்கிறதா, உங்களுக்கு அடிக்கடி கோபம் வருகிறதா, ஏன் நீங்கள் எப்போதும் வருத்தத்துடன் இருக்கிறீர்கள் என மனநல அறிவியலைப் பேசும் விளம்பரங்கள் பெருகப்போகின்றன என்று அர்த்தம். அத்தோடு, மனநல மருத்துவப் படிப்புகள் பெருகப் போகின்றன. மனநல மருத்துவமனைகளின் எண்ணிக்கையும், அதற்கென மருந்து சாப்பிடுவோர் எண்ணிக்கையும் அதிகரிக்கப்போகிறது என்றும் அர்த்தம். அதாவது, ஒரு நாட்டையே மனநலம் சரியில்லாதவர்களின்

நாடு என்று சொல்லுமளவுக்கு தயாராகிறார்கள் பாருங்கள். அதுதான் மூலதனத்தின் இலாப வெறியாகும்.

26. அப்புறம் புதிய மருந்துப் பரிசோதனை மையங்களை அமைக்கப்போகிறார்களாம். ஏன் தெரியுமா? புதிய மருந்துகளை உற்பத்தி செய்யவேண்டுமெனில், ஆராய்ச்சியை அதிகப்படுத்த வேண்டுமல்லவா, எனவே மருந்து சோதனைக்குப் பலகாலம் ஆகும் நடப்புக் கொள்கையை மாற்றி, உடனுக்குடன் மருந்து தயாரிக்கும் அளவுக்குக் கொள்கையை மாற்றினால்தானே, மருந்துகளின் எண்ணிக்கை அதிகரிக்கும். இலாபம் பெருகும். வெட்கமில்லாத இந்திய அரசும், அனைவருக்கும் மனநலம், அனைவருக்கும் மனநலப் பரிசோதனைகள், அனைவருக்கும் மனநல மருந்துகள் என்று களமிறங்கிவிடும். ஆகா, என்னே கருணை மக்கள் மீது?

27. அத்தோடு, இறக்குமதி வரியைக் குறைத்து, மருத்துவச் சேவை வரியையும் குறைக்கப்போகிறார்களாம். மருந்துவிலை குறையும் என்று நீங்கள் எதிர்பார்த்தால்... எதிர்பார்க்க மாட்டீர்கள்தானே!

28. மருந்து ஏற்றுமதியில் இந்தியா உலகத்தில் 12வது இடத்தில் இருக்கிறதாம். அதையும் ஐந்து ஆண்டுகளில் இன்னும் முன்னேற்றப் போகிறார்களாம். பல மருந்துக் கம்பெனிகள் பன்னாட்டு நிறுவனங்கள். சொந்த நாட்டை விட்டு இங்கு வந்து மருந்துக் கம்பெனி ஆரம்பித்து மருந்துகளை ஏன் ஏற்றுமதி செய்கிறார்கள்? அவர்கள் நாட்டிலேயே ஆரம்பித்தால் அங்கு வேலைவாய்ப்பும், அந்நியச்செலவாணியும் பெருகும் எனும்போது, அந்த நாடுகளின் அரசும் எப்படி இவர்களை வெளியே செல்ல அனுமதிக்கிறது?

29. ஏனெனில், இந்தியாவில்தான் நிலத்தடி நீரும் கிடைக்கிறது. நிலத்தடி நீரை மாசுபடுத்த அரசு உதவிகளும் கிடைக்கிறது. காவல்துறையின் ஆயுதம் தாங்கிய காவலும் கிடைக்கிறது. இந்திய மக்களை ஏமாற்றுவதற்கு, வேலைவாய்ப்பு, ஏற்றுமதிப் பெருக்கம், அந்நியச் செலவாணி அதிகரிப்பு என்ற வளர்ச்சி வாக்குறுதிகள் போதாதா என்ன?

30. ஆரோக்கியத்துறை என்பது ஆறுவகையான உபதுறைகளாக பிரிக்கப்பட்டு ஆரோக்கியச் சந்தையில் செயல்படுகிறதாம். அந்த ஆறுவகை என்ன தெரியுமா? மருத்துவமனைகள்,

மருந்துத்துறை, நோய் பரிசோதனைத் துறை, மருத்துவ உபகரணங்கள் துறை, மருத்துவக் காப்பீடு ஆகியவை பழைய ஐந்து துறைகளாம். இதில் புதிதாக வந்த ஆறாவது உபதுறை, டெலிமெடிசன் என்று அழைக்கப்படும் தொலைதூர மருத்துவப் பிரிவாகும்.

31. பார்த்தீர்களா! ஆரோக்கியம் என்ற ஒரு துறைக்குள் இலாபமீட்ட அதை எத்தனைத் துறைகளாக பிரித்துத் தொழில் செய்துகொண்டிருக்கிறார்கள் இந்த மூலதனவாதிகள். உடல்நலம் சரியில்லை என்று வருபவன் யாராக இருந்தாலும் சரி, என்ன நோயாக இருந்தாலும் சரி, மருத்துவமனைக்கும் இலாபம் வரவேண்டும். அத்தோடு மருந்தை உற்பத்தி செய்பவன், உபகரணங்களை உற்பத்தி செய்பவன், நோய் பரிசோதனைக்கான ஆய்வகப் பொருட்கள் உற்பத்தி செய்பவன் ஆகிய அனைவருக்கும் இலாபம் வரவேண்டுமாம். இதன் அர்த்தம், வருபவன் அத்தனை பேருக்கும் நோய் பற்றிய பயத்தை ஏற்படுத்தி பல பரிசோதனைகள் செய்திடு என்பதே ஆகும். இதை விற்பனைக் கொள்கை என்று சொல்லலாம். தவறில்லை. ஆனால், ஆரோக்கியக் கொள்கை என்று எப்படிச் சொல்லமுடியும்?

32. 2016ஆம் பொருளாதார ஆண்டிற்கென ஒரு இலக்கு மத்திய சுகாதாரத்துறையால் வகுக்கப்பட்டிருந்ததாம். அது என்ன தெரியுமா? கேன்சர் மற்றும் டிபி ஆகிய நோய்களுக்கு 50 புதிய தொழிற்நுட்பங்களை அறிமுகப்படுத்தும் இலக்குதானாம் அது. அத்தோடு, MCTS என்று சொல்லப்படும் தாய்-சேய் கண்காணிப்பு முறை உள்பட MCTFC போன்ற திட்டங்களும் இந்த நோக்கத்தை விரிவுபடுத்துமாம். ஆக, ஒன்று தெளிவாகிறது. தாயையும், சேயையும் அக்கறையோடு அரசு கண்காணிப்பதன் நோக்கம் ஆரோக்கியத்துறையின் வருமானத்தைப் பெருக்குவது என்பதுதானேயொழிய, தாய், சேய் நலத்தை மேம்படுத்துவது அல்ல.

33. 2016, டிசம்பர், 16இல் சன் மருந்து நிறுவனமானது அமெரிக்காவில் உள்ள ஓக்கூலர் டெக்னாலஜிஸ் சர்ல் எனும் மருந்து நிறுவனத்தோடு இணைக்கப்பட்டது போன்று இன்னும் ஏராளமான இந்திய நிறுவனங்கள் பன்னாட்டு நிறுவனங்களோடு இணைக்கப்படவிருக்கிறதாம். ஆக, இந்திய

மருந்துத் துறையை முழுவதும் பன்னாட்டு நிறுவனங்களின் கையில் கொடுப்பது என்று முடிவாகிவிட்டது போலிருக்கிறது.

34. இதற்குப் பெயர்தான் மேக் இன் இந்தியா போலிருக்கிறது. அதாவது, பன்னாட்டு நிறுவனங்கள் இங்கு வந்து இங்குள்ள நிறுவனங்களை விலைக்கு வாங்கி, இந்தியாவில் உற்பத்தி செய்ததை உலகமெங்கும் விற்பனை செய்வார்கள் போலிருக்கிறது. இந்தியா கழிவுகளின் தேசமாக மாறுவதை நாமும் தேசபக்தியோடு பார்த்துக்கொண்டிருக்க வேண்டும் போலிருக்கிறது. அத்தோடு, இனி அவர்கள் தயாரிக்கும் மருந்தையெல்லாம் நாம் மூன்று வேளையும் சாப்பிட்டே ஆகவேண்டும். இல்லையெனில், நாம் அறிவிலிகள் ஆகிவிடுவோம். சரி, இதைத் தேசபக்தி என்பதா அல்லது அறிவியல் முன்னேற்றம் என்பதா? ஆட்சியாளர்களுக்கே வெளிச்சம்.

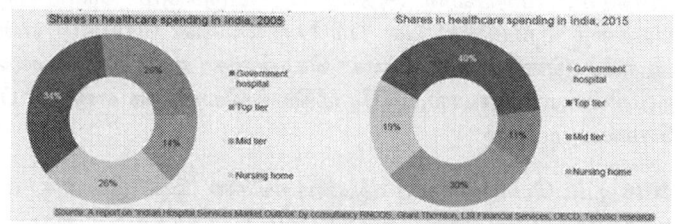

படம்.1

35. இந்தப் படத்தைப் பார்த்துக்கொள்ளுங்கள். இதில் உள்ள புள்ளிவிவரங்களைச் சொன்ன பின்னர், அரசு செய்யும் மோசடியைச் சொல்கிறேன். இந்திய ஆரோக்கியச் சந்தையில் செலவழிக்கப்படும் பணத்தில் 2005இல் 26 சதமானத்தைப் பிடித்திருந்த தனியார் நர்சிங் ஹோம்கள், 2015இல் 30 சதமாக உயர்ந்துவிட்டதாம். 14 சதமாக இருந்த நடுத்தரப் பிரிவு மருத்துவமனைகள் 2015இல் 11 ஆகக் குறைந்துவிட்டதாம். 26சதமாக இருந்த உயர் தரப்பிரிவு மருத்துவமனைகளில் இருந்த செலவு விகிதாச்சாரம் 40 சதமாக உயர்ந்துவிட்டதாம். அதே நேரத்தில், அரசில் 34 ஆக இருந்தது, 19 ஆகக் குறைந்திருக்கிறதாம். இதன் அர்த்தம் என்ன தெரியுமா?

36. தனியார் நர்சிங் ஹோம்களில் மக்கள் செலவு செய்துகொண்டிருப்பது நான்கு சதமானம் அதிகரித்துள்ளது. நடுத்தர மருத்துவமனைகளின் எண்ணிக்கை குறைந்து அவையெல்லாம் உயர்தர மருத்துவமனைகளாக மாறிக்கொண்டிருக்கின்றன. எனவே, 14 சதமான செலவீனம் அதில் மட்டும் அதிகரித்துள்ளது. ஆக என்ன அர்த்தம்? தனியார் மருத்துவமனைகளில் மக்கள் செலவு செய்யும் தொகை கடுமையாக உயர்ந்துவருகிறது என்பதும், உயர்தர மருத்துவம் என்ற பெயரில் மக்களிடம் வசூலிப்பது அதிகமாகிவருகிறது என்பதும் தெளிவாகிறது. இதைத்தான் மருத்துவ வளர்ச்சியென்றும், நவீன மருத்துவத்தின் வளர்ச்சியென்றும் சொல்கிறார்களோ?

37. மருத்துவத் தொழிலைப் பொறுத்தவரை, 80 சதமாக உள்ள தனியார் மருத்துவமனைகளில் அதிக மூலதனத்தைக் கொட்டுவதை அரசு வரவேற்கிறதாம். அதிக மூலதனம் கொட்டித் தொழில் தொடங்குபவர் என்ன செய்வார்? அதிகமான இலாபமீட்டத் திட்டமிடுவார். ஆக, வாருங்கள், வாருங்கள் பெரும் முதலாளிகளே, ஆரோக்கியச் சந்தையில் வந்து உங்கள் மூலதனத்தைக் கொட்டி பெரும் இலாபமீட்டிக்கொள்ளுங்கள் என்கிறது அரசு. ஆக, மருத்துவத் தொழில் என்பது வர்த்தகத்திற்கானது என்பதால்தானோ இந்த ஆவணம் வர்த்தகம் மற்றும் தொழில்துறையால் வெளியிடப்பட்டிருக்கிறது.

38. இந்தியாவின் மருத்துவத் துறையில் 74 சதமான செலவீனத்தை மக்கள் தனியார் மருத்துவமனைகளில் மட்டுமே செய்கிறார்களாம். இதர 26 சதமானம் அரசு மருத்துவமனை உள்பட அனைத்து விதமான இதர வழிகளிலும் செலவிடப்படுகிறது என்று அர்த்தம். ஆனால், இந்திய மருத்துவமனைகளில் உள்ள உள்நோயாளிகள் படுக்கை வசதியில் 40 சதம் மட்டுமே தனியார் மருத்துவமனைகளில் இருக்கிறதாம். ஆக, குறைந்த மக்களுக்கு மட்டுமே சிகிச்சையைக் கொடுத்து அதிக இலாபத்தை ஈட்டிக்கொள்கின்றனர் தனியார் மருத்துவமனையினர் என்று தெளிவாகிறது.

39. 32 கிளைகளை இந்தியாவெங்கும் கொண்டிருக்கும் அப்பல்லோ குழும மருத்துவமனைகளில் உள்ள மொத்த

உள்நோயாளிகள் படுக்கை வசதி 9215 ஆகும். 12 அரவிந்த் கண் மருத்துவமனையில் மொத்தம் 3649 மட்டுமே ஆகும். இத்தோடு இந்தியாவின் மற்ற முன்னணி மருத்துவக் குழுமங்களான கேர், போர்டிஸ், மணிபால் குழுமம், மேக்ஸ், நாராயணா ஹெல்த் சேர்த்து மொத்தம் உள்நோயாளிகள் படுக்கை வசதி எண்ணிக்கை 39332 மட்டுமே ஆகும். ஆனால், இவர்களின் இலாபம் பல்லாயிரம் கோடிகளில் செல்கிறது. இவர்களைத்தான் பிளேயர்ஸ் என்று சொல்லிக்கொண்டாடுகிறது அரசு ஆவணம்.

40. தொற்றுநோய் மற்றும் பழைய வியாதிகளைப் புறந்தள்ளி புதுவாழ்வியல் நோய்கள் அதிகரித்துவருகிறதாம். இதில் மிகப்பெரிய சந்தை உருவாகிக்கொண்டு இருக்கிறதாம். சந்தோசம் கொள்கிறது அரசு. நகர்ப்புற விரிவாக்கங்களும், மக்களின் வாழ்க்கை முறையில் ஏற்படும் புதிய மாற்றங்களும் (தூங்கும் நேரம், உணவு, பார்ட்டி போன்றவை) புதிய புதிய நோய்களை உருவாக்குகிறதாம். எனவே, ஆரோக்கியச் சந்தையில் ஈடுபடும் மருத்துவ நிறுவனங்களுக்கு வருமானம் அதிகரிக்கும் வாய்ப்பு இருக்கிறதாம். குறிப்பாக, கொழுப்பு, உயர் இரத்த அழுத்தம், உடல் பருமன், ஊட்டச்சத்தின்மை, குறைவான உணவே உட்கொள்ளுதல் மற்றும் மது ஆகிய காரணங்களால் வாழ்க்கைமுறை நோய்கள் அதிகரிக்கிறதாம். இந்நோய்களால் தாக்கப்படுவோர்தான் மருத்துவமனையில் தங்கி சிகிச்சை பெறுவோரில் ஐம்பது சதமானோராம்.

41. ஓர் அரசுக்கு இதைவிட வேறென்ன கேவலம் வேண்டும் சொல்லுங்கள். ஒரு நாட்டின் குடிமக்களுக்கு புதிய புதிய வியாதிகள் வருகிறது என்றால், அதனால் அம்மக்களின் ஆரோக்கியம் மட்டுமில்லாமல் வருமானமும் அழிந்துபோகிறது என்றால், அதற்குக் காரணமான நகரமயமாக்கல் மற்றும் வாழ்க்கை முறை மாற்றங்கள் இல்லாத அளவிற்கான கொள்கைகளை உருவாக்குவார்களா அல்லது தனியார் மருத்துவமனையினரைப் பார்த்து இந்த நோய்களை வைத்து உங்கள் இலாபத்தைப் பெருக்கிக்கொள்ளுங்கள், உங்களுக்கு அரசு சலுகை தரும், வரி விலக்கு தரும் என்று சொல்வார்களா? என்ன அரசு இது? யாருக்கான அரசு இது?

42. ஒருபக்கம், நகரமயமாக்கல் காரணமாக பன்னாட்டு நிறுவனங்களுக்கு நேரடிச்சேவை மறுபக்கம், மக்களின்

ஆரோக்கியத்தை அழித்து மருத்துவமனைகளுக்குச் சேவை. இது மக்கள் மீது இழைக்கப்படும் இரட்டைத் துரோகமாயிற்றே? இந்தக் கேடுகெட்ட வேலையைச் செய்வதற்காகவா அரசைத் தேர்ந்தெடுக்கிறோம்? உலகத்திலேயே பெரிய ஜனநாயக நாடு என்ற பெயர் வேறு.

43. பெரிய நகரங்களில் உயர்தர மருத்துவமனைகளை தனியார் மூலதனத்தார் ஆரம்பிக்கவேண்டுமாம். அதில் இலாபம் கொழிக்குமாம். அதை ஊக்குவிக்கும் முகமாக முதல் ஐந்து ஆண்டுகளுக்கு அவர்களுக்குக் கடும் வரிக்குறைப்பினை / தள்ளுபடியை அரசு செய்யுமாம். விவசாயிகள் கடனைத் தள்ளுபடி செய்யக் கோரினால் நாட்டின் பொருளாதாரம் பாதிக்கப்படும் என்கிறார்கள், ஆனால், மருத்துவமனைகளுக்கு மட்டும் தள்ளுபடி செய்துகொண்டே போகிறார்கள். என்ன கொள்கை இது? யாருக்கான கொள்கை இது?

44. தொலைதூர மருத்துவம் (டெலிமெடிசன்) என்பது வளர்ந்துவரும் புதியதோர் வர்த்தகக் களமாம். அப்பல்லோ, போர்டிஸ், நாராயணா, ஹிருதலயா போன்றோர் இதன் மூலம் களமிறங்கியுள்ளார்களாம். தனியார், பொதுக் கூட்டு மூலமும் இதை வலுவாக்குகிறார்களாம். 2016இல் 15 மில்லியன் அமெரிக்க டாலராக இருந்த இந்த வர்த்தகம், 2020இல் 30 மில்லியன் டாலராக வளரப் போகிறதாம். அதாவது, இரண்டு மடங்கு அளவில் டோர் டெலிவரி மூலம் மருந்துகளைக் கொடுத்து, மக்களுக்கு சேவை செய்யப் போகிறார்களாம். இலக்கு வைத்து வியாபாரம் செய்கிறார்கள். பலே பிளேயர்ஸ், பலே, வெளுத்து வாங்குங்கள்..!

45. ஆக, ஒன்று தெளிவாகிறது. மருத்துவம் என்ற பெயரிலோ, விழிப்புணர்வு என்ற பெயரிலோ அல்லது ஆரோக்கியம் உங்கள் உரிமை என்ற தலைப்பிலோ அரசு எதைச் செய்தாலும் சரி, எந்தப் புதிய முறையை அமல்படுத்தினாலும் சரி அது தனியாருக்கு இலாபமீட்டுவதற்காகவே ஆகும்.

46. சிறிய மருத்துவமனைகளோடு நிர்வாக ஒப்பந்தங்களை போர்டிஸ் மற்றும் மணிபால் மருத்துவக் குழுமம் போன்ற பெரிய பிளேயர்ஸ் செய்கிறார்களாம். இதனால் அனைவரது இலாபமும் அதிகரிக்குமாம். அதாவது, அதிக மக்களை மருத்துவமனைக்கு வரவைத்து, அறுத்து அறுத்து சிகிச்சைகள்

செய்து இலாபத்தை அதிகரிக்கப்போகிறார்கள் போலிருக்கிறது. ஆகா, என்னே தொழில் கொள்கை! வாழ்க, இந்திய அரசின் வர்த்தக மற்றும் தொழில்துறை அமைச்சகம்.

47. 2016இல் இந்தியாவில் மருத்துவக் காப்பீட்டு பிரீமியங்களின் மொத்தத் தொகை 2.8 பில்லியன் அமெரிக்க டாலர்களாம். இது வரும் காலங்களில் அதிகரிக்கப்போகிறதாம். தொழில்துறை அமைச்சகம் குதூகலத்துடன் கூத்தாடுகிறது. காப்பீடு என்பது நன்மை என்று நடுத்தர மக்களை நம்பவைத்து என்ன மோசடி நடக்கிறது பார்த்தீர்களா? திடீரென உங்களுக்கு ஒரு நோய் வரும், அப்போது பல இலட்சம் செலவழியும், இப்போது ஆயிரங்களில் கட்டினால் உங்களுக்கு இலட்சங்களில் கிடைக்கும் என்று நம்பவைத்து இலாபமீட்டுகிறார்கள். இன்னும் சில ஆண்டுகளில் என்ன சொல்வார்கள் தெரியுமா?

48. இந்த மருத்துவக்கட்டணத்தில் அறுபது சதவிகிதம் மட்டும் காப்பீட்டில் வசூல் ஆகும், மீதம் நாற்பது சதம் நீங்கள் கட்டவேண்டிவரும் என்பார்கள். நாமும், ஆகா பரவாயில்லையே அறுபது சதத்தை மிச்சப்படுத்திவிட்டோமே என்று பெருமைபொங்க கிரெடிட் கார்டையோ அல்லது டெபிட் கார்டையோ தேய்ப்போம். ஆகா! ஒவ்வொன்றையும் எப்படி பிளான் செய்து செய்கிறார்கள் என்பதை மக்கள்தான் சிந்தித்து முடிவு செய்யவேண்டும்.

49. அப்புறம் இந்த 4ஜி மொபைல் சேவைக்கு வருவோம். இதன் மூலம் இந்திய ஆரோக்கியத் தொழில்துறையில் 0.6 பில்லியன் அமெரிக்க டாலர் வருமானம் 2017ல் உள்ளதாம். அதெப்படி என்று ஆச்சரியப்படாதீர்கள். அதாவது, மருத்துவ விழிப்புணர்வு ஏற்படுத்தும் குறுஞ் செய்தி மூலம் மட்டுமல்லாது. ஆன்ட்ராய்டி அப்ளிகேசன்கள் மூலமும் விழிப்புணர்வு கொடுத்தால் போதாதா? மக்கள் மருத்துவமனைகளில் குவிந்துவிடமாட்டார்களா என்ன! போதாக்குறைக்கு, ஆஃபர் என்பதோடு நீங்கள் சேமிக்கப்போகும் தொகை இத்தனை ஆயிரம் என்றும் சொன்னால் போதாதா? வருடத்திற்கு 41,16,93,00,000.00 ரூபாய் கொட்டும் இந்தத் தொழில்துறைக்குப் பெயர் வைக்காமல் இருப்பார்களா? மொபைல் ஆரோக்கியத் தொழில்துறை என்று இதற்குப் பெயரிடப்பட்டுள்ளது.

50. அப்புறம் இன்னொரு டிரன்ட் நாடெங்கும் பரவி வருவதாகவும் அந்த ஆவணம் பெருமையுடன் சொல்கிறது. அது என்னவெனில், அடிப்படை அவசிய மருத்துவச் சேவை மட்டுமில்லாது, பலவிதமான ஆடம்பரமான வசதிகளையும் மருத்துவச் சேவையுடன் அளிக்கும் நடைமுறை இந்தியாவில் பெருகி வருகிறதாம். பிக்கப் அன்ட் டிராப் எனப்படும் இந்தப் பெருமைமிகு சேவை ஹெலிகாப்டர் மூலமாகவும் செய்யப்படுவதால் வருமானம் மருத்துவத்துறையில் பெருகப் போகிறதாம். இந்தியத் தொழில்துறையை வளர்த்தெடுப்பதில் என்ன அக்கறை பாருங்கள் அந்த அமைச்சகத்திற்கு? பலே அமைச்சகம் போலிருக்கிறது. ஆரோக்கியத்தை வைத்து தொழில்துறையை வளர்ப்பது என்றால் சும்மாவா?

51. நோயாளிகளின் ஆவணங்களைப் பராமரிப்பது, தொடர்பு கொள்ளும் முறைகளை வளர்ப்பது என நவீன மின்னணுத் தொழிற்நுட்பங்களை எல்லா மட்டத்திலும் மேம்படுத்திட வேண்டுமாம். ஏன் தெரியுமா? அப்போதுதானே அதிகக் கட்டணத்தை வசூலிக்கமுடியும். ஆக, நவீன மருத்துவத்தின் வளர்ச்சி நோயாளியின் செலவைக் குறைப்பதில் இல்லை, மாறாக, எப்படியெல்லாம் காசு பிடுங்குவது என்றுதான் இருக்கிறது. பார்த்துக் கொள்ளுங்கள்.

52. வளர்ந்துவரும் இருதய நோய்கள், உடல் பருமன் மற்றும் நீரழிவு காரணமாக மக்கள் ஆரோக்கியச் சந்தையில் செலவழிக்கும் பணத்தின் அளவு அதிகரிக்கிறதாம். ஆனந்தம் கொள்கிறது இந்திய மக்களாட்சி அரசு. அதிலும், அதிகரித்துவரும் மருத்துவ விழிப்புணர்வு மற்றும் நோய் வருமுன் காக்க செய்யப்படும் பரிசோதனைகள் காரணமாக மருத்துவமனையில் சேர்ந்து சிகிச்சை எடுப்போர் எண்ணிக்கையும் மிகவும் அதிகமாகிவருகிறதாம். உள்ளம் பூரித்துச் சொல்கிறது அரசு.

53. 2008 முதல் 2018 வரையான ஆண்டுகளில் கீழ்கண்ட நோய்கள் கீழ்காணும் அடிப்படையில் வளர்ந்திருக்கிறதாம். புற்றுநோயியல் 16 சதம், இருதய நோய்கள் 18 சதம், நீரழிவு நோய்கள் 19 சதம் என பத்து ஆண்டுகளில் வளர்ந்திருக்கிறதாம். ஆக, ஆரோக்கியத்தை மருத்துவமனைகளில் உற்பத்தி செய்து மக்களுக்குக் கொடுக்கும் இந்தத் தொழில்துறையினருக்கு வருமானம் கூடுகையில், இதற்கெல்லாம் வழி வகுத்துக்

கொடுத்த அந்த அமைச்சகத்திற்கு பெருமையும் கூடுமல்லவா. அதனால்தான், இத்தகவல்களை வர்த்தகம் மற்றும் தொழில்துறை அமைச்சகம் பெருமையுடன் சொல்கிறது போலும். மக்களின் துன்பத்தில் இருந்தா தொழில்துறையை வளர்ப்பது? கேவலம்.

54. சரி, இந்த நோய்களைக் குறைக்க எதிர்காலத்திலாவது ஏதேனும் திட்டங்கள் வைத்திருக்கிறார்களா? கேட்டால் நாம் தேசவிரோதி ஆகிவிடுவோம். எதற்கு வம்பு?

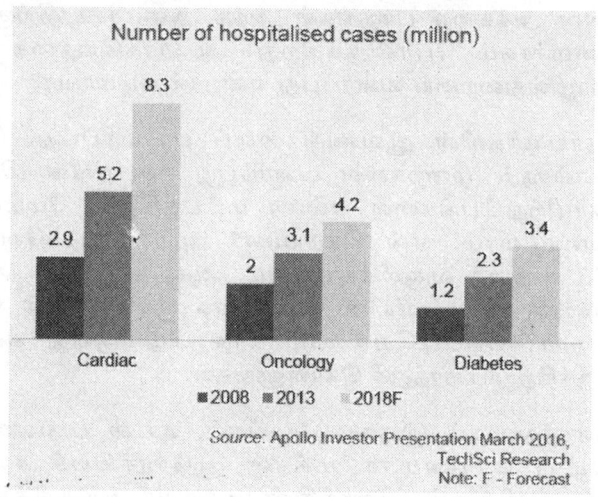

படம்.2

55. பத்து வருடத்தில் இருதய நோயாளிகளின் எண்ணிக்கை சுமார் நான்கு மடங்கு அதிகரித்துள்ளதாம். எப்படி? இதில் நிச்சயம் சதி இருக்கத்தானே செய்யும். ஒவ்வொரு வீட்டிலும் ஓர் இருதய நோயாளியை உருவாக்கியே ஆகவேண்டும் என்ற இலக்கு இருக்கிறதோ என்னவோ? அலோபதியை நம்புவோருக்காகச் சொல்கிறேன். கவனமாய் இருங்கள்.

56. 2016இல் 3.9 பில்லியன் அமெரிக்க டாலர்களாக இருந்த மருத்துவச் சுற்றுலாவின் இந்திய மதிப்பு 2020இல் 8 பில்லியன் டாலர் என சுமார் ஒரு மடங்கு நான்கே ஆண்டுகளில் அதிகரிக்கப்போகிறதாம். இங்கு கொஞ்சம் கவனிக்க வேண்டியுள்ளது. அந்நியச் செலவாணி என்று சொல்லி

நம்மை இதில் சுலபமாய் ஏமாற்றிவிடுகிறார்கள். ஆனால், உண்மை அதுவல்ல. அந்நியச் செலவாணி வருவது உண்மையானால், அமெரிக்காவும், ஜப்பானும், சீனாவும் ஏன் இதைச் செய்வதில்லை? மருந்து, மருத்துவ உபகரணங்கள், சிகிச்சைமுறை என அமெரிக்காவில் இல்லாததா இந்தியாவில் இருக்கிறது? அப்புறம் ஏன் அமெரிக்காவினர் இங்கு வருகிறார்கள்?

57. மருத்துவக் கழிவுகள் கொட்டும் இடமாக இந்தியா மாற்றப்படுகிறது என்பதே உண்மையாகும். பன்னாட்டு மருத்துவமனைகள் ஏன் இந்தியா நோக்கி வரவேண்டும்? அரசு ஏன் அந்நிய மூலதனத்திற்கு முன்னுரிமை தரவேண்டும்? நிலம், காற்று மற்றும் நிலத்தடி நீரை மாசுபடுத்த ஸ்டெர்லைட் இலண்டனில் இருந்து வந்தது போல், இந்திய மண்ணின் நீரையும், நிலத்தையும் மாசுபடுத்தவே இம்மருத்துவ நிறுவனங்கள் பல நாடுகளில் இருந்து இங்கு வருகின்றன. அதனால்தான், மருத்துவச் சுற்றுலா நாடுகளில் தாய்லாந்து, மெக்சிகோ என பின்னடைந்த நாடுகள் முன்னணியில் இருக்கின்றன. இது இந்திய மண் மீதான அந்நியச் சதியாகும்.

58. ஆயுர்வேத மருத்துவத் தொழில்துறையின் சந்தை மதிப்பும் 2014இல் 2.7 பில்லியன் அமெரிக்க டாலராக இருந்து இப்போது உயர்ந்து வருகிறதாம். ஸ்பா, நகைச்சுவை சிகிச்சை, தியானம், யோகா, நியுட்ரிசன், மூலிகை மருந்துகள் என ஆயுர்வேதத்தில் பல பிரிவுகளில் வர்த்தகம் செழிக்க வாய்ப்பிருக்கிறதாம். ஹிமாலயா, ஜண்டு, ஸ்ரீ பையத்யநாத், ஹம்டார்டு ஆகியோர் ஆயுர்வேதத்தில் பெரிய பிளேயர்ஸ் என்கிறது அரசு.

59. இன்னொரு வெட்கங்கெட்ட புள்ளிவிவரத்தை அரசு தருகிறது பாருங்கள். 2015 முதல் 2020 ஆம் ஆண்டுகளுக்குள் இந்தியாவில் உள் மற்றும் வெளி நோயாளிகள் எண்ணிக்கை கூடப்போகிறதாம். சிஏஜிஆர் அடிப்படையில் வெளிநோயாளிகள் சதம் இக்காலத்தில் 10 சதம் எனவும், உள்நோயாளிகள் சதம் 13 எனவும் அதிகரிக்கப்போகிறதாம். மேலும், 5 பில்லியன் மட்டுமே இருந்த நோய் பரிசோதனைத் துறையின் வருமானமும் 2022இல் 32 பில்லியன் என அதிகரிக்கப்போகிறதாம். எனவே, தனியார் முதலாளிகள் நம்பி இறங்கலாமாம்.

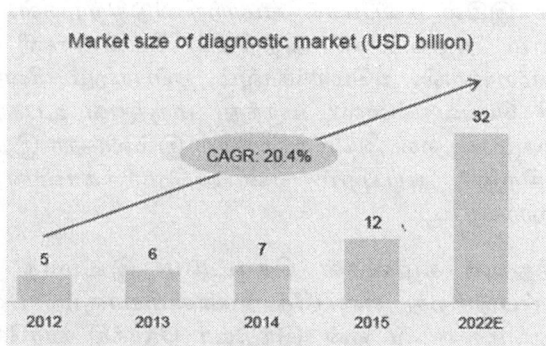

படம் 3

60. மேற்கண்ட வரைபடத்தின் அர்த்தம் என்ன தெரியுமா? இனி யார் மருத்துவமனைக்கு வந்தாலும் உள் நோயாளியாய் மாற்றி, எல்லாவிதமான நோய் பரிசோதனையும் செய்வோம். கட்டணம் பிடுங்குவோம் என்பதே ஆகும். கோடிகளில் கொட்டி வாங்கப்படும் இயந்திரங்களை சும்மாவா வைத்திருக்கமுடியும்? 2012இல் வெறும் ஐந்து சதமாக இருந்த பரிசோதனைத்துறையின் வளர்ச்சி பத்து ஆண்டுகளில் 27 சதம் வளர்கிறது எனில், இந்தக் கொள்ளையை என்னவென்று சொல்வது?

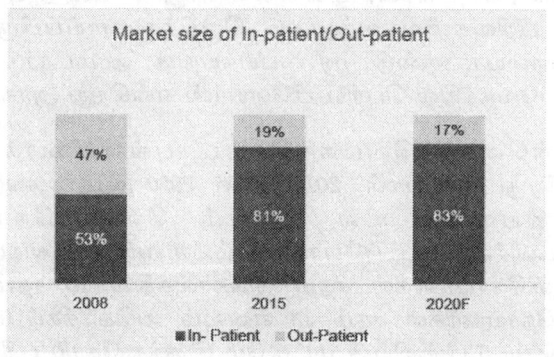

படம் 4

61. இந்தப் படத்தில் பாருங்கள். உள்நோயாளிகள் எண்ணிக்கையை உயர்த்திடத் திட்டமிடுகிறார்களே, ஏன்? 2008இல் 53

சதமாக இருந்த உள்நோயாளிகள் எண்ணிக்கை 2020இல் 83 சதமாக மாறப் போகிறதாம். 47 சதமாக இருந்த வெளி நோயாளிகள் 17 சதமாக மாறப்போகிறதாம். நாட்டை என்ன செய்யப்போகிறார்கள் என்றே புரியவில்லை. போங்கள். எது எப்படியாயினும், விழிப்புணர்வு உள்ளோர் கொஞ்சம் எச்சரிக்கையாய் இருந்தால் சரி. ஏனெனில், மருத்துவ விழிப்புணர்வு அதிகம் உள்ளோர்தான் மருத்துவமனைகளில் உள் நோயாளிகள் பிரிவில் அதிகம் அறுக்கப்பட்டு கிடத்தப்படுகிறார்கள்.

62. IVD(Intervertebral disc) என்றொரு குறிப்பிட்ட பரிசோதனை மட்டும் 2012-15இல் சிஏஜிஆர் அடிப்படையில் 15 சதம் அதிகரிக்கப்போகிறதாம். மேலைநாடுகளில் குறிப்பாக, ஐரோப்பாவில் பரிசோதனை மையங்களுக்கு அதிக வருவாயைக் கொடுக்கும் பரிசோதனைகளில் இது மிக முக்கியமானதாகும். இதுவரை இல்லாத இந்நோய் இப்போது குறிப்பாக, 2012-15க்குள் மட்டும் இத்தனை சதம் அதிகரிக்கப்போகிறது என முன்னமே கணிக்கிறார்கள் எனில் என்ன அர்த்தம்? இனி இது குறித்த விழிப்புணர்வும் இந்தியர்களுக்கு அதிகம் ஏற்படப்போகிறது என்று அர்த்தம். அதாவது, இதற்குரிய நோயை ஐரோப்பாவில் இருந்து இறக்குமதி செய்து சிகிச்சை அளிக்கப்போகிறார்கள் என்று அர்த்தம். நல்ல நாடு, நிச்சயம் விளங்கும் என்று வாழ்த்தத் தோன்றுகிறது அல்லவா, வாய்விட்டு வாழ்த்திவிடுங்கள்..

63. நன்றாகக் கவனிக்கவும், இதைத் தடுக்கவோ, ஒழிக்கவோ அரசு இங்கே திட்டமிடவில்லை. மாறாக, இந்த நோய் அதிகமானால் என்ன வருமானம் கிடைக்கும், இத்தனை பேருக்கு நோய் வந்தால் அதன் மூலம் ஆரோக்கிய வர்த்தகத்துறையில் என்ன வருமானம் பெருகும் எனக் கணித்து தனியார் மூலதனத்தை பரிசோதனைச் சாலைகளில் பெருக்கிடப் பரிந்துரைக்கிறார்கள். அவ்வளவுதான்.

64. ஆக, நோய்கள் எங்கிருந்து வருகின்றன? முதலில் வருமான அளவைத் திட்டமிடுகிறார்கள். அப்புறம், அதற்கேற்ற விழிப்புணர்வு கொடுக்கிறார்கள். நோயும் வந்துவிடுகிறது. வருமானமும் பெருகிவிடுகிறது. சொல்லுங்கள், இதுதான் அறிவியல்பூர்வமான மருத்துவமுறையா?

65. பதினோறாவது நிதியறிக்கையில் மருத்துவ ஒதுக்கீட்டைப் பொறுத்தளவில், அலோபதி மருத்துவத்திற்கு 18.4 சதமாக இருந்த நிதி 12வது நிதியறிக்கையில் 49.4 என ஒன்றரை மடங்கு அதிகரிக்கிறது. ஆனால், பாரம்பரிய ஆயுஷ் மருத்துவத்திற்கு..? ஆக, அலோபதியை வளர்ப்பதே அரசின் கொள்கையெனில், எதிர்காலச் சந்ததினருக்கு இது பேராபத்தாகும்.

66. 30 இலட்சம் உள்நோயாளிகள் எண்ணிக்கை அதிகரிக்கும் வகையில் 2025க்குள் வசதியை அதிகரிக்கவேண்டுமாம். ஆக, நோயாளிகள் எண்ணிக்கையைப் பெருக்கவும், அறுவைச் சிகிச்சைகளை அதிகமாக்கவும் திட்டமிடப் போகிறார்கள் என்றாகிவிட்டது. இது அரசின் இலக்குகளில் முக்கியமானதாம். கவனியுங்கள். ஆரோக்கியத்தை மேம்படுத்துவதல்ல, வருமுன் காப்பதல்ல, மாறாக, உள்நோயாளிகள் எண்ணிக்கையை அதிகப்படுத்துவது அரசின் இலக்காம். நோயாளிகளின் நாடாக மாற்றப்போகிறோம் என்று அறிவித்தால் அசிங்கமாய் இருக்குமல்லவா, ஆகவே, அதையிப்படி மாற்றி அறிவித்திருக்கிறார்கள். அறிவாளிகளின் அரசு போலிருக்கிறது.

67. புதிய மருந்துகளைச் சோதனையிடும் செலவை அமெரிக்காவை விட அறுபது சதம் இந்தியாவில் குறைப்பது அரசின் மற்றொரு சாதனையாக மாறப்போகிறதாம். மருந்துப் பரிசோதனைகள் ஏற்கனவே அவுட்சோர்சிங் செய்யப்பட்டநிலையில், புதிய மருந்துகளுக்கான பரிசோதனைகள் செலவு குறையப்போகிறது எனில், அதுவும் பாதிக்கும் மேல் குறையப் போகிறது எனில், இந்தியா புதிய மருந்துகளின் சோதனைக் களமாக மாறப்போகிறது என்றே அர்த்தம்.

68. ஏற்கனவே, போலி மருந்துகளும், தடை செய்யப்பட்ட மருந்துகளும் அதிகம் புழங்கும் நாடு என்று பெயர் பெற்ற நாட்டில், இனி பரிசோதனையில் இருக்கும் மருந்துகளின் எண்ணிக்கையும் அதிகம் கிடைக்கப்போகிறது என்று அர்த்தம்.

69. இந்தியாவில் 15 சதமான மக்கள் மட்டும் மருத்துவக் காப்பீடு செய்கிறார்களாம். அதுவே 2015-16 ஆம் ஆண்டில் 2.8 பில்லியன் அமெரிக்க டாலராம், அதாவது இந்திய மதிப்பில் 1,91,81,40,00,000 ரூபாயாம். இந்திய மக்கள் அனைவரும் காப்பீடு கட்டவேண்டும் என்று அரசு விரும்புகிறதாம். ஆயினும் ஏழைமக்கள் அதிகமுள்ள நாடல்லவா. எனவே,

அரசே காப்பீடு செலுத்துகிறது. மருத்துவக் கட்டணத்தை கட்டுப்படுத்தி, நியாயமான கட்டணத்தில் வழங்குவது என்றோ அல்லது அனைவருக்கும் இலவச மருத்துவம் என்றோ ஏன் அறிவிக்கத் தயங்குகிறது அரசு? அப்படி அறிவித்தால் நிச்சயம் நவீன மருத்துவத்தின் அறுவைச் சிகிச்சைகளும் குறையும். இருதயநோய் போன்றவையும் குறையும், ஏனெனில், நோய்கள் அதிகரிக்கப்படுவதன் காரணமே மருத்துவ வர்த்தகத்தின் வளர்ச்சிதான்.

70. உதாரணத்திற்கு, மேக்ஸ் மெட் சென்டர் எனும் மருத்துவமனையின் 18 ஆண்டுகால வளர்ச்சியைப் பாருங்கள். 2000இல் துவங்கப்பட்ட நிறுவனம். 2012இல்தான் முதல் சூப்பர் ஸ்பெஷலாட்டி மருத்துவமனையைத் துவக்குகிறது. ஒரே ஆண்டில், 2013இல் 2000 பெட், 2040 மருத்துவர்கள், 2800 நர்சுகள், 2700 இதரப் பயிற்சி பெற்ற பணியாளர்கள் என விரிவடைகிறது. மூன்று ஆண்டுகளில் அவர்கள் பெறும் வளர்ச்சியைப் பாருங்கள். 2016இல், 9 மில்லியன் வாடிக்கையாளர்கள், 22500 பணியாளர்கள், 58000 ஏஜெண்டுகள், 240 அலுவலகங்கள் என வளர்கிறது. 2016இல் 2.17 பில்லியன் வருவாயை, அதாவது, இந்திய மதிப்பில் 1,48,73,93,95,000 ரூபாயை மேக்ஸ் மட்டும் வருமானமாக ஈட்டுகிறது.

71. நன்றாகக் கவனியுங்கள். 2000-2012 வரை சாதாரணமாக மட்டுமே இருந்த ஒரு மருத்துவமனை சூப்பர் ஸ்பெஷலாட்டி மருத்துவமனையாக மாறவேண்டிய அவசியமே 2012ல் தான் ஏற்படுகிறது. அதாவது, சமீப பத்தாண்டுக்குள்தான் மருத்துவத்தை பெரும் தொழிலாக வளர்த்தெடுக்கிறார்கள். அதுவும் நான்கே ஆண்டில் வருவாய் 1,48,73,93,95,000 ரூபாய் எனில், சொல்லுங்கள், அரசின் சுகாதாரக் கொள்கை ஒத்துழைப்பு இல்லாமல், விழிப்புணர்வுப் பரப்புரைகளின் உதவியில்லாமல் இந்த வருவாய் சாத்தியமாக முடியுமா?

72. நோயாளிகள் அதிகமாய் இருப்பதால்தான் மருத்துவம் பெருகுகிறது என்றும், எப்போதுமே நோயாளிகள் இருந்துகொண்டுதான் இருக்கிறார்கள் என்றும் சொல்கிறார்களே, அவர்களின் கவனத்திற்கான பகுதி இதுதான். அதாவது, எப்போதுமே நோயாளிகள் இருக்கிறார்கள் எனில், என்றோ வளர்ந்திருக்க வேண்டும் இந்த மருத்துவமனைகள். ஆனால், இதைப் போன்ற பகாசூர வளர்ச்சியடைந்த

எல்லா மருத்துவமனைகளும் சமீப பத்தாண்டுகளுக்குள்தான் இந்நிலையை அடைந்திருக்கிறார்கள் என்பதே ஆதாரங்கள் சொல்லும் உண்மையாகும்.

73. ஆக, இதன் அர்த்தம் இதுதான். பரிசோதனை மையங்கள், அறுவைச் சிகிச்சை அரங்குகள், பல்நோக்கு சிகிச்சை மையங்கள், மருந்தகங்கள், உள்நோயாளிகள் படுக்கை வசதி, ஆம்புலன்ஸ் வசதி, ஐசியூ, குளு குளு அறைகள், பேக்கேஜ் ஆபர் என எப்போது ஒரு மருத்துவமனை கட்டமைக்கப்படுகிறதோ அப்போது அதற்கென ஒரு நோயாளிகள் கூட்டம் உருவாக்கப்படுகிறது. மருத்துவமனைகள் பெருகினால், விழிப்புணர்வுப் பரப்புரைகள் பெருகும், மக்களின் விழிப்புணர்வு பெருகினால் நோய் அதிகரிக்கும், நோய் அதிகமானால் மருத்துவமனைக்கு இலாபம் கிடைக்கும். இது மூலதனத்தின் வளர்ச்சி. மருத்துவத்துறையின் வளர்ச்சியல்ல..

74. ஆம் கோடிகளில் மூலதனம் கொட்டிய பின்பு, அந்த மூலதனம் சும்மா இருக்குமா? இருக்காதல்லவா, அந்த மூலதனம் என்ன செய்யும்? பெருகிக்கொண்டே இருக்க என்ன செய்யவேண்டுமோ, அதை மூலதனம் செய்யும். மூலதனத்திற்கு மனிதநேயம் உண்டா? கிடையாது. மூலதனத்திற்கு மருத்துவத்தின் கண்ணியத்தைக் காக்கும் அவசியம் உண்டா? கிடையாது. மூலதனத்திற்கு உயிரின் மதிப்பு தெரியுமா? தெரியவே தெரியாது. மூலதனத்திற்கு தெரிந்த ஒன்றே ஒன்று இலாபம் மட்டுமே ஆகும். ஆக, ஒரு மருத்துவமுறை தன்னை வளர்ந்த மருத்துவ முறையென்று சொல்லிக்கொண்டு அதிக மூலதனத்தை வேண்டி நின்றால் அது மக்களைச் சுரண்டும் மருத்துவ முறையாக மாறப்போகிறது என்றே அர்த்தம். அலோபதிக்கு மட்டுமல்ல, வேறெந்த மருத்துவமுறை மூலதனத்தின் பிடியில் சிக்குகிறதோ, அந்த மருத்துவமுறைக்கும் இந்த ஆபத்து எப்போதும் உண்டு என்பதே உலகம் காணும் பேருண்மையாகும்.

75. ஆக, அரசின் சுகாதாரக் கொள்கையின் நோக்கம் தனியார் இலாபம் மட்டுமே ஆகும். அடிப்படை ஆரோக்கியத்தை அளிக்கவேண்டிய அரசு மருத்துவ வசதிகளை அளிக்கிறேன் என்பதே பெரும் மோசடி அல்லவா. ஆம். மருத்துவம் என்ற பெயரில் செலவழிக்கப்படும் பல்லாயிரக்கணக்கான

கோடிகளை ஒழுங்குபடுத்தி, மக்களின் வாழ்வியல் முறைகளை மேம்படுத்த அரசு செலவழித்தால் நிச்சயம் நோயற்ற சமூகத்தை உருவாக்கமுடியும். ஆனால், இங்கு நடப்பதோ வேறாக அல்லவா உள்ளது. நோய்களை உருவாக்கவும், அதை வைத்து வர்த்தகம் புரியவும் ஒரு கொள்கையைத் தயாரிப்பதே அரசுதான் எனில், அது அந்நாட்டுக்கே அநீதியல்லவா?

சொல்லுங்கள், இந்நிலை நீடித்தால் நாளை இந்நாட்டில் ஆரோக்கியம் என்ற ஒன்று இருக்குமா? ஒவ்வொரு ஆண்டும் இதுபோன்று இலக்கு வைத்து மருத்துவ வியாபாரத்தை பெருக்கினால், இன்னும் சில பத்தாண்டுகளில் உங்கள் வீடும், உங்களது ஆரோக்கியமும் பாதிக்கப்படும் நிலை வருமா, வராதா? அலோபதி மருத்துவர்களின் சந்ததிகளே ஆனாலும், தப்பிக்க இயலுமா?

அறிவியலின் பெயரிலான இந்த மோசடியை எப்போது உணரப் போகிறோம்? அறிவியலின் பெயரில் மோசடி செய்யும் இந்தத் தொழிற்நுட்பங்களைக் காப்பாற்றுவதற்காக நம்மைக் காவு கொடுக்கப்போகிறோமா அல்லது மனிதகுலத்தைக் காப்பாற்றக் குரல் கொடுக்கப் போகிறோமா?

9

நோய்களை உற்பத்தி செய்வது யார்?

ஆக, நோய்களை உற்பத்தி செய்வது யார்? ஏன் இப்படி செய்கிறார்கள்? எனும் விஷயம் இப்போது நமக்கு தெளிவாகியிருக்கும்

மருத்துவமனைகள் எண்ணிக்கை வருடந்தோறும் கூடிக்கொண்டே போகிறது. சிறிய மருத்துவமனையாய் துவங்கப்பட்டதெல்லாம் ஒரிரு ஆண்டுகளில் அசுரத்தனமாய் வளர்ந்துவிடுகிறது. ஆங்கில மருத்துவம் படித்தால் வசதியாய் வாழலாம், செல்வச் செழிப்பில் திளைக்கலாம் என்று எல்லாருக்கும் தெரிகிறது. ஆகவே, மருத்துவர்கள் எண்ணிக்கையும் ஆண்டுதோறும் ஆயிரங்களில் பெருகுகிறது. சம்பாதிக்க விரும்புவோரின் முதல் வாய்ப்பாகவும், அதிக மதிப்பெண் பெறுவதற்கான காரணங்களில் முதல் காரணமாகவும் அதுவே முன்னிற்கிறது.

மற்றொருபுறம், ஒவ்வொரு நோய்க்கும் ஒரு சிறப்பு மருத்துவர் என புதுப்புது வளர்ச்சிகளை ஆங்கில மருத்துவம் அடைந்துகொண்டே போகிறது. புதுப்புது மருந்துகள், சத்து மாத்திரைகள், சத்துத் திரவங்கள் என்று மருந்துகளின் எண்ணிக்கையும் நாளொரு மேனியும் பொழுதொரு வண்ணமுமாய் அதிகரித்துக்கொண்டே போகிறது.

எங்கு திரும்பினாலும் நோய்கள். எல்லா மருத்துவமனைகளிலும் கூட்டங்கள். பரிசோதனை மையங்களில் எல்லாம் வரிசையில் காத்துக்கிடக்கின்றன கூட்டம். முன் அனுமதி வாங்கினாலும் மணிக்கணக்கில் காத்துக்கிடக்கவேண்டுமென மக்களை நம்பவைத்து மருந்தளிக்கிறார்கள்.

அங்கே அந்த நோய் பரவுகிறது, இங்கே அந்த நோய் பரவுகிறது, குழந்தை சாவு. சிகிச்சை பலனின்றி பெண் மரணம், ஊட்டச்சத்து

இல்லாமல் மருத்துவமனையில் இருந்த 52 குழந்தைகள் பலி. உங்கள் ஊரிலும் அந்தக் காய்ச்சல் பரவலாம். எனவே ஏதாவது செய்துகொள்ளுங்கள் என படபடக்கின்றன பத்திரிகைச் செய்திகள்.

அறிவியலின் உச்சியைத் தொட்டுவிட்ட ஆங்கில மருத்துவர்களே, எங்களுக்கு ஒரே ஒரு சந்தேகம் பதில் சொல்லுங்கள்.

மருந்து, மருத்துவமனை, பரிசோதனை முறை, அறுவைச்சிகிச்சை, மருத்துவர்கள் எல்லாம் வளர்ந்தால் நோய் குறைய வேண்டுமே, ஏன் குறையவில்லை? நோயால் இறந்துபோவோர் எண்ணிக்கையும் கூடிக்கொண்டே போகிறதே, ஏன்? மரணம் இயற்கைதான். உங்களால் தடுக்கமுடியாது என்று எங்களுக்கும் தெரியும்தான். ஆனால், நோயற்ற வாழ்வும் வலியற்ற மரணமும்தானே ஆரோக்கிய வாழ்வின் அடிப்படைகள், அதைப் பாதுகாக்க அலோபதி மருத்துவத்தால் முடியுமா, முடியாதா?

தானாய் உருவாகி தானாய் உடலுக்கு வெளியே வந்து விழும் சளிக்கு, தேவையே இல்லாமல் மாத்திரை சாப்பிடவைத்து மக்களை பழக்கப்படுத்திய நீங்கள், இப்போது குழந்தைப் பேறுக்கும் மாத்திரை சாப்பிட வைத்துள்ளீர்கள். இந்த வியாபாரத்தை மருத்துவ வளர்ச்சி என்று சொல்லலாமா அல்லது மருந்து வளர்ச்சி என்று சொல்லலாமா?

இப்படிக் கேட்பதில் சிலர் வருத்தப்படலாம். அதெப்படி அப்படிச் சொல்லலாம்? நோய்கள் அந்தக் காலத்திலும் இருந்தது, இப்போதும் இருக்கிறது. சொல்லப்போனால், இப்போது வாழ்க்கை முறை மாறியுள்ளதால் நோய் அதிகமாகியிருக்கிறது அவ்வளவுதானே, இல்லாத நோய்களுக்காகவா டாக்டர் மருந்து கொடுக்கிறார்? நோய் வந்து, நாம் அவரைத் தேடிச் செல்வதால்தானே மாத்திரை கொடுக்கிறார்? நாம்தானே மருத்துவமனைக்குச் செல்கிறோம், இதில் அலோபதி மருத்துவரின் தவறு ஏதும் இல்லையே? என்றும் சிலருக்குத் தோன்றலாம்.

அதாவது, வாழ்வியல் முறை மாறியிருக்கிறது, அதனால் நோய் வருகிறது என்று சொல்லிக்கொள்வோர்களே, நீங்கள் சொல்வது உண்மைதான். ஆனால், அதில் ஒரு தெளிவு வேண்டியிருக்கிறது.

நோய்கள் ஆதிகாலத்திலிருந்தே இருக்கின்றனதான். ஆனால், அனைவருக்கும் நோய்கள் இருந்ததில்லையே. அத்தோடு, எந்த மரபு வழி மருத்துவமும் பக்கவிளைவுகளாய் எந்த நோயையும்

கொடுத்ததில்லையே? ஆங்கில மருத்துவத்தில் மட்டும் ஏன் இப்படி இருக்கிறது? நோய்களை குணப்படுத்தவே முடியாது என்று சொல்லிவிட்டு, ஆயுள் முழுவதும் மருந்து சாப்பிடு என்று சொல்கிறார்களே, அதன் பெயரென்ன மருத்துவமா, வியாபாரமா?

ஒரு வியாதிக்கு சிகிச்சைக்குச் செல்பவருக்கு இன்னொரு வியாதிக்கும் சேர்த்து மருந்து கொடுத்துவிட்டு, பக்கவிளைவுக்கும் சேர்த்து எழுதிக் கொடுத்திருக்கிறேன் என்கிறீர்களே, இதை அறிவியல் எப்படி ஏற்றுக்கொள்ளும்? உங்களது அதிகாரத்தைக் கொண்டு எலிக்குப் பெயர் புலியென்று வைக்கிறீர்கள், சரி, ஆனால் அந்தப் புலி பூனையைப் பார்த்தவுடன் பயந்து ஓடிவிடுமே, அப்போது என்ன செய்யப்போகிறீர்கள்?

உணவே மருந்து என்று சொன்ன மரபு ஆங்கில மருத்துவத்தால் அழிக்கப்பட்டதே, காரணம் என்ன? பன்னாட்டு நிறுவனங்கள்தானே நீர் வியாபாரம் முதல் மருந்து வியாபாரம் வரை செய்கிறார்கள். கிருமி, நோய், கொழுப்பு, விட்டமின், கார்போஹைட்ரேட் என்று சொல்லித்தானே நீர், கொசுமருந்து, எண்ணெய், பிஸ்கட், நூடுல்ஸ், ஹார்லிக்ஸ், ஹமாம், கோல்கேட் என அத்தனையையும் விற்கிறார்கள். ஆக, நமது சிந்தனையை மாற்றி, உணவை மாற்றி, சுவையை மாற்றி வாழ்வை மாற்றுவதன் மூலமாகத்தானே நோயையும், கூடவே மருந்தையும் விற்பனை செய்கிறான்.

பற்பசை முதல் நீர் வரை செயற்கை இரசாயனம் இல்லாத ஏதாவது ஒரு பொருளையாவது பன்னாட்டு நிறுவனம் நமது வாழ்வில் கொடுத்திருக்கிறதா? இரசாயன உரம் போட்டால் நிலம் கெடுகிறது எனப் புரிந்துகொண்டோர் கூட, இரசாயன மருந்துகளை உட்கொள்வதால் உடல் கெடுகிறது எனப் புரிந்துகொள்ள மறுக்கிறார்களே, ஏன்? மருந்தின் மீது அத்தனை நம்பிக்கையா?

ஆம். இப்போதாவது மக்கள் உணர்ந்துகொள்ள வேண்டும். ஆங்கில மருத்துவத்தின் வளர்ச்சி என்பது முழு உண்மையல்ல. செயற்கை இரசாயன மருந்து வளர்ச்சி என்றே அதைச்சொல்லவேண்டும். ஏனெனில், மருந்தும், நோயும் திட்டமிடப்படுவது பன்னாட்டு மருந்து நிறுவனங்களின் இலாபத்துக்காகவே ஆகும்.

அரசு என்ற ஒன்று இங்கு உண்டே, அது என்ன செய்கிறது என்று கேட்கத்தோன்றுகிறதல்லவா. அதையும் சில விவரங்கள் கொண்டு ஆதாரங்கள் கொண்டு பார்க்கலாம் வாருங்கள்.

நாடு விடுதலை பெற்றவுடன் அரசு என்ன செய்திருக்கவேண்டும்?

ஆங்கில மருத்துவத்தை ஒழித்திருக்கவேண்டும் என நான் சொல்லப்போவதில்லை. ஏனெனில், ஆங்கில மருத்துவத்தை இங்கு பலர் நம்புகிறார்கள். எனவே, அதை விரட்டியிருக்கவேண்டும் என்று சொல்லும் உரிமையும் யாருக்கும் கிடையாது. எனவே, நான் அப்படிக் கூறுவது முறையற்றது.

அதுமட்டுமல்ல, ஆங்கில மருத்துவமும் ஒரு மருத்துவமுறைதான். அதன் அடிப்படை சிதைக்கப்பட்டு, வியாபாரமாய் மாற்றப்பட்டுள்ளது என்பதுதான் நமது ஆதங்கமே ஒழிய, ஆங்கில மருத்துவத்தை ஒழிப்பதல்ல. அப்படிப் பேசுவதும் ஆணவமாய் மாறிப்போய்விடும். நமது கவலை ஒன்றே ஒன்றுதான், மனித குலத்துக்கே பேராபத்தைக் கொண்டுவரும் மருத்துவ முறையாய் அலோபதி மருத்துவ முறையை சிலர் வியாபாரமாக்கி வருகிறார்கள் என்பதே ஆகும்.

அத்தோடு, ஆங்கில மருத்துவத்தை தலைமேல் தூக்கி வைத்துக்கொண்டாடிய அரசுகள், நமது மரபுவழி மருத்துவங்களுக்கும் அதற்கிணையான முக்கியத்துவம் அளித்திருக்கவேண்டுமா, இல்லையா, ஏன் செய்யவில்லை?

இந்தியரின் வரிப்பணத்தைப் பயன்படுத்தி, ஆங்கிலேயன் தனது மருத்துவத்திற்கான மருத்துவமனைகளைக் கட்டிக்கொண்டான் என்றால் அது அடிமை இந்தியா என்று புரிந்துகொள்ள முடிகிறது. ஆனால், சுதந்திர இந்தியா தனது பாரம்பரியமிக்க மருத்துவ முறைகளை இன்றுவரை புறந்தள்ளுகிறதே இதை என்னவென்று சொல்வது?

இந்தியாவில் மட்டுமல்லாமல் உலகெங்கும் பாரம்பரிய மருத்துவ முறைகள் வேகமாக முன்னேறிக்கொண்டு வருகிறது என இந்திய சுகாதாரக் கொள்கை 1983 உள்பட எல்லாக் கொள்கை அறிக்கைகளும் ஒப்புக்கொண்டாலும், அதை அமல்படுத்துவதில் இந்திய அரசுக்கு ஏன் தயக்கம்? அரசை யார் தடுக்கிறார்கள்?

2016-17இல் ஆங்கில மருத்துவத்திற்கு ஒதுக்கப்பட்ட தொகை 37061 கோடி. ஆனால், மரபு வழி மருத்துவங்கள் அனைத்திற்கும் சேர்த்து மொத்தம் 1326 கோடி. இரண்டையும் ஒப்பிட்டால் வெறும் 3.58 சதம் எனில், இது என்ன வகையான நீதி? யோகா செய்யுங்கள் நோய் குறையும் என்று சொல்லத் தெரிந்த பிரதமருக்கு, இந்திய

மரபு வழி மருத்துவங்கள் குறித்து தெரியாதா என்ன? கோமியம் குடித்தால் நோய் குறையும் என்று அடிப்படையேயின்றி பேசத் தெரிந்தவர்களுக்கு இயற்கை மருத்துவ முறையின் மகத்துவம் தெரியாதா என்ன? தொடுசிகிச்சையில் இரசாயன மருந்துக்கான அவசியமே இல்லையென்றும், சித்த மருத்துவத்தின் சிறப்புகள் என்ன என்றும் தெரியாதா என்ன?

தெரியும்தான். ஆனால், யோகா வெறும் பேச்சு அரசியலோடு முடிந்துவிடும். கோமியமும் ஆன்மிக அரசியலாகிவிடும். புகழோடு வாக்குகளும் கிடைத்துவிடும். ஆனால், பன்னாட்டு நிறுவனங்களின் பிடியிலிருந்து அலோபதியை விடுவிப்பது என்பது அப்படி எளிதானதல்லவே? அதன் மீது கைவைத்தால், அவர் ஆட்சியே நீடிக்காதே. அமெரிக்கா வருமுன்னர் உயிர் காக்கும் மருந்துகளின் விலையை உயர்த்திவிட்டு வாருங்கள் என்று ஒரு உத்தரவு வந்தால், உடனே அனைத்து மருந்து விலைகளையும் உயர்த்திவிட்டுத்தானே அடுத்த வேலையைச் செய்கிறார் இந்தியப் பிரதமர். அமெரிக்கா போகவேண்டுமல்லவா, எனவே அவர் இதைச் செய்துதான் ஆகவேண்டும். ஆம். இதுதான் இந்திய அரசியலில் எழுபதாண்டுகளாக நடந்து கொண்டிருக்கிறது.

10

அறிவியல்பூர்வமான சாவு...!

ஊட்டச்சத்து இல்லாததால் மருத்துவமனையில் சிகிச்சையில் இருக்கும் 52 குழந்தைகள் இறந்துவிட்டனவாம். எப்படி நடக்கின்றன இதெல்லாம்? பல நாட்களாய் மருத்துவமனையிலேயே தங்கி சிகிச்சை எடுக்கும் குழந்தைகளுக்கு உயிர்காக்கும் ஊட்டச்சத்து போதிய அளவு இருக்கிறதா இல்லையா என்று தெரியாமலா சிகிச்சை அளித்தீர்கள்?

ஆக்சிஜன் பற்றாக்குறையோ அல்லது அரசில் நிதிப் பற்றாக்குறையோ எது காரணமோ இருந்துவிட்டுப் போகட்டும். ஐம்பத்திரெண்டு குழந்தைகள் இறந்துபோனதே அதற்கு அந்த மருத்துவமுறையின் குறையும் ஒரு காரணம் இல்லையா? அந்த மருத்துவமுறையின் ஏதோ ஒரு அமைப்புமுறைக் கோளாறுதானே அத்தனை குழந்தைகள் இறந்துபோனதற்குக் காரணம்?

மருத்துவமனையில் சிகிச்சையில் இருக்கும் அக்குழந்தைகளுக்கு நிச்சயம் குளுக்கோஸ் ஏற்றியிருப்பார்கள். அப்படியெனில், ஒரு சந்தேகம். குளுக்கோசில் ஊட்டச்சத்து இல்லையா அல்லது குளுக்கோஸ் ஊட்டச்சத்து வகையிலேயே வராதா? உங்கள் மருந்துகளில் சத்தே இல்லையெனில் வேறு என்னதான் இருக்கிறது? ஆக, மாத்திரை மூலமாக சத்து அளிப்பது சாத்தியமல்ல என்று ஏற்றுக்கொள்கிறீர்கள் என்றுதானே அர்த்தமாகிறது.

மரபு வழி மருத்துவத்தில் சிகிச்சை பெறும் ஒருவர் இயற்கையாய் இறந்துவிட்டால், அது அறிவியல்பூர்வமற்ற சிகிச்சையின் விளைவாம். அலறித்துடிக்கும் அறிவியல் மகான்கள் இப்போது எங்கே போனார்கள்? மருத்துவமனையில் அடிப்படை வசதி இல்லாததால் சிகிச்சைக்கு வரும் குழந்தைகள் வருடந்தோறும் ஆயிரக்கணக்கில் இறக்கிறதாம். ஆராய்ச்சி அறிக்கைகள் சொல்கின்றன.

சிகிச்சை பலனின்றி இறந்துபோனார்கள் என்று அலோபதி மருத்துவமனையால் அறிவிக்கப்பட்டால் மட்டும் அது அறிவியல்பூர்வ மரணமாகிவிடுமா? இதில் அறிவியல் எங்கே இருக்கிறது? மரபுவழி மருத்துவத்தைப் பொறுத்தவரை அதில் பக்கவிளைவுகளும் கிடையாது, சிகிச்சையில் தோல்வியும் கிடையாது. ஆக, மரபு வழி மருத்துவச் சிகிச்சையால் மரணம் என்பது எப்போதும் சாத்தியமில்லை.

இல்லை. அப்படியில்லை. பொருத்தமான நவீன சிகிச்சை அளிக்கப்பட்டால் ஒருவரை பிழைக்க வைத்துவிடலாம் என்று சொல்வோரே, உங்களின் சிந்தனைக்கான பணிந்ததோர் கேள்வி.

மக்களின் பேரன்பைப் பெற்ற ஒருவரை, நல்ல மனோதிடம் உடையவரை, பிரசித்தி பெற்றவரை எழுபது நாள் மருத்துவமனையிலேயே வைத்திருக்கிறீர்கள். அதுவும் உயர்தர பன்னோக்கு சிகிச்சை மருத்துவமனை. என்னவெல்லாமோ சோதனை செய்கிறீர்கள். சிகிச்சை அளிக்கிறீர்கள், நலமாகி விட்டார் என்கிறீர்கள். இதோ இட்லி சாப்பிடுகிறார். இப்போது வீட்டுக்குப் போய்விடுவார். முழுவதும் நலமாகிவிட்டார். எப்போது வீட்டுக்குப் போவதென அவரே முடிவெடுத்துக்கொள்வார் என்கிறீர்கள்.

கோடிகளில் வசூலும் செய்தீர்கள். இந்தியாவின் சிறந்த மருத்துவர்கள் மட்டுமல்ல, உலகத்தின் சிறந்த மருத்துவர்களெல்லாம் வந்து பார்த்துவிட்டார்கள். சரியான முழுமையான சிகிச்சை அளிக்கப்பட்டுள்ளது என்பதை அனைவரும் உறுதி செய்துவிட்டார்கள் என்கிறீர்கள். எல்லாப் பரிசோதனைகளையும் செய்து முழுக் கண்காணிப்பில் வைத்திருக்கிறோம் என்கிறீர்கள். அப்புறம் திடீரென ஒரு நாளில் மாரடைப்பு வந்தது உயிர் பிரிந்துவிட்டது என்கிறீர்கள். தகவல்களில் நாங்கள் மாறுபடவில்லை. உங்களைச் சந்தேகிக்கவுமில்லை. இதெல்லாம் உண்மையென்றே இருக்கட்டும். நாங்கள் மறுக்கவும் இல்லை. ஏனெனில், எங்களது கேள்வியே வேறு.

நோய் வருமுன் காத்துக்கொள்ளுங்கள். அவ்வப்போது வந்து இதயப் பரிசோதனை செய்துகொண்டு, எதிர்காலத்தில் வரப்போகும் மாரடைப்பில் இருந்து உங்களைக் காத்துக் கொள்ளுங்கள் என்கிறீர்களே, உங்கள் கண்காணிப்பிலேயே 70 நாள் உள்ளவருக்கு மாரடைப்பு வருவதை ஏன் உங்கள் சோதனைகளால் முன்னரே அறியமுடியவில்லை? ஒரு பெரும் மருத்துவக் குழுவே ஒருவருக்கு

சிகிச்சையளித்தபோதும், அக்குழுவில் எல்லாவிதமான நிபுணர்களும் இருந்தபோதும் அவருக்கு மாரடைப்பு வரப்போவது ஏன் உங்களுக்கு முன்பே தெரியாமல் போனது?

இருதய நோய் அறுவைச் சிகிச்சைக்கு பெயர் போன உங்கள் மருத்துவமனையிலேயே ஓர் உயிர் மாரடைப்பால் பிரிகிறதே, ஏன்? மாரடைப்பு வந்த ஒருவரை கோல்டன் அவர்ஸ் எனப்படும் உயிர்காக்கும் நேரத்தில் கொண்டுவந்தால் பிழைக்கவைத்துவிடுவோம் என்கிறீர்களே, ஒரு மருத்துவரின் கண்காணிப்பில் மட்டுமல்ல ஒரு பெரிய மருத்துவக் குழுவின் கண்காணிப்பிலேயே 24 மணிநேரமும் இருந்தவரை மாரடைப்பு வரும்போது ஏன் காப்பாற்ற முடியவில்லை?

இன்னொரு நிகழ்வையும் இங்கு சொல்லலாம். அவர் வயது மூப்பானவர்தான். ஆனால், ஆரோக்கியமாய் பெருவாழ்வு வாழ்ந்தவர் ஆவார். உழைப்பால் வாழ்வைக் கழித்தவர் ஆவார். திடீரென உடல்நலம் குறைகிறது. மருத்துவமனையில் உள்நோயாளியாய் அனுமதிக்கிறீர்கள். தேவையான அனைத்து சிகிச்சையும் தரப்படுவதாகச் சொல்கிறீர்கள். உடல் தேறிவருகிறது என்கிறீர்கள். நலமாகிவிடுவார் என்கிறீர்கள்.

திடீரென ஒரு நாளில், சிகிச்சையை உடல் ஏற்றுக்கொள்ளவில்லை என்கிறீர்கள். உடல்நலம் குறைந்துகொண்டே வருகிறது என்கிறீர்கள். முழுக் கண்காணிப்பும், சிகிச்சையும் அளிக்கிறோம், ஆயினும், உடல்நிலை குறைந்துகொண்டே செல்கிறது, ஆபத்து கட்டத்தை நோக்கிவருகிறது என்கிறீர்கள். ஏன், உங்களது நிருபிக்கப்பட்ட மருத்துவ முறையால், அறிவியல்பூர்வமாய் வளர்ந்த மருத்துவமுறையால், தரமான சிகிச்சை முறையால் உடலின் நிலையை மாற்றமுடியவில்லை? மரணத்தை ஏன் தள்ளிப்போடவோ அல்லது நிறுத்தவோ முடியவில்லை?

இதன் பெயரென்ன விதியா அல்லது மருத்துவத்தின் தவறா அல்லது மருத்துவமனையின் தவறா அல்லது மருத்துவரின் தவறா? இல்லையில்லை அப்படியெல்லாம் இல்லை என்று பதில் சொல்லத் தோன்றுகிறதல்லவா.

சரி. ஏற்றுக்கொள்கிறோம். அப்படியெனில் இந்த ஒரே ஒரு கேள்விக்கு மட்டும் பதில் சொல்லுங்கள். ஆங்கில மருத்துவத்தால் அனைத்து வியாதிகளையும் குணப்படுத்த முடியுமா முடியாதா? மருத்துவமனையில் தங்கி சிகிச்சை எடுத்தாலும், கோடிகளில்

கொட்டிச் செலவழித்தாலும் குணப்படுத்தமுடியவில்லையே ஏன்? ஆக, உடல்தான் எல்லா மருத்துவத்திலும் இறுதி முடிவை எடுக்கிறது எனும்போது, ஆங்கில மருத்துவம் மட்டும் எப்படி வளர்ந்த மருத்துவ முறையாக மாறமுடியும்? அதை மட்டும் அறிவியல்பூர்வமானது என்று எப்படிச் சொல்லமுடியும்?

அப்படியெனில், மற்ற மரபு மருத்துவமுறைகள் மட்டும் அறிவியலுக்கு விரோதமான முறையிலா சிகிச்சை அளிக்கிறார்கள்? அவர்களும் உடல்நிலையை தங்களது தத்துவத்தின்படி ஆராய்ந்து பொருத்தமான சிகிச்சையைத்தானே அளிக்கிறார்கள். அதையேன் முட்டாள்தனமானது என்கிறீர்கள்? எங்களால் மட்டும்தான் உயிர்காக்கும் சிகிச்சையளிக்கமுடியும் என்று சொல்கிறீர்களே, ஏதேனும் உத்தரவாதம் தரமுடியுமா? கையெழுத்து பெறாமல் சிகிச்சையளிக்கும் தைரியம் ஏன் உங்களுக்கு இன்றுவரை வரவில்லை?

நீரழிவு வியாதியையும், இரத்தக்கொதிப்பு நோயையும் வராமல் தடுக்கும் முறையிலோ அல்லது முற்றிலும் நோயைக் குணப்படுத்தும் வைத்திய முறையிலோ அலோபதியால் சாதிக்க இயலுமா? உயிரைக் கொல்லும் கொடூர வியாதிகளையே ஒரு தடுப்பூசி போட்டு முற்றிலும் குணப்படுத்த முடிகிறது என்று சொல்கிறீர்கள், அப்படியெனில் ஏன் இந்த இரண்டு வியாதிகளையும் குணப்படுத்த முடியாது? அலோபதி அறிவியல் ஆராய்ச்சியாளர்கள் ஏன் இந்த ஆராய்ச்சிகளில் இறங்கவில்லை?

புதுப் புது மருந்துகளை இவ்விரண்டு நோய்களுக்கும் கண்டுபிடிக்க நூற்றுக்கணக்கான கோடிகளை மூலதனம் செய்பவர்களால் ஏன் நோயைத் தடுக்கும் ஆராய்ச்சிக்கு நிதி ஒதுக்கமுடியவில்லை? இவ்விரண்டு நோயையும் ஒழித்தால் அலோபதியின் உயிரில் அரைப்பாதி பிரிந்துவிடும் என்பதால் நிச்சயம் செய்யமாட்டர்கள்.

ஆனால், மரபு வழி மருத்துவம் அப்படியல்லவே. இந்த நோய்களை மட்டுமில்லாமல் எல்லா நோய்களையும் முழுமையாய் குணப்படுத்தமுடியும் என நம்பிக்கை அளிக்கிறதே. அதுமட்டுமல்ல, நோய்களுக்கு விதவிதமான பெயர்களும் சூட்டுவதில்லை. பயமுறுத்தலும் செய்வதில்லை. உடல் தொல்லைகளைக் கேட்டு சிகிச்சை அளிக்கிறார்கள். அவ்வளவுதானே. ஆக, ஆங்கில மருத்துவத்தில் குணமாகவில்லை என்று தேடிவந்து சிகிச்சை பெற்றுச் சொல்வோர்களால் படிப்படியாய் வளரும் மரபு வழி

மருத்துவத்தை அரசு முறையாய் அங்கீகரித்தால் இன்னும் செல்வாக்காக வளர்க்கமுடியுமே, ஏன் செய்ய மறுக்கிறார்கள்?

அது மட்டுமல்ல. சமூகத்தை ஆரோக்கியமானதாக, ஒவ்வொருவரையும் நோயற்ற வாழ்வுக்கான வழிமுறைகளைத் தெரிந்தவர்களாக மாற்றமுடியும் என்பதும் கூடுதல் பலன்களாகும். ஏனெனில், சிகிச்சையளிப்பதோடு மட்டும் முடித்துக்கொள்வதில்லை மரபுவழி மருத்துவங்கள். அது மண்ணுக்கேற்ற மரபான வாழ்வுமுறையையும் உள்ளீடாகப் போதிக்கின்றன என்பதே உண்மையாகும்.

குறிப்பாக, உணவுமுறை, உணவு உண்ணும் முறை, தூக்கம், பசி, தாகம், உடற்பயிற்சி, ஓய்வு, மனநலம் என மொத்த வாழ்வுமுறை குறித்தும் சரியான கருத்தாக்கங்களைக் கொண்டுள்ள மரபு வழி மருத்துவத்தை பின்பற்றும் ஒவ்வொருவரும் தங்கள் வாழ்வுக்கான வழிமுறையையும் கண்டடைந்துவிடுகிறார்கள் என்பதே உண்மையாகும்.

ஆனால், இன்றைய அலோபதி அப்படியல்லவே. ஆங்கில மருந்தோடு இணைந்த ஆங்கில வாழ்வுமுறையையும், உணவு முறையையும் சேர்த்தே போதிக்கிறது என்பதுதானே நமது நாட்டின் அனுபவம். ஏனெனில், உணவு மற்றும் வாழ்வுமுறை மாற்றம் காரணமாக நோய்களை இலக்கு வைத்து உருவாக்குவது, பின்னர் அதற்கான மருந்து தயாரிக்க இலக்கு வைப்பது என்பதே பன்னாட்டு நிறுவனங்களின் வர்த்தகமாகும்.

இதைத்தானே வர்த்தம் மற்றும் தொழில்துறை அமைச்சகத்தின் புள்ளிவிவரங்களில் இருந்து ஆதாரத்துடன் முன் பக்கங்களில் பார்த்தோம்.

ஆக, வேறென்ன செய்வது என்று புலம்பும் மக்கள் வேறு வழியின்றித்தான் மருத்துவமனைகளுக்குச் செல்கிறார்கள் என்பதே பெரும்பாலான நேரங்களில் உண்மையாகும். ஏனெனில், உயிர் பயம்.

ஆம். ஆங்கில மருத்துவம் செய்த மாபெரும் சாதனை இதுதான். எந்த நேரமும், எந்த வியாதியாலும் உங்கள் உயிர் பறிக்கப்படலாம். அதைக் காப்பாற்றும் சக்தி கொண்ட ஒரே மருத்துவம் அலோபதி மருத்துவம் என்று மக்களுக்கு உயிர்ப்பயத்தை உருவாக்கியதுதான்

வியாபார வித்தைகளை கரைத்துக் குடித்த பன்னாட்டு அலோபதி மருத்துவத்தின் ராஜதந்திரமாகும்.

ஆம்புலன்ஸ், அவசரச் சிகிச்சைப்பிரிவு, கோல்டன் ஹவர்ஸ், உடனடி அறுவைச் சிகிச்சை என எத்தனை வித்தைகள். இவையெல்லாம் முற்றிலும் வேண்டாமென்று மொத்தமாய் கூறவில்லை. அத்தனையும் எல்லா நேரங்களிலும் நியாயமாகப் பயன்படுத்தப்படுகிறதா என்பதே கேள்வியாகும். எல்லா அறுவைச் சிகிச்சையும் அவசியமானதா என்ற கேள்வியும் அறுவைச் சிகிச்சையே அவசியந்தானா என்ற கேள்வியும் ஒன்றுதான். ஏனெனில், அறுவைச் சிகிச்சைக்குப் பின்னரும் நோய் தொடர்கிறதென்றால், மாத்திரையை தொடர்ந்து சாப்பிட்டு வரவேண்டுமென்றால் அந்த சிகிச்சையால் கிடைக்கும் பயன்தான் என்ன?

விபத்து நடந்த இடத்தில் இருந்து காயம்பட்டவர்களை மருத்துவம் செய்யும் இடத்திற்கு எடுத்துச் செல்ல அவசர வாகனம் அரசின் கட்டுப்பாட்டில் இருப்பது இன்றைய சூழலில் அவசியம்தான். ஆனால், எல்லா மருத்துவ முறைகளாலும் அவசர கால சிகிச்சையை அளிக்கமுடியும் என்று ஏற்றுக்கொள்ளுங்கள்.

போர்க் காலங்களில் அப்படித்தான் சிகிச்சை அளித்திருக்கிறார்கள் நமது முன்னோர்கள். போரில் அடிபட்டவர்கள் அனைவரும் இறந்துபோனார்கள் எனில், காயம்பட்டவர்களுக்கு சிகிச்சை தரும் நுட்பமே மரபு மருத்துவங்களில் இல்லையெனில் மனிதகுலம் என்றோ மரித்துப் போயிருக்கும் என்பதையும் நினைவில் கொள்ளுங்கள்.

சென்னை உயர்நீதிமன்றத்தின் மதுரைக்கிளை தீர்ப்பும் அதைத்தான் சொல்கிறது. மரபு மருத்துவங்களாலும் உயிர்காக்கும் அவசரகால சிகிச்சையை அளிக்கமுடியும் என்கிறது நீதிமன்றத்தீர்ப்பு.

சரியான தொழில்நுட்பங்களை மருத்துவத்திற்குப் பயன்படுத்தி மனிதகுலத்துக்கு நன்மை செய்யமுடியுமெனில் அதை யாரும் தடுக்கக்கூடாது என்பதால்தான், சில நேரங்களில் அறுவைச் சிகிச்சைக்கும் சரியெனச் சொல்ல வேண்டியதிருக்கிறது. ஆனால், உறுப்பு நீக்க அறுவைச் சிகிச்சை அப்படியானதல்ல அது மொத்தமும் உடலுக்குக் கேடே ஆகும். அதே நேரத்தில், அலோபதிக்கு மட்டுமல்ல அறுவைச் சிகிச்சை செய்யும் உரிமை. மரபு மருத்துவங்களின் அடிப்படைக் கூறுகளில் இருந்துதான்

அலோபதி மருத்துவம் அறுவைச் சிகிச்சை என்பதைத் திருடி, தனதாக்கிக்கொண்டுள்ளது என்பதையும் யாரும் மறுக்க இயலாது.

அதே போன்று, தீவிர சிகிச்சைப் பிரிவும் வேறு நோக்கில் அணுகப்பட வேண்டியதே ஆகும். எந்தவொரு தீவிர சிகிச்சைப் பிரிவிலும் எந்தவொரு நோயாளிக்கும் இருபத்தி நாலு மணி நேரமும் தீவிரமாய் சிகிச்சையளிக்கப்படுவதில்லை என்பதை நாமறிவோம். ஒரு நோய்க்கு தனியார் மருத்துவமனையில் அளிக்கப்படும் தீவிர சிகிச்சையை, அதாவது அப்படியான ஒரு சீனை அதே நோய்க்கு அரசு மருத்துவமனையில் நம்மால் பார்க்க இயலாது. உடனே மக்கள் என்ன நினைத்துக் கொள்கிறார்கள் எனில், தனியார் மருத்துவமனையில்தான் நன்றாகப் பார்த்தார்கள் என்று நினைத்துக் கொள்கிறார்கள்.

ஆனால், உண்மை அதுவல்ல. அத்தனை தீவிரமாய் சிகிச்சை அளிக்கவேண்டிய அவசியம் எல்லா நோய்க்குமில்லை என்பதே உண்மை ஆகும். எனவே, தீவிர சிகிச்சைப் பிரிவு என்பதை நோயாளிக்கு போதுமான ஓய்வும், தனிமையும் அளிக்கும் இடமாகக் கொள்ளலாம். இயற்கை சுவாசத்தை நிறுத்தி, பேச்சைத் தடுத்து, இரத்த உறவுகளை வெளியே நிறுத்தி இந்த சிகிச்சையை அளிக்க வேண்டியதில்லை. மன அமைதியை அளிக்கும் இடமாகவும் அதை மாற்றிவிடலாம். ஆக, இதிலும் சொல்லவேண்டியது என்னவென்றால், மரபு மருத்துவங்களாலும் இச்சிகிச்சையை அளிக்கமுடியும் என்பதே ஆகும்.

சுருக்கமாய் இப்படியும் சொல்லலாம். ஒவ்வொரு மருத்துவ முறையிலும் அதன் அடிப்படைத் தத்துவங்களை, புரிதல்களை, சிகிச்சை முறைகளை மாற்றாது அதன் அடிப்படையை மேலொற்றிய வளர்ச்சி என்பது காலத்தின் தேவையே ஆகும். அது நிகழ்ந்து கொண்டிருக்கிறது என்பதே உண்மையாகும். எனவே, அதை அனுமதிப்பதும், அதற்கேற்ப அரசின் கொள்கைகள் மாற்றப்பட வேண்டியதுமே நம் முன் இருக்கும் சூழலாகும்.

இப்படியாக மாற்றங்கள் நடைபெற்றால்தான், மல்டி ஸ்பெஷாலிட்டி மருத்துவமனை என்று சொல்லும் பல்நோக்கு சிகிச்சையளிக்கும் மருத்துவமனைகள் மக்களிடம் கொள்ளையடிப்பது குறையும். அரசின் கொள்கை இலக்கு நடைமுறைக்கு வருமானால், உள்நோயாளிகள் எண்ணிக்கை இந்தியாவில் அதிகமானால் அதிகபட்ச பாதிப்பு நடுத்தர மக்களுக்கே ஆகும்.

கொஞ்சம் சிந்திந்துப் பாருங்கள்.

ஒரே நோய்க்கு ஒவ்வொரு மருத்துவமனையிலும் விதவிதமான கட்டணம் ஏன் வசூலிக்கப்படுகிறது? கட்டிடத்திற்கும், அறை மற்றும் கட்டில் வசதிக்கும் ஏற்ப கட்டணம் மாறுபடுமெனில் இது வியாபாரமா அல்லது மருத்துவச் சிகிச்சையா? ஸ்டார் ஹோட்டல்கள் போன்று ஸ்டார் மருத்துவமனைகள் என்றும், உயர்தர சைவ உணவகம் போன்று தரமான மருத்துவமனை தரமான சிகிச்சை என்றும் மாறுகிறதே, ஏன் தரமற்ற சிகிச்சை என தனியாய் ஏதும் இருக்கிறதா என்ன? மருந்திலும், மருத்துவத்திலும் ஏன் இத்தனை தரம்? ஒரே நோய்க்கான மருந்து ஒரு நிறுவனத்தில் ஒரு விலை, இன்னொரு நிறுவனத்தில் பலமடங்கு விலை என உள்ளதே, ஏன்?

சரி, இந்த வியாபாரத்தை, கொள்ளையை ஏன் அரசால் தடுக்கமுடியவில்லை? ஆங்கில மருத்துவர்களே பலர் இதை எதிர்க்கிறார்களே, ஏன் இந்த வியாபாரத்தை ஒழிக்கமுடியவில்லை? எதிர்த்த ஆங்கில மருத்துவர்களுக்கு எந்த மருத்துவமனையிலும் வேலை கிடைக்காது என மிரட்டுகிறார்களே, ஏன்? எல்லாவற்றிற்கும் மேல், அவர்களது அமைப்புகளே இதை எதிர்த்தும் ஏன் அநியாயங்களை ஒழிக்கமுடியவில்லை?

ஆங்கில மருத்துவத்தை நம்புவோர்தான் இதற்கான சரியான பதிலைக் கண்டடையவேண்டும்.

ஆக, எந்த வகையிலாவது ஆங்கில மருத்துவம் மட்டுமே நவீன மருத்துவம், அறிவியல்பூர்வமானது, முற்றிலும் நம்பகமானது என்று சொல்லமுடியுமா? மரபுவழி மருத்துவங்களைவிடவும் தனித்துவமானது மேம்பட்டது என்று எந்தவிதத்திலாவது சொல்லமுடியுமா?

மாரடைப்பு குறித்த அலோபதி சிகிச்சைகளில் இருக்கும் ஏமாற்றுக்கதைகளை அலோபதி மருத்துவர்களே அம்பலப்படுத்துகிறார்கள். கொழுப்பு இதயத்தை அடைப்பதெல்லாம் பொய் என்று அறிவியலாளர்களும், சில சிறந்த ஆங்கில மருத்துவர்களும் நிரூபித்தே காட்டிவிட்டார்கள். ஆனாலும், ஆங்கில மருத்துவம் ஒத்துக்கொள்ளவில்லையே, ஏன்?

கொழுப்பு கெடுதி செய்யாது என ஏற்றுக்கொண்டால் பல்நோக்கு மருத்துவமனைகளையெல்லாம் மூடவேண்டிவருமே. எப்படிச் செய்வார்கள்?

ஆக, ஆங்கில மருத்துவம் என்பது நோயைக் குணப்படுத்துவது என்ற நோக்கத்தில் துவக்கத்தில் உருவானாலும் இன்று அப்படியல்ல. சேவை நோக்குள்ள ஆங்கில மருத்துவர்கள் இன்றும் பலர் இருந்தாலும், இன்றுள்ள பன்னாட்டு வணிகச் சூழலில் நவீன மருத்துவம் என்பதே தவறான வியாபார நோக்கங்களைக் கொண்டதாகும். அதிநவீன-தொழிற்நுட்ப வளர்ச்சியை வைத்து தனது மாயவித்தைகளைக் காண்பிப்பதன் மூலமே மக்களை ஏமாற்றிவருகிறது என்பதையும் ஒவ்வொருவரும் புரிந்துகொள்ள வேண்டியுள்ளது.

சுருக்கமாகச் சொன்னால், ஒவ்வொரு தனிமனிதரின் ஆரோக்கியத்தையும் கெடுப்பதோடு, குடும்பத்தின் பொருளாதார நலனையும் மருத்துவத்துறைதான் பறித்துக்கொள்கிறது. கரு முதல் இறப்பு வரை மருந்து சார்ந்து வாழும் ஆரோக்கியமற்ற சமூகத்தைப் படைத்து தனது இலாபத்தைப் பெருக்கிக்கொள்ளும் பன்னாட்டு நிறுவனங்களின் இரும்புப் பிடியில் சிக்கியுள்ள ஆங்கில மருத்துவத்தைக் கைவிடுவதும், பின்பற்றுவதும் அவரவர் உரிமை. அதில் யாரும் தலையிட முடியாது.

ஆங்கில மருத்துவத்தை ஒழிக்கவேண்டுமென்றும் யாரும் குரல் எழுப்பப் போவதில்லை. ஆம். நாம் விரும்புவதெல்லாம், நோயைக் குணப்படுத்தும் மருத்துவமாய், கொள்ளையில்லாத மருத்துவமாய் ஆங்கில மருத்துவம் மாற்றமடைந்து மக்களுக்கு நன்மை செய்யுமெனில், செய்யட்டும் என்பதே ஆகும்.

ஆனால், அதே நேரத்தில் ஆங்கில மருத்துவத்தையே ஒருவர் பின்பற்றுவதாய் இருந்தாலும் அளவறிந்து, தேவையறிந்து பயன்படுத்துவதன் மூலமே நமது குடும்பத்தையும், நாட்டையும், நம்மையும் பாதுகாக்க முடியும் என்பது ஆங்கில மருத்துவர்களாலும் மறுக்கமுடியாத பேருண்மையாகும்.

11
தடுப்பூசி நல்லதா?

போலியோ, அம்மை போன்ற பல வியாதிகளை முற்றிலும் ஒழித்தது தடுப்பூசிதான். எனவே, நோய் வருமுன் காக்க தடுப்பூசி அவசியம் என்பதுதான் தடுப்பூசியை நம்புவோரின் பிரதான வாதம் ஆகும்.

ஆக, இது குறித்து நாம் விவாதிக்கவேண்டுமெனில், அடிப்படையான சில கேள்விகளை முதலில் நாம் உருவாக்கிட வேண்டியுள்ளது. எனவே, பொதுவாக எழும் சந்தேகங்கள் அனைத்தையும் பட்டியலிட்டு ஒன்றாய் விடை தேடுவோம்.

1. தடுப்பூசி மருந்தில் என்ன உள்ளது? அது எப்படி எதிர்காலத்தில் வரப்போகும் நோயைக் குணப்படுத்தும்?

2. நூறு சதமான மக்களுக்கும் ஏற்பட்டுள்ள நோய் என ஏதாவது ஒரு நோயை ஆங்கில மருத்துவம் இதுவரை அடையாளப்படுத்தியுள்ளதா? இந்தியாவில் எந்த வியாதி 100 சதமான மக்களுக்கும் அப்படி வந்துள்ளது?

3. எப்போது வரும் என்றே தெரியாதபோது, தடுப்பூசி மருந்து நீண்ட காலத்துக்கு உடலில் அதே வீரியத்துடன் இருக்குமா? எல்லா உடலும் ஒரே தன்மையுடையதா?

4. ஒருவருக்கு இந்த நோய் வரும் என்பதற்கான குறிப்பிட்ட அறிகுறியே இல்லாதபோதும், அவருக்கு குறிப்பிட்ட மருந்து, வீரியமுள்ள அளவு செலுத்தப்படுவது அறிவியல்பூர்வமாக சரிதானா? அதனால் பக்கவிளைவு ஏற்படாதா?

5. ஒவ்வொரு நோய்க்கும் என்னென்ன காரணம், என்னென்ன கிருமி என்று கண்டுபிடித்துவிட்டார்கள் அல்லவா. அப்படியெனில் ஏன் எல்லா நோய்க்கும் தடுப்பூசி கண்டுபிடிக்கமுடியவில்லை?

6. போலியோ, தட்டம்மை என்பதெல்லாம் எக்காலத்திலும் நிரந்தரமாக எல்லாருக்கும் வரும் நோய்களா? அல்லது குறிப்பிட்ட காலத்தில், சிலருக்கு மட்டும் ஏற்படும் நோய்களா?

7. இந்நோய்களை தடுப்பூசியால் மட்டும்தான் குணப்படுத்த முடியுமா? ஆரோக்கியமான வாழ்வே சாத்தியமில்லையா?

8. இயற்கையான நோய் எதிர்ப்பாற்றல் மனித குலத்துக்கு இருக்கிறதா இல்லையா? மொத்தமாய் அந்த சக்தி அழிந்துபோய்விட்டதா?

9. இனிமேல் மனிதர்களால் இயற்கையான நோய் எதிர்ப்பாற்றலை பெறவே முடியாதா? அதற்கு எந்த வழியும் இல்லையா?

10. ஆரோக்கியமாய் உள்ளவரையும் இந்த நோய்கள் நிச்சயம் தாக்குமா?

11. இந்தத் தடுப்பூசிகளின் பக்க விளைவுகள் என்ன? அதனால் யாருக்கும் எந்தப் பாதிப்பும் ஏற்படவில்லையா? இது குறித்து ஆராய்ச்சிகள் ஏதும் செய்திருக்கிறீர்களா? அதை மக்களுக்கு சொல்வீர்களா?

12. தடுப்பூசிகளின் பக்கவிளைவுகளைத் தாங்கும் சக்தி எல்லாக் குழந்தைகளுக்கும் உண்டா? அதைத் தாங்கும் சக்தியை எப்படிக் கொடுக்கிறீர்கள்? ஏனென்றால், எல்லோரின் உடலும், எப்போதும் பலவீனமாய்த்தான் இருக்கிறது என்று சொல்லித்தான் ஊசி போடுகிறீர்கள். அப்படியெனில், தாங்கும் சக்தி எங்கிருந்து வருகிறது?

13. போலியோ ஊசி போட்டு வந்தபின்னர் கடும் பாதிப்பு ஏற்பட்டு, உடல் குறைபாடு ஏற்பட்டு, கால் கை பாதிக்கப்பட்டோர் என்று கண் முன் பார்க்கிறோமே, அதற்கான காரணம் என்ன?

14. வருடத்திற்கு 50 ஆயிரம் பேருக்கு தட்டம்மை நோய் வருவதாகக் கூறுகிறது அரசு. ஒரு குடும்பத்தில் ஒருவருக்கு ஏற்பட்டு சிலருக்கு பரவுகிறது என்றாலும், அக்குடும்பத்தில் உள்ள அனைவருக்கும் பரவுவதில்லையே, ஏன்? தொற்றுநோய் எனில் பரவித்தானே ஆகவேண்டும், ஏன் பரவவில்லை எனவும், பரவாமல் தடுப்பது எப்படி என்றும் ஏன் சொல்ல மறுக்கிறீர்கள்?

15. ரூபெல்லாவும் அம்மை நோய்க்கான தடுப்பு மருந்தாம். இந்தியாவில் இப்போதுதான் முதன்முறையாக 2017ல் ரூபெல்லா மற்றும் தட்டம்மை தடுப்பூசி போடப்படுகிறதாம். இன்னும் எத்தனை தடுப்பூசிகளை இப்படிக் கண்டுபிடித்து நிர்ப்பந்தப்படுத்தப் போகிறார்களோ, தெரியவில்லை. கேள்வி என்னவெனில், அம்மை நோயில் மட்டும் இத்தனை வகைகள் சொல்லுகிறீர்களே? அத்தனைக்கும் கிருமிதான் காரணமெனில், அந்தக் கிருமி எப்படி உடலில் உருவாகிறது, அதைத் தடுப்பது எப்படி என்று எப்போது கண்டுபிடிக்கப்போகிறீர்கள்? காரணத்தை நீக்கிவிட்டால் நோய் வராதல்லவா. நோய்க்கான காரணத்தையே கண்டுபிடிக்காமல் மருந்து கண்டுபிடிக்கிறீர்களே, மருந்து கண்டுபிடிப்பதுதான் மிகவும் சுலபமோ உங்களுக்கு? வருமுன் காப்பது என்பது நோயைத் தடுப்பதா அல்லது மாத்திரையை உண்பதா?

16. காற்று, நீர் மூலமாக அக்கிருமிகள் பரவும் என்று சொல்வதற்கு உங்களுக்கு எளிது. சரி, ஒரே ஒரு கேள்வி. காற்றும், நீரும் கிருமிகளால் ஆனதெனில் மனிதகுலம் உயிரோடு இருந்திருக்கவே முடியாதே? பரவித் தொற்றும் தன்மையுள்ளதே கிருமிகளெனில், காற்றெங்கும் பரவி, நீரெங்கும் கலந்து அழிந்துபோயிருக்குமே மனித சமூகம், ஏனிப்படி இன்னும் நடக்கவில்லை? ஏதும் மாத்திரைகளை நீரில் கலந்து, சொட்டு மருந்தை காற்றில் கலந்து தடுத்துள்ளீர்களா?

17. நோயால் இறக்கும் குழந்தைகளைவிடவும் பசியால், ஊட்டச்சத்தின்மையால் வாடும் குழந்தைகள்தான் அதிகம் என அரசின் புள்ளிவிவரங்களே கூறுகின்றனவே, எப்போது அக்குழந்தைகளுக்கு அரசு உணவு அளிக்கப்போகிறது? எது அரசின் முதன்மைக் கடமை? உணவு அளிப்பதா அல்லது தடுப்பூசி போடுவதா? உங்கள் அக்கறை எப்போது ஏழையின் குடிசைகளை நோக்கித் திரும்பும்?

18. அனைத்து வகையான சத்துடனும் இருந்தால் நோய் வராது என்று கூறி, என்ன சத்து குறைந்துள்ளதெனக் கண்டுபிடித்து அக்குறிப்பிட்ட சத்து மாத்திரையை சாப்பிடச் சொல்லுகிறீர்கள். இது ஒரு புறம். ஆனால், அனைவரும் தடுப்பு மருந்து எடுத்துக்கொள்ளுங்கள், இல்லையெனில் நோய் எப்போதும் தாக்கலாம் என மறுபுறத்தில் சொல்லுகிறீர்கள். கருவிலிருந்தே

சத்து மாத்திரை சாப்பிட்ட பின்னும், எங்கள் குழந்தைகள் நோயெதிர்ப்பு சக்தியில்லாமல்தான் இருக்கிறார்கள் என்றால், மாத்திரை சாப்பிடுவதால் என்ன பலன்? ஒருவர் சத்து மாத்திரை சாப்பிட்டால் நோயே அவருக்கு வரக்கூடாது என்றுதானே அர்த்தம். இல்லையில்லை, அப்படியெல்லாம் இல்லை. நோய் எல்லோருக்கும் வந்தே தீருமெனில் தடுப்பு மருந்து மட்டும் போதும், சத்து மாத்திரை தேவையே இல்லை.

19. ஆக, சத்து மாத்திரை அல்லது தடுப்பு மருந்து? எது உண்மை? இரண்டும் உண்மை என்று சொன்னால் இரண்டும் பொய்யாகிவிடும். எனவே ஏதேனும் ஒன்றைச் சொல்லுங்கள். ஆங்கில மருத்துவத்தை நம்புபவர்கள் அதைப் பின்பற்றட்டும்.

20. அவ்வப்போது காலரா வருகிறதே தமிழ்நாட்டில், ஒழிக்கப்பட்ட நோய் ஏன் மீண்டும் வருகிறது? தடுப்பூசி போடப்பட்ட குழந்தைகளுக்கும் டைபாய்டு வருகிறதே, ஏன்? திடீரென கிருமிகள் பரவுகின்றன என்கிறீர்கள். சரி, அப்புறம் போர்க்கால அடிப்படையில் செயல்பட்டு கிருமியை விரட்டிவிட்டோம் என்கிறீர்கள். அதுவும் சரி, அப்படியெனில் மீண்டும் திடீரென ஒரு நாளில் மீண்டும் அதே நோய் வந்துவிடுகிறதே, அது ஏன்? அதற்கான கிருமிகள் எங்கே ஒளிந்திருக்கும் என்று ஐயப்படுகிறீர்கள்? அக்கிருமிகளை கண்டுபிடித்து அழித்துவிட்டால், யார் உடலிலும் புகுந்து தாக்காதல்லவா? செய்ய இயலுமா?

21. அந்த நோயை தடுப்பூசியால்தான் ஒழித்தோம், இந்த நோயை தடுப்பு மருந்தால்தான் ஒழித்தோம் என்கிறீர்களே, உலகையே அச்சுறுத்திய பறவைக்காய்ச்சலும், சிக்குன் குனியாவும் இப்போது உலகத்திலேயே இல்லையே, எந்த தடுப்பூசி மூலம் ஒழித்தீர்கள்? தானாய் வந்து தானாய் ஒழியும் நோயையெல்லாம் உங்கள் பட்டியலில் ஏற்றிக்கொள்கிறீர்களே, புற்றுநோய், கண்பார்வைக் குறைபாடு, குழந்தையின்மை, கருப்பை அகற்றுதல், மார்பக நோய்கள், பலவகைக் காய்ச்சல்கள், ஆண்மையின்மை ஆகிய நோய்களையெல்லாம் உருவாக்கி அளித்த பெருமையை மட்டும் ஏன் ஏற்றுக்கொள்ளவே மாட்டேன் என்கிறீர்கள்?

22. சரி, இந்த போலியோவை ஒழித்த மாதிரி, இல்லையில்லை நாங்கள் இன்னும் ஒழிக்கவில்லை, மருந்து வருடந்தோறும்

எடுத்துக்கொண்டால்தான் குறையும் என்கிறீர்களா? பரவாயில்லை. உங்களை நாங்கள் புரிந்து கொள்கிறோம். இந்த போலியோவை ஒழித்த மாதிரி, நீரழிவு வியாதியையும், தைராய்டையும் மொத்தமாய் ஒழிக்க ஏதாவது செய்ய இயலுமா?

23. சரி, இன்னும் ஒரே ஒரு சந்தேகம். போலியோ, தட்டம்மை, காலரா, மஞ்சள் காமாலையெல்லாம் ஒழிக்கப்பட்டுவிட்டது என்கிறீர்கள். சரி. நம்புகிறோம். அப்படியெனில், இன்னமும் ஏன் எல்லாக் குழந்தைகளுக்கும் ஊசி போடுகிறீர்கள்? இன்று புதிதாய் பிறக்கும் அக்குழந்தைகளுக்கும் நோய் வரும் வாய்ப்புள்ளது என்கிறீர்களா? அதாவது, அந்தக் கிருமிகள் இன்னும் ஒழிக்கப்படவில்லை, புதிதாய் பிறக்கும் குழந்தைகள் உடலில் கூட உருவாகிவிடும் என்கிறீர்கள். குழம்புகிறதே?

24. நோயை ஒழித்துவிட்டோம் என்கிறீர்கள். அப்புறம் மருந்தும் வருடந்தோறும் எல்லோரும் எடுக்கவேண்டும் என்கிறீர்கள். எங்கோ இடிக்கிறதோ..! ஏனிந்த முரண்?

25. தாய்க்கு சத்து மாத்திரை கொடுக்கிறீர்கள், கருவில் உள்ள குழந்தைக்கும் சத்து மாத்திரை கொடுக்கிறீர்கள். பிறந்தது முதலே சத்து டப்பா உணவு, சத்துத் திரவியம், சத்து மாத்திரை கொடுக்கிறீர்கள். அப்புறமும், நோய் வந்துவிடும் எனவே நோய்த் தடுப்பூசி வேண்டுமென்கிறீர்கள். போதாக்குறைக்கு, கால்சியம் மாத்திரை, வைட்டமின் மாத்திரை, இரும்புச் சத்து மாத்திரை என எப்போதெல்லாம் வாய்ப்புக் கிடைக்குமோ அப்போதெல்லாம் தருகிறீர்கள். ஏன்..? இயற்கையிலேயே எங்களுக்கு எந்தச் சத்தும் இல்லையா? எனது உடலுக்குத் தேவையான எந்தச் சத்தையும் எனது உடல் தயாரித்துக்கொள்ளாதா?

இந்தக் கேள்விகளை கொஞ்சம் யோசித்துப் பாருங்கள், தடுப்பூசி தேவையா என்ற கேள்விக்கு எல்லாருக்கும் விடை கிடைத்துவிடும். தடுப்பூசிகளால் நோயைத் தடுக்க முடியும் என்பது மூடநம்பிக்கை என்றும் புரிந்துவிடும்.

ஆம். வருமுன் காப்போம் என்கிறார்கள் தடுப்பூசி ஆதரவாளர்கள். ஆனால், வராத நோய்க்கும் அனைவரும் தடுப்பூசி போட்டுக்கொள்கிறோமே, இதையெப்படி அறிவுப்பூர்வமாக ஏற்றுக்கொள்வது?

"நீ ஒரு கோழை. நோஞ்சான், வலிமையானவன் கிடையாது, உனக்கு நெஞ்சுரம் கிடையாது. நீயெல்லாம் ஆரோக்கியமாய் வாழவே முடியாது, உனக்கு எந்நேரமும் போலியோ வரலாம். தட்டம்மை வரலாம். அத்தோடு இன்னும் சில கொடிய வியாதிகளும் எப்போதும் ஏற்படலாம். அதிலிருந்து நீ தப்பிக்கவே முடியாது. நோய் வந்ததெனில் உன் உயிருக்கே கூட ஆபத்தாய் மாறிவிடலாம்.

ஆரோக்கியத்தை அளிக்கும் உணவோ, வாழும் முறையோ, உடற்பயிற்சியோ உன்னை நிச்சயம் ஒரு போதும் காப்பாற்றாது. நோய் வந்தே தீரும். எப்போது என்பது மட்டும்தான் எங்களுக்குத் தெரியவில்லை. நோய் வந்த பின்பு உன்னை குணப்படுத்த மருந்தே கிடையாது. நீ நம்பும் கடவுளால் கூட உன்னைக் காப்பாற்றவே முடியாது. எனவே, உன்னைக் காப்பாற்ற வேண்டுமெனில், ஒரே ஒரு வழிதான் உலகத்திலேயே இருக்கிறது. அது என்னவெனில், இந்த தடுப்பூசிகள் அனைத்தையும் போட்டுக்கொள்வதே."

மேற்கண்ட வாசகங்களை எல்லோராலும் ஏற்றுக்கொள்ள முடிகிறதா? முடியாது அல்லவா. வாசிக்கும்போதே ஆத்திரம் வருகிறதல்லவா. எல்லோரையும் வலிமையற்றவர்களாய், ஆரோக்கியமற்றவர்களாய் ஒரே நிலையில் வைத்துப் பார்க்கும் அந்தப் பார்வை பைத்தியக்காரத்தனமாய் தோன்றுகிறதல்லவா. அப்படியெனில், தடுப்பூசி..?

இல்லையில்லை, தடுப்பூசி அறிவியல்பூர்வமானது என்று இன்னமும் சொல்வோர்களே, நவீன அறிவியல் என்று சொல்லப்படும் அனைத்தையும் மறுகேள்வியின்றி ஏற்றுக்கொள்ள முடியுமா உங்களால்?

மீத்தேன் திட்டத்தையும், ஹைட்ரோ கார்பன் திட்டத்தையும், அணுகுண்டையும், அணு உலைகளையும் ஏன் நாம் எதிர்க்கிறோம்? அத்தனையும் நவீன அறிவியலின் கண்டுபிடிப்புதானே, ஏன் எதிர்க்கவேண்டும்? பிளாஸ்டிக்கூட நவீன அறிவியலின் அற்புதக் கண்டுபிடிப்புதானே, ஏன் எதிர்க்கத் துவங்கியிருக்கிறோம்?

தடுப்பூசியில் என்ன மருந்து இருக்கிறது, அது நல்லதா, கெட்டதா என்று அறிவியல்பூர்வமாக சொல்லாமல் ஏன் இப்படியெல்லாம் ஒப்பிடவேண்டும் என்றும் தோன்றுகிறதல்லவா. ஆம். நிச்சயம் தோன்றும். ஆனால், ஏன் அப்படித் தோன்றுகிறது என்று பதில் சொல்லிப் பாருங்கள். மீத்தேனையும், அணுகுண்டையும்

அறிவியலுக்கு எதிரானது என்றும் சுற்றுச்சூழல், இயற்கை என்றும் பார்க்கப் பழகிவரும் நாம், தடுப்பூசியை மட்டும் ஏன் அறிவியல்பூர்வமாக நன்மை செய்வதாகப் பார்க்கிறோம்?

பூமியின் இயற்கை வளத்தை மீத்தேன் கொள்ளையடிக்கிறது எனில், தடுப்பூசி நமது உடலின் ஆரோக்கியத்தைக் கொள்ளையடிக்கிறது என்பதே உண்மையாகும். இரண்டுமே நவீன அறிவியலின் பெயரால், அரசால் திணிக்கப்படுவதாகும். அதாவது, பன்னாட்டு முதலாளிகளின் இலாப நலனுக்காக நம் மீது திணிக்கப்படுவதாகும். இந்தியாவில் இருக்கும் போலியோவை ஒழிப்பதில் பன்னாட்டு முதலாளிகளுக்கு ஏன் இவ்வளவு அக்கறை?

இலாபம் இல்லையென்றால், கொள்ளையடிப்பது சாத்தியமில்லையென்றால் நமது அரசியல்வாதிகள் ஏதாவது செய்வார்களா? நமது குழந்தைகள் முட்டை சாப்பிட்டாலும் இலாபம் ஆட்சியாளர்களுக்குத்தான், அது இரண்டாய் அதிகரித்தாலும் இலாபம் ஆட்சியாளர்களுக்குத்தான்.

நமது குழந்தைகள் தனியார் பள்ளிக்குச் சென்றாலும் இலாபம் ஆட்சியாளர்களுக்குத்தான். அப்போதுதானே, தனியார் பள்ளிகள் இலாபம் பெருகும். அதைப்போல், நாம் சாராயம் குடித்தாலும் இலாபம் ஆட்சியாளர்களுக்குத்தான். பெப்சி குடித்தாலும் இலாபம் ஆட்சியாளர்களுக்குத்தான். பெப்சிக்கு இலாபம் வந்தால்தானே ஆட்சியாளர்களுக்கு கமிஷன் வரும்.

இப்போது சொல்லுங்கள், நாம் அனைவரும் தடுப்பூசி போட்டுக்கொண்டால் யாருக்கு இலாபம்?

"தடுப்பூசி அப்படிக் கிடையாது. அதை நாம் அப்படிப் பார்க்கக்கூடாது, ஆங்கில மருத்துவத்தில் காசு பிடுங்குகிறார்கள் என்பதும், அரசு ஊழல் அரசு என்பதும் சரிதான். ஆனால், தடுப்பூசியில் அப்படிப் பார்த்தால் குழந்தைகளுக்குத்தான் பாதிப்பு வரும்" பலருக்கும் இப்படித்தான் தோன்றும். அரசியலில் ஆழமான புரிதல் உள்ளவர்களுக்குக்கூட தடுப்பூசி குறித்து எளிதில் புரிவதில்லையெனில், அதன் காரணம் தடுப்பூசியின் மூலம் பல்லாண்டுகளாய் நடந்துவரும் பரப்புரை மட்டுமல்ல, குழந்தைகளின் நலனில், உயிரில் விளையாட்டு காட்டிவிடக்கூடாது என்ற அக்கறையும், அன்புமே முதன்மையான காரணமாகும்.

எனவே, அதைக் கொஞ்சம் விரிவாய் பார்ப்பதும் அவசியமாகும்.

12

தடுப்பூசி அறிவியல்பூர்வமானதா?

ஆக, தடுப்பூசி குறித்த அறிவியல்பூர்வமான சில முக்கியத் தகவல்களை பகிர்ந்துகொள்வதும் இங்கு அவசியமாகிறது. தடுப்பூசியின் வரலாறு, அதன் பாதிப்புகள், அதற்கெதிராக ஆங்கில மருத்துவர்கள் செய்துள்ள ஆய்வு முடிவுகள் குறித்து முழுமையாகத் தெரிந்து கொள்ள விரும்புவோர் அக்குஹீலர் அ.உமர்பாருக் எழுதிய கிருமிகள் உலகில் மனிதர்கள், தடுப்பூசி வெளிப்படும் உண்மைகள் மற்றும் வில்லியம் பி ட்ரிபிங்க் எழுதி தமிழில் தடுப்பூசி பூச்சாண்டி என எழுத்தாளர் போப்பு அவர்களால் மொழிபெயர்க்கப்பட்ட புத்தகங்களைப் படித்தால் கீழுள்ள பல செய்திகள் விரிவாய் கிடைக்கும்.

- அனைத்து நாடுகளிலும் தடுப்பூசி கட்டாயமல்ல என்பதற்கான ஆதாரங்கள்.
- அம்மை நோய்க்கான தடுப்பூசியைக் கண்டுபிடித்தவர் தனது இரண்டாவது மகனுக்கு ஏன் அந்த தடுப்பூசியைச் செலுத்தவில்லை? அவரது மகன் இறந்து போன துயரம்.
- அமெரிக்காவில் தடுப்பூசிகளின் நிலை. அதனால் ஏற்பட்ட பாதிப்புகள் மற்றும் எதிர்ப்புகள்
- தடுப்பூசிக்கு எதிரான இராயல் கமிஷன் எனும் ஜெர்மன் அரசு நியமித்த கமிஷனின் அதிர்ச்சியூட்டும் அறிக்கைகள் மற்றும் அதன் மீதான அரசு நடவடிக்கைகள்.
- தடுப்பூசிக்கு எதிரான உலகு தழுவிய எதிர்ப்புகள்.
- தடுப்பூசி உருவான வரலாறு மற்றும் அதில் உள்ள தத்துவப் பிழைகள்

- தடுப்பூசி மருந்து தயாரிக்கப்படும் முறை மற்றும் அதில் எழுந்த அறிவியல் ரீதியான குற்றச்சாட்டுகள்
- தடுப்பூசியால் ஏற்பட்ட பாதிப்புகள், மரணங்கள் மற்றும் புதிய நோய்கள் குறித்த அதிர்ச்சியூட்டும் உண்மைகள்.
- இந்தியாவில் அதற்கெதிரான எதிர்ப்புகளின் நிலையும், அரசு செய்யவேண்டியதும்
- தடுப்பூசியை எதிர்க்கும் அலோபதி மருத்துவர்கள் மற்றும் அறிவியல் அறிஞர்களின் வாதங்கள், அவர்கள் முன்வைக்கும் ஆதாரங்கள்

இப்படிப் பல செய்திகளும், ஆதாரங்களும் அப்புத்தகங்களில் அதிகம் கிடைக்கும். எனவே, அது குறித்து மீண்டும் இப்புத்தகத்தில் பேசுவதைவிடவும், தடுப்பூசியின் தத்துவம் குறித்து பேசுவது நமக்குப் பயன்படும் எனக் கருதுகிறேன்.

தடுப்பூசிகள் மற்றும் தடுப்பு மருந்துகள் மூலம் வீரியம் குறைந்த நோய்க்கிருமிகளை நம் உடலுக்குள் சிறிது செலுத்தினால், அந்தக் கிருமிகளுக்கு எதிராக 'எதிர் அணுக்கள்' உருவாகி, உடலில் நோய் எதிர்ப்பு சக்தியை உண்டாக்கிவிடும். அது நம் உடலிலேயே தங்கியிருக்கும். பிறகு, மற்றொரு சமயத்தில் என்றேனும் இதே நோய்க்கிருமிகள் நம் உடலுக்குள் நுழைந்தால் ஏற்கனவே உள்ள எதிர் அணுக்கள் அந்தக் கிருமிகளை அடையாளம் கண்டு அழித்துவிடும். இதன் பலனாக, அந்த நோய் நம்மை அண்ட முடியாது. இதுதான் தடுப்பூசிகள் வேலை செய்வதற்கான அடிப்படைத் தத்துவம் என்கிறார்கள்.

ஆக, தடுப்பூசி என்பது என்ன?

நோய்க்கிருமிகளைத்தான் நமது உடலிற்குள் செலுத்துகிறார்களாம். எதிர் அணுக்களை உடல்தான் உருவாக்குமாம். அது எதிர்ப்பு சக்தியாக மாறி உடலிலேயே காத்திருக்குமாம். எப்போது அந்தக் குறிப்பிட்ட நோய் வருகிறதோ, அப்போது அந்தக் கிருமியை இந்த எதிர்ப்பு சக்தி அடையாளம் கண்டுபிடித்து அழித்துவிடுமாம். அதனால், நோய் உருவாகும்போதே அந்நோய் அழிக்கப்பட்டுவிடுமாம். அதாவது, நமது உடலே அந்த நோயை அழித்துவிடுமாம்.

இதில்தான் அடிப்படையான ஒரு கேள்வி எழுகிறது.

எதிர்ப்பு சக்தியை உடல் உருவாக்குகிறதா? அல்லது மருந்து மூலம் நேரடியாக எதிர்ப்பு சக்தியைச் செலுத்தி உடலில் ஸ்டாக் வைக்கிறார்களா? என்று நாம் சிந்தித்துப் பார்த்தால் நமக்கு விடை கிடைத்துவிடுகிறது. ஆனால், ஆங்கில மருத்துவம் என்ன சொல்லும்? இல்லை. அப்படியில்லை, மருந்தின் மூலம்தான் உடல் உருவாக்கிக்கொள்கிறது என்று சொல்லும்.

சரி, அப்படியே வைத்துக்கொண்டாலும், உடலின் உதவியின்றி எந்தத் தடுப்பூசியும் வேலை செய்ய இயலாதல்லவா? அப்படியானால், அந்த உடலால் சுயமாக இயற்கையாக நோய் எதிர்ப்பு சக்தியை ஏன் உருவாக்க முடியாது? ஒரு இரசாயன மருந்தால் முடியும் எனில், இயற்கையாகவும் முடியும்தானே? நோய் எப்போது உருவாகும் வாய்ப்பு இருக்கிறதோ அப்போது அந்த உடலே அதைச் செய்து கொள்ளாதா? மருந்துக்கு மட்டும்தான் அந்த சக்தி இருக்குமெனில், உடலின் ஒத்துழைப்பின்றி அந்த மருந்தால் உடலில் இயங்க முடியுமா? அதாவது, மருந்தே செலுத்தினாலும் இயற்கைக்கு மாறாக எந்த உடலாவது இயங்குமா? இயங்காதல்லவா! அப்படியானால், ஒரு மருந்துக்கு உடலினுள் பல ஆண்டுகளாகத் தங்கி வேலை செய்யும் சக்தி இருக்கிறதென்று யாரேனும் உறுதி கூறமுடியுமா?

ஒரு தடுப்பூசியால், நோய் எதிர்ப்பாற்றல் உடலில் பெருகிவிடும் எனில், பிறந்தது முதல் பலவிதமான நோய்கள் குழந்தைகளுக்கு வருகிறதே, அதை ஏன் அந்த எதிர்ப்பாற்றலால் தடுக்கமுடியவில்லை?

இல்லையில்லை. அந்தக் குறிப்பிட்ட நோய் வரும்போது மட்டுமே, அந்த நோய் எதிர்ப்பாற்றல் வேலை செய்யும், சளி, காய்ச்சல், வயிற்றுப் போக்குக்குக் காரணமான கிருமிகள் வரும்போதெல்லாம் அந்த எதிர்ப்பு சக்தி வேலை செய்யாதெனில், நம்பும்படியாகவா இருக்கிறது? மருத்துவம் என்ற பெயரில் பன்னாட்டு மருந்து கம்பெனிகள் சொல்லுவதையெல்லாம் எப்படி நம்புவது?

இந்தத் தடுப்பூசிப் பட்டியலைப் பாருங்கள்.

1. பிசிஜி - பிறப்பின் போது
2. ஒபிவி (1) + ஹெபடைடிஸ் பி (1) - பிறப்பின்போது
3. ஹெபடைடிஸ் பி (2) - 4 வாரங்கள்

4. டிபிடி (1) ஓபிவி (2) + ஹெச்ஐபி (1) - 8 வாரங்கள்
5. டிபிடி (2) ஓபிவி (2) + ஹெச்ஐபி (1) - 12 - 20 வாரங்கள்
6. டிபிடி (3) ஓபிவி (2) + ஹெச்ஐபி (1) - 18-20 வாரங்கள்
7. அம்மை + ஓபிவி + ஹெபடைடிஸ் (3) - 8-9 மாதங்கள்
8. சின்னம்மை (விருப்பத்துடன்) - 12-18 மாதங்கள்
9. எம்எம்ஆர் - 15-18 மாதங்கள்
10. எச்ஐபி (பூஸ்டர்) - 15-18 மாதங்கள்
11. டிபிடி + ஓபிவி (முதல் பூஸ்டர்) - 18-24 மாதங்கள்
12. ஹெபடைடிஸ்-ஏமருந்து (விருப்பம்) - 2 ஆண்டுகள்
13. டைபாய்டு ஊசி - 3 ஆண்டுகள்
14. டிபிடி + ஓபிவி (இரண்டாவது பூஸ்டர்) - 5 ஆண்டுகள்
15. ஹெபடைடிஸ் - ஏ மருந்து (விருப்பம் - 5 ஆண்டுகள்
16. எம்எம்ஆர் (அம்மை மற்றும் எம் எம் ஆர் கொடுக்காவிட்டால்) -5 ஆண்டுகள்
17. வாய்வழியாக டைபாய்டு - 8 ஆண்டுகள்
18. வாய்வழியாக டைபாய்டு - 9 ஆண்டுகள்
19. டெட்டானஸ் - 10 ஆண்டுகள்
20. சின்னம்மை தடுப்பூசி - 10 ஆண்டுகள் (சின்னம்மை தடுப்பூசி ஆரம்பத்திலேயே கொடுக்காவிட்டாலும், சின்னம்மை ஏற்கெனவே வராவிட்டாலும்)
21. டைபாய்டு வாய்வழியாக - 12 ஆண்டுகள்
22. டெட்டானஸ் டாக்சாய்டு (டிடி) - 16 ஆண்டுகள்

இத்தனை தடுப்பூசிகளைத் தாங்கும் சக்தி குழந்தைகளுக்கு இருக்குமா என்று யோசித்தாலே மலைப்பாய் இருக்கிறது. அதிலும், ஒரு சில நோய்களுக்கு ஒருமுறை தடுப்பு மருந்து செலுத்தினால் போதாதாம். குறிப்பிட்ட இடைவெளியில் தொடர்ந்து செலுத்தினால்தான் நோய் எதிர்ப்பாற்றல் பெருகுமாம்.

இந்தப் பட்டியலில் சில ஆண்டுகளுக்கு ஒருமுறை என ஏதேனும் ஒரு புதிய தடுப்பூசியை அறிமுகப்படுத்திக்கொண்டேதான்

இருக்கிறார்கள். ஆனால், நோய்கள் ஒழிந்ததா? குழந்தை மருத்துவமனைகளும், குழந்தை நோய் சிறப்பு மருத்துவர்களும் பெருகிக்கொண்டே போகிறார்களே, ஏன்?

இந்த நோய் எதிர்ப்பாற்றலால் குழந்தைகளை ஆரோக்கியமாய் வாழவைக்க முடியவில்லை என்றுதானே அர்த்தமாகிறது.

இன்னுமோர் அடிப்படைக் கேள்வி இருக்கிறது.

கடந்த சில ஆண்டுகளாகவே குழந்தைகளுக்கு பலவிதமான மர்மக் காய்ச்சல்கள் அதிகமாகிறதே, காரணமென்ன? குழந்தை இறப்பும் திடீர் திடீரென நிகழ்கிறதே, ஏன்?

மருத்துவமனையில் சிகிச்சையில் இருக்கும் குழந்தைகள் இறந்துவிடுகின்றனவே, ஏன்? மர்மக் காய்ச்சலுக்கான மருந்து கண்டுபிடிக்கப்படவில்லையா? அல்லது சிகிச்சை பலனளிக்கவில்லையா? அல்லது கிருமிகள் வலுப்பெற்றுவிட்டதா? இத்தனை தடுப்பூசிகள் போட்ட பின்னும் ஒரு குழந்தைக்கு மர்மக் காய்ச்சல் வருகிறதென்றால், ஆபத்துகள் முற்றிலும் ஒழிக்கப்படவில்லையென்றும், புதுப்புது நோய்கள் வடிவில் மர்மமாய் ஆபத்துகள் வருகிறதென்றும், தடுப்பூசிகளால் ஆரோக்கியத்தை உருவாக்கவே முடியாதென்றும்தானே அர்த்தமாகிறது.

இங்கே நாம் மற்றொரு செய்தியையும் அறிந்துகொள்ள வேண்டியிருக்கிறது. நோய்த்தடுப்பு என்ற தத்துவத்தைக் கொண்ட தடுப்பூசியின் வரலாறும் இந்தியாவில் இருந்து துவங்கியதாகும். ஆம். நோயை வருமுன் தடுக்கமுடியும் என்ற கண்ணோட்டம் கூட மரபு வழி மருத்துவத்தின் மரபில் இருந்து உலகெங்கும் பரவியது என்பதே வரலாறு சொல்லும் உண்மையாகும். ஆனால், மரபு வழி மருத்துவத்தில் இருந்தபோது வியாபாரமாகவில்லை, இப்போது வியாபாரம் ஆகியிருக்கிறது என்பதும், அன்று நோயைத் தடுத்தது, இன்று நோய்களை உருவாக்குகிறது என்பதுமே முக்கிய வித்தியாசங்கள் ஆகும்.

பெரியம்மை நோய்க்கு தடுப்பு மருந்து 1798இல் கண்டுபிடித்தவர் டாக்டர். எட்வார்ட் ஜென்னர் என்ற ஆங்கில மருத்துவர் என்பதை அனைவரும் அறிவர். ஆனால் இவரின் கண்டுபிடிப்புக்கு அடிப்படை ஆயுர்வேத மருத்துவத்தின் தடுப்பு மருந்தே என்பதை 1905 ல் சென்னையில் நடைபெற்ற கிங்ஸ் நோய்த்தடுப்பு மருந்து

உற்பத்தி மையத்தின் திறப்பு விழாவில் அன்றைய மெட்ராஸ் கவர்னர் லார்ட் அம்டி விரிவாய் பேசியிருக்கிறார் என்பதையும் நீதியரசர். வெ.இராமசுப்பிரமணியன் அவர்கள் தனது தீர்ப்பில்தான் கூறியுள்ளார்.

ஆம். இந்திய மரபு வழி மருத்துவங்கள்தான் நோய் வருமுன் காக்கும் வழிமுறைகளை உலகிற்கு அளித்த மருத்துவ முறைகளாகும். இம்மருத்துவங்கள் அளித்த தடுப்பு மருந்து வெறும் மருந்துகளால் மட்டும் ஆனதல்ல, எப்படி வாழவேண்டும் என்ற வழிமுறையோடும் இணைந்ததாகும்.

ஆக, நம்பிக்கையை, ஆரோக்கியத்தை அளிப்பதுதான் மருத்துவமேயொழிய, அவநம்பிக்கையை, நோய்மையை அளிப்பதல்ல மருத்துவம். இயற்கையாகவே மனிதன் ஆற்றல் உள்ளவன் என்று சொல்லுவதுதான் மருத்துவமேயொழிய, இயல்பிலேயே எல்லா நோயும் எல்லாருக்கும் வரும், வந்தே தீரும் என்று சொல்வதல்ல மருத்துவம்.

13
அதிகரிக்கும் கர்ப்பப்பை நோய்களுக்குக் காரணம் என்ன?

குழந்தைக்கு நல்லது, தாய்க்கு நல்லது என்று சொல்லி குழந்தை கருவில் இருக்கும்போதே மருந்து மாத்திரைகளை கொடுக்க ஆரம்பித்துவிடுகிறார்களே, அப்படியும் ஏன் ஆரோக்கியமுள்ள குழந்தைகளை உருவாக்க முடியவில்லை?

ஆம். இப்போது தமிழகத்தில் நடக்கும் பிரசவங்களில் 35 சதம் சிசேரியன் என அரசின் ஆவணமே கூறுகிறது. ஆனால், உண்மையில் இது 35 சதத்திற்கும் அதிகமாய் இருக்கும் என நாமறிவோம்.

இப்போதைய நமது கவலை இதுதான். இந்நிலை தொடர்ந்து கொண்டே இருந்தால், 100 சதமான பிறப்பும் சிசேரியன் பிறப்பாக அல்லவா மாறிவிடும். இது இயற்கைக்கு முரணானது என்பதைப்பற்றி அறிவாளர்கள் கவலைப்படப் போவதில்லை. எனவே, இயற்கையை நாம் கண்டுகொள்ள வேண்டியதில்லை என்றே வைத்துக்கொள்வோம். ஆனால், சிசேரியன் பிரசவத்தால் பெண்களுக்கு ஏராளமான உடல்நலக் குறைவுகள் பிற்காலத்தில் ஏற்படுமே, அது குறித்துக் கவலைப்படாமல் எப்படி இருக்கமுடியும்?

இன்றுள்ள நமது சமூகத்தில் இருப்பவர்களில் பெரும்பாலோர் இயற்கை வழியில் பிரசவமாகிப் பிறந்தவர்கள்தான். எனவே, இன்று ஆங்காங்கே இயற்கையான சுகப் பிரசவம் நடைபெறும் ஆற்றலும், தைரியமும் பெண்களுக்கு இருக்கிறது. சமீப பத்தாண்டுகளுக்குள்தான் மருத்துவமனை பிரசவம் எனப் பேச ஆரம்பித்திருக்கிறார்கள். ஆக, நூறு சதவிகிதமும் மருத்துவமனையில் மட்டும்தான் பிறக்கிறது எனும்போது நிச்சயம் சிசேரியன் எண்ணிக்கையும் தாறுமாறாய் அதிகமாகிவிடும். அப்படியே இன்னும் பத்தாண்டுகள் கடந்தால் என்ன நிலை இருக்கும் என்று யோசித்துப் பாருங்கள்.

அதாவது, வீட்டுப் பிரசவம், இயற்கைப் பிரசவம் என்ற வார்த்தைகளை இன்று ஒழிக்கப் பார்க்கும் அரசு, இன்னும் இருபது முப்பது ஆண்டுகளில் சுகப் பிரசவம் என்ற வார்த்தையையும் ஒழித்துவிடும். நான்சிசேரியன் பிரசவமா அதெல்லாம் கொடுமையானது என்று சொல்லுவார்கள். குழந்தை பிறந்த ஒரு மணி நேரத்தில் தாய்ப்பால் கொடுப்பதுதான் தாய்க்கும், சேய்க்கும் நல்லது என்று இப்போதுவரை நம்புகிறோமே, அறிவியலும் ஆய்வுகளின் அடிப்படையில் ஒப்புக்கொள்கிறதே, அப்படி குழந்தை பிறந்த ஒரு மணி நேரத்தில் பால் கொடுக்க எந்தத் தாய்க்கேனும் உடலில் தெம்பு இருக்குமா?

பெண் குழந்தை பிறந்துவிட்டது என்றால், உடனே பிரசவ காப்பீடு போட்டுக்கொள்ளுங்கள், அந்தப் பெண்ணுக்கு ஒரு குழந்தை பிறக்கும்போது பிரசவச் செலவில் பாதியை நாங்கள் கட்டிவிடுவோம், இப்போது நீங்கள் மாதம் ஆயிரம் ரூபாய் செலுத்தினால் போதும் என்பார்களே, சம்மதம்தானா உங்களுக்கு? இது ஏதோ கற்பனை என்று நினைத்துவிடாதீர்கள்.

இன்று பொதுவாய் என்ன நடக்கிறது? ஒரு பெண் கருவுற்றால் போதும், உடனே என்ன சொல்லுகிறார்கள்?

1. மாதந்தோறும் தவறாமல் மருத்துவமனைக்குச் செல்லவேண்டும்.

2. ஒவ்வொரு மாதமும் மருத்துவர் சொல்லும் அனைத்துப் பரிசோதனைகளையும் செய்துகொள்ளவேண்டும்.

3. மருத்துவர் தரும் மருந்து, மாத்திரைகளை முறைப்படி நேரந்தவறாமல் தினசரி சாப்பிடவேண்டும்.

4. குறித்துக்கொடுக்கும் தேதியில் வந்து மருத்துவமனையில் சேர்ந்துவிடவேண்டும்.

5. சிசேரியனோ அல்லது எந்தவிதமான பிரசவமோ அதில் தலையிடும் உரிமை பெற்றோருக்கு இல்லை. நாங்கள் கேட்கையில் கையெழுத்து போடுவதோடு பெற்றோர் உரிமை முடிகிறது.

அடிப்படையில் இது பயமுறுத்தலா அல்லது நம்பிக்கை அளித்தலா? கர்ப்பமுறுதல் என்பதும், குழந்தைப் பெற்றெடுத்தல் என்பதும் வியாதியல்லவே, அது ஒரு பெரும் பேறு அல்லவா. ஆனால்,

அப்படிச் சொல்லும் மண்ணின் மரபை மறுத்துவிட்டு, மருந்து சாப்பிடுவதுதான் விழிப்புணர்வு என்று மாற்றியுள்ளார்களே, இதை இன்னும் எத்தனை ஆண்டுகளுக்கு நம்பப்போகிறோம்?

ஒரு பெண்ணின் பாசமுள்ள தாயும், கணவனும், தந்தையும் கர்ப்பம் தரித்த அப்பெண்ணிற்குச் செய்யும் பெருங்கடமை மருத்துவமனைக்கு மாதந்தோறும் அழைத்துச் செல்வதே என்றும், அழைத்துச் செல்லவில்லையெனில் அவர்கள் விழிப்புணர்வற்றவர்கள், பாசமற்றவர்கள், முட்டாள்கள் என்றும் புரிதல்களை திணித்துள்ளார்களே, இதில் பகுத்தறிவு எங்கேயிருக்கிறது?

கர்ப்பிணிகளுக்கு அள்ளித்தரும் மாத்திரைகளால்தான் குழந்தை வளர்கிறது என்றே பலரும் நம்பிக்கொண்டிருக்கிறோம். காய்கறிகளிலும், பழங்களிலும், உணவு வகைகளிலும் இல்லாத சத்தா மாத்திரைகளில் இருக்கும்? இப்படிக் கேட்டால் போதும், உடனே பலருக்கும் கோபம் வந்துவிடுகிறது. நாகரிகமின்றி பேசுவதாக, அறிவின்றி பேசுவதாக திட்டத் துவங்கிவிடுகிறார்கள்.

கால்சியமும், விட்டமின்களும் தாயின் உடலில் கம்மியாக இருப்பதால்தானே மருத்துவர் கொடுக்கிறார்? போதுமான சத்து இல்லையென்றால் குழந்தை எப்படி வளரும்? உணவைச் சாப்பிடவே முடியாத பெண் மாத்திரை சாப்பிட்டால் நல்லதுதானே? குழந்தை விஷயத்திலா விளையாடுவது? ஆரோக்கியமாக இருந்தால்தானே டெலிவரி நல்லா இருக்கும்?

எல்லாக் கேள்விகளும் சரிதான். கால்சியமும், விட்டமின்களும் தேவைதான். ஆனால், அதெல்லாம் உணவில் இல்லையென்றும், ஹார்லிக்சிலும், மாத்திரையிலும்தான் இருக்கிறது என்றும் நம்பவைத்துள்ளானே, இதை அறிவியலின் பெயரிலான போலிப் பரப்புரை என்றுகூட உணரமுடியவில்லையா என்ன? அந்த அளவிற்கு அறிவியல் ஒருவரின் கண்ணை மறைக்கும் எனில், அவரை மூடநம்பிக்கையாளர் என்றுதான் சொல்லமுடியுமேயொழிய, அறிவியல் வழியிலான சிந்தனையாளர் என்று ஒருபோதும் சொல்லமுடியாது.

ஏதோ ஒருசில குறிப்பிட்ட பெண்களுக்கு மட்டும் சத்துக்குறைவென்று சொல்லி மாத்திரை எழுதிக்கொடுத்தால் கூட பரவாயில்லை. ஆனால், மருத்துவமனைக்குச் செல்லும் நூறு சதவிகிதப் பெண்களுக்கும் சத்துக்குறைவென்று சொல்கிறார்களே,

அத்தனை பேரும் அத்தனை பலவீனமாகவா எப்போதும் இருக்கிறோம்? நூறு சதமான பெண்களும் போதுமான ஊட்டச் சத்தின்றி இருக்கிறார்களா என்ன? மருத்துவம் என்ற பெயரில் எது சொன்னாலும் நம்பிவிடுவோம் என்ற நமது தாழ்நிலையை விழிப்புணர்வு என்று எப்படிச் சொல்ல இயலும்?

மாத்திரை, மருந்துகளால்தான் குழந்தை கர்ப்பப்பையில் வளருகிறது எனில், மாத்திரை இல்லையெனில் குழந்தை பிறப்பே நிகழாது எனில், மாத்திரைகளின் முன் இந்த மனிதகுலமே மண்டியிட்டுக் கிடக்கவேண்டியதுதான். இன்னும் சரியாகச் சொல்லப்போனால், மாத்திரைகளைத் தயாரிக்கும் பன்னாட்டு நிறுவனங்களின் காலடியில் மொத்த மனிதகுலமும் மண்டியிட்ட மாதிரியல்லவா மாறிவிடுகிறது!

போதுமான சத்து இருந்தால்தான் குழந்தை வளரும் என்பதெல்லாம் சரிதான். ஆனால், அந்தப் போதுமான சத்துக்களை உணவில் இருந்து உடல் உருவாக்கி, சத்தாக மாற்றி, தொப்புள் வழியே குழந்தைக்கு அளிக்குமா? அல்லது நேரடியாக கால்சியமாக இரும்புச் சத்தாக உள்ளே போய், அப்படியே தொப்புள் வழியே குழந்தைக்குப் போய்விடுமா? செயற்கை இரசாயனங்களைத் தாங்கும் சக்தி கர்ப்பப்பையில் வாழும் குழந்தைக்கு இருக்குமா?

இதனால் கர்ப்பப்பை பாதிக்கப்படாதா? ஏன் கர்ப்பப்பை நோய்கள் இப்போது அதிகரிக்கின்றன? எட்டு குழந்தை பெற்ற அம்மாவுக்கும், பதினாறு குழந்தை பெற்ற பாட்டிக்கும் வராத கர்ப்பப்பை நோய்கள் ஏன் ஒரே ஒரு குழந்தை பெற்ற பெண்ணுக்கு வருகிறது? சிசேரியன் செய்துகொண்ட பெண்களுக்கெல்லாம் கர்ப்பப்பையிலும், முதுகிலும் வரும் நோய்கள் ஒன்றா, இரண்டா? இதற்கு நவீன மருத்துவம் என்ன பதில் சொல்லப்போகிறது?

குறிப்பாக, கர்ப்பமான நாள் முதல் பிரசவம் வரை மாதந்தோறும் சிகிச்சை எடுக்கவேண்டிய அவசியம் என்ன? கர்ப்பிணிகளின் சிறுநீரில் மாற்றம் வரும் என்பது அனைவருக்குமான பொது உண்மையாயிற்றே. அது இயற்கையின் தன்மையல்லவா. அதற்கேன் மாதந்தோறும் பரிசோதனை? நீரழிவு பயமுறுத்தல்கள்? அதற்கென தனி மாத்திரை. இதுதான் அறிவியலா? பற்களை வேறு பரிசோதனை செய்துகொள்ளவேண்டுமாம். என்னய்யா மடத்தனம் இது?

ஸ்கேன் செய்து இரு மாதங்களுக்கு ஒரு முறை குழந்தையை பார்த்தே ஆகவேண்டுமாம். இல்லையெனில் எப்படி வளர்கிறது என்று தெரியாமல் போய்விடுமாம். ஏன், எப்படி வளர்கிறது

என்று தெரிந்து என்ன செய்யப் போகிறீர்கள்? ஒரு கையில் விரல் இல்லையென்றால் அல்லது கால்களே இல்லையென்றால் மாத்திரை மூலம் விரலையும், காலையும் வளர வைத்துவிடுவீர்களா? கதிர்வீச்சு ஆபத்து என்று சொல்லிக்கொண்டே கர்ப்பப்பையின் மீது இத்தனை கதிர்வீச்சு செய்கிறீர்களே, அறிவியல் இதை அங்கீகரிக்கிறதா?

சரி, போகட்டும். இத்தனையும் செய்கிறீர்களே, மாத்திரையை முழுமையாய் சாப்பிட்ட ஒரு கர்ப்பிணிக்கு சுகப் பிரசவத்துக்கு உத்தரவாதம் தரமுடியுமா? உன் குழந்தை ஒழுங்காக வளர்ந்துள்ளது, நீயும் சத்துடன் இருக்கிறாய், குழந்தையும் ஆரோக்கியமாய் இருக்கிறது, எனவே, ஆபத்தில்லை எளிதில் பிரசவமாகிவிடும், மருத்துவமனைக்கு வரவேண்டிய அவசியமில்லை என்று எந்த மருத்துவரும் உத்தரவாதமாய் சொல்வதில்லையே, ஏன்? அப்படியெனில், மாத்திரைகளின் பலன் தான் என்ன?

கருப்பையில் இருக்கும்போது ஸ்கேன் செய்வது வேறு, மாத்திரை வேறு, பிரசவம் வேறு என்று வெட்கமேயில்லாமல் பதில் சொல்லுவார்கள்.

ஆனால், எல்லாவற்றையும் நாம் இப்படித்தான் நம்பப் போகிறோமா? ஏதேனும் ஒரு புள்ளியில் கேள்வி கேட்டால் கூட மொத்தமும் புரிந்துவிடுமே. எப்போது கேட்கப் போகிறோம்? எல்லா மருந்தையும் நம்பி பகுத்தறிவை வெளிப்படுத்தப் போகிறோமா அல்லது எல்லா மருந்தையும் கேள்வி கேட்டு பகுத்தறிவை வெளிப்படுத்தப்போகிறோமா? எது பகுத்தறிவு? கேள்வியின்றி ஏற்றுக்கொள்வதா அல்லது அனுபவம் மற்றும் அறிவியலின் படி நின்று சிந்திப்பதா?

குழந்தை வீட்டில் சுகப்பிரசவத்தில் பிறந்தால்கூட பிறப்புச் சான்றிதழ் தரமாட்டார்களாம். இது சர்வாதிகாரம் அல்லவா. சரி, ஏன் தரமாட்டார்கள்? சுகப்பிரசவம் எப்படி நடக்கும்? அதை எப்படி நம்புவது? இந்தத் தாய்க்கும் தந்தைக்கும் பிறந்தது என்று எப்படி நம்புவது? வீட்டில் குழந்தை பிறப்பது சட்டவிரோதமாயிற்றே எனக் கேள்விகளை குவிக்கிறார்கள் அரசு அதிகாரிகள். குழந்தை சுகப்பிரசவத்தில் பிறக்காதாம், சட்டவிரோதமாம். என்ன கொடுமை இது? குழந்தைப் பிறப்பைக் கண்டுபிடித்தவர்களே நாங்கள்தான் என்பதுபோலான அராஜகம் அல்லவா இது.

அலோபதி மருத்துவர் மட்டுமே பிரசவம் பார்க்கவேண்டுமாம். யார் அந்த மொத்த அதிகாரத்தையும் அலோபதி எனும் ஒரு

மருத்துவத்தின் கீழ் கொடுத்தது? அரசுக்கே அதற்கான அதிகாரம் இல்லாதபோது எப்படி அதை சட்டமாக்கமுடியும்?

குழந்தைப் பிறப்பை முழுவதும் செயற்கையான ஒரு செயலாக மட்டுமில்லாமல், முழுவதும் தனது கட்டுப்பாட்டில் உள்ள செயலாக ஒரு மருத்துவமுறை சொல்கிறது எனில், அது மனிதகுலத்துக்கே ஆபத்தாயிற்றே! ஆம். மனிதகுலம் இதற்கான விலையை நிச்சயம் கொடுக்க வேண்டிவரும்.

இயற்கை குறித்த அறிவியல் அறிவுகொண்டோர் யாராய் இருந்தாலும் சரி, ஒரு நிமிடம் சிந்தித்துப் பார்த்தால் போதும், கருத்தறித்தலும், கர்ப்பப்பை எனும் வெளி உலகோடு நேரடித்தொடர்பில் இல்லா ஓர் அறையில் குழந்தை வளர்தலும் எத்தனை பெரிய இயற்கையான செயல் என்பதை நிச்சயம் புரிந்துகொள்ள முடியும். தொப்புள்கொடியும், நஞ்சுப் பையும் அத்தனை சாதாரணப் படைப்பல்லவே.

ஆனால், அந்தக் கருப்பையினுள் செயற்கை இரசாயன மாத்திரைகளை தினம் தினம் கொட்டி, மொத்த கருப்பையையும் நஞ்சுப்பையாய் மாற்றுகிறோமே, இதை அறிவியலென்று எப்படி ஏற்றுக்கொள்வது?

எவ்வளவு மாத்திரைகளை அள்ளிக் கொடுத்தாலும் எந்தக் குழந்தையும் நான்கே மாதங்களில் வளர்ந்து விடுவதில்லையே, ஏன்? எங்கள் மாத்திரையால்தான் குழந்தையே வளர்கிறது என்று சொல்கிறார்களே, அந்த அறிவியலாளர்கள்தான் பதில் சொல்லவேண்டும்.

தாய்க்குப் போதிய சத்து இல்லை, எனவே குழந்தை வளர இருபது மாதம் ஆகும் என்றும் ஏன் நாம் கேள்விப்படவில்லை? குழந்தையின் வளர்ச்சியை ஏன் உங்களால் தீர்மானிக்க முடியவில்லை அலோபதி மருத்துவர்களே, பதில் சொல்லுங்கள். ஆம். அதுதான் இயற்கை.

முட்டாள்தனம், மூடநம்பிக்கை, அறிவற்ற செயல் என ஆயிரம் வார்த்தைகளில் திட்டினாலும் எந்த மருத்துவராலும் இயற்கையை மீறி எதுவும் செய்துவிடமுடியாது. இயற்கையான செயல்களில் குறுக்கிட்டு தங்களது வியாபாரத்தை நடத்திக்கொள்கிறார்களேயொழிய, எதையும் இவர்களால் தீர்மானிக்க இயலாது என்பதே உண்மையாகும்.

ஆம், குழந்தை பிறக்கும் முன்பே, பல நாட்களுக்கு முன்பாகவே ஒரு தாயின் வயிற்றிலும், இடுப்பிலும், பிறப்புறுப்பிலும் மாற்றங்கள் மெதுவாய் ஏற்படுகிறதே, இயற்கையின் சிறப்பல்லவா இது? குழந்தை தனது இருப்பின் அமைப்பை மாற்றிக்கொண்டு மெதுவாய் வெளிவரத் தயாராகிறதே, இது இயற்கையான செயலா அல்லது மாத்திரையின் விளைவா? பிறப்புறுப்பின் வழியாகத்தான் பிறப்பு நடைபெறவேண்டும் என்ற இயற்கையின் விதியையே கேவலம் காசுக்காக மாற்ற முயல்வோரை, அறுத்தெடுத்து அப்படியே குழந்தையை எடுக்கும் இயற்கை விரோதச் செயலை செய்வோரை மருத்துவர் என்று எப்படி அழைப்பது?

முட்டையிட்ட எல்லாக் கோழிகளும் அடை காக்கின்றனவே, அடை காத்தால்தான் குஞ்சு பொறிக்கமுடியுமென்று அந்தக் கோழிக்கு யார் சொல்லிக் கொடுத்தது? தாய்க் கோழி சொல்லிக் கொடுத்திருக்க வாய்ப்பில்லை என்று நாமறிவோம். அப்படியெனில், யார் சொல்லிக் கொடுத்தது? கோழிக்கு இருக்கும் உடலறிவுகூட ஆறறிவு மனிதர்களுக்கு இல்லாமல் போயிற்றே, என்ன காரணம்?

மருத்துவமனையில் வந்துதான் எல்லாத் தாய்மார்களும் பிரசவம் பார்த்துக்கொள்ள வேண்டுமாம். சட்டம் போட்டு மிரட்டுகிறார்கள். இயற்கையான பிறப்பையே சட்டம் போட்டு தனது மருத்துவத்தின் கீழ் கொண்டு வந்த இந்த ஆணவம் உலகின் ஆணவச் செயல்களில் முதலாவதாகும்.

ஆம். உலகையே நான் தான் ஆள்கிறேன் என்று சொன்ன பிரிட்டிஷ்காரன் 1939இல் கொண்டுவந்த சட்டமிது. இந்தியர்களை மருத்துவமனைக்குக் கொண்டுவர வேண்டும் என்பதற்காக சதி செய்து போட்ட சட்டமிது. ஆனால், வெட்கமில்லாமல் சுதந்திர அரசும் அந்தச் சட்டத்தைப் பின்பற்றுகிறதே, அது ஏன்?

இந்தியாவின் மரபு மருத்துவங்களில் பிரசவம் பார்க்கும் மருத்துவ அறிவு இல்லையா என்ன? கேட்டால் போதும், ஏற்கனவே தயாராய் வைத்திருக்கும் பதிலை உடனே சொல்லிவிடுவார்கள். இந்தியாவில் அந்தக் காலத்தில் தாய், சேய் மரணங்கள் அதிகமாய் இருந்தன, அலோபதி வந்த பின்புதான் அதைக் குறைத்தோம் என்பார்கள்.

எந்தக் காலத்தில் என்று கேட்டால், அலோபதி வருவதற்கு முன்பு என்று மொத்தமாய் சொல்லிவிடுவார்கள். சரி, அப்படியெனில் ஒரு சந்தேகம். பத்து குழந்தைகள், இருபது குழந்தைகள் என்று பெற்றுக்கொண்டார்களே, எப்படி? குழந்தை பிறப்பின்போது

பெண்களெல்லாம் இறந்து போயினர் என்றால் எந்தப் பெண்ணாவது பத்திருபது குழந்தை பெற்றுக்கொள்ள முன்வருவார்களா, சமூகத்தில் கலவரமல்லவா மூண்டிருக்கும்? முதலிரு குழந்தைகளைப் பெற்றெடுக்கையிலேயே மரணம் ஏற்பட்டிருக்குமே, பத்திருபது குழந்தைகளை எப்படிப் பெற்றெடுத்திருப்பார்கள்? சரி, தாய், சேய் இறப்பு தெருவெங்கும் நிகழ்ந்து கொண்டே இருந்தன என்று எந்த இலக்கியத்தில் இருக்கிறது? ஒரு வரலாற்றுக் குறிப்பு கூடவா இல்லாமல் போயிருக்கும்? தமிழன் என்ன அத்தனை மடையனா என்ன?

சரி, விடுங்கள். கர்ப்பமுற்ற பெண்களில் கணிசமானோர் இறந்து போயினர் எனில், அந்தக் காலத்தில் ஆண்-பெண் விகிதாச்சாரமும் கடுமையாய் குறைந்திருக்க வேண்டுமே, குறைந்திருந்ததா? பிரசவத்தின் போது மனைவியை இழந்த ஒவ்வொரு ஆணும் நாலைந்து பெண்களையாவது திருமணம் செய்யும் வழக்கம் சமூகமெங்கும் நிறைந்திருக்க வேண்டுமே, இருந்ததா? தாயில்லாத குழந்தைகள் சமூகமெங்கும் நிறைந்திருந்ததாக பதிவுகள் பல இருந்திருக்குமே, இருக்கிறதா? சித்திகளால் கொடுமைப்படுத்தப்பட்ட குழந்தைகளின் கதைகள் நூற்றுக்கணக்கில் இருந்திருக்குமே, யாரேனும் படித்ததுண்டா? பிரசவத்தின் போது இறந்துபோன ராணிகள் என்றொரு பட்டியலே வரலாற்றில் இருந்திருக்குமே, இருக்கிறதா?

அதுமட்டுமல்ல, பிரசவ காலங்களின் போது, தாயும், சேயும் ஆயிரக்கணக்கில் மடிந்தார்கள் எனில், பிறந்த குழந்தைகளில் பாதியைப் பறிகொடுத்துவிட்டு வாழ்ந்த சமூகமா நமது சமூகம்? சித்த மருத்துவத்தில் உயர்வு பெற்றிருந்த தமிழ்ச் சமூகத்திலும், உயிரை வளர்த்தெடுத்த ஆயுர்வேதத்திலும் இருந்த மருத்துவர்கள் அதைக்கண்டு கொள்ளாமலா இருந்திருப்பார்கள்? மண்டையோட்டினை அப்படியே கழற்றி, இரத்தம் ஒழுகாமல் மீண்டும் மாட்டத் தெரிந்த மருத்துவத் தொழிற்நுட்பம் அறிந்தவர்கள் இருந்த பூமியில், போரில் வெட்டப்பட்ட மூக்கையும், கையும் அப்படியே ஒட்டத் தெரிந்த உயர்ந்த அறிவு பெற்ற மருத்துவர்களைக் கொண்ட சமூகத்தில், தாய்-சேய் மரணம் அப்படி நடந்திருந்தால், அந்தக் கால அறிஞர்களும், அறிவியலாளர்களும் சும்மா இருந்திருப்பார்களா என்ன?

வானவியல், விவசாயம், கட்டடம், அறம், இலக்கியம் என எல்லாக் கலைகளிலும், குணங்களிலும் மேன்மை பெற்றிருந்த நாடு

என்பதையும், அறிவியல் அறிவில் உயர்வு பெற்றிருந்த சமூகம் என்பதையும் மொத்தமாய் மறந்துவிட்டு, தாயையும், சேயையும் பிரசவத்தின் போது காப்பாற்றும் இயற்கையான அடிப்படை அறிவு கூட இல்லாத சமூகமென்று யாரடா சொன்னது எமது தாய் மண்ணை என்று பொங்கி எழவேண்டிய சமூகம், புள்ளிவிவரம் கண்டு புதைந்து போனதேன்? ஏனெனில், கண்ணைக் கட்டி உண்மையை மறைப்பதைத்தான் அறிவியல் அறிவு என்கிறது நவீன மருத்துவம்.

சிறு வயதில் திருமணம், சிறுவயது முதலே கருவுறுதல், போதிய இடைவெளியின்றி தொடர்ச்சியாக குழந்தை பெற்றுக்கொள்ளுதல், பிரிட்டிஷார் காலத்தில் போதிய உணவின்றி சமூகத்தில் இருந்த வறுமை ஆகியன அன்றைய சமூகத்தில் இருந்த குறைபாடுகள் என்றும், எனவே, பெற்றெடுத்த குழந்தைகளில் சில இறந்து போயின என்றும் சொன்னால், அது பரிசீலிக்க வேண்டிய காரணங்கள். ஆனால், பாருங்கள் தாயும், சேயும் வீட்டுப் பிரசவத்தில் கணிசமாக இறந்துபோனார்களாம். பச்சைப் பொய்யல்லவா இது?

உணவுப் பயிர்களைக்கூட பயிரிட விடாமல் அவுரியை பயிரிடச் சொல்லி எமது விவசாயிகளை ஒடுக்குமுறையால் விரட்டினானே பிரிட்டிஷ்காரன், அவனது சதியால் செயற்கையாய் மக்களிடம் உருவாக்கப்பட்ட பஞ்சமும், பசியும் ஒரு முக்கியக் காரணம் என்றும், போதிய உணவின்மையால் அன்றைய இந்தியப் பெண்கள் பாதிக்கப்பட்டனர் என்றும் சொன்னால் அது வரலாறு, அறிவியல் பூர்வமான பார்வை.

மாறாக, இயற்கையாய் பிரசவம் நிகழ்ந்ததால் பெண்கள் இறந்தனராம், தடுப்பூசி போடாததால் குழந்தைகள் இறந்தனராம். பிரசவத்துக்குப் பின் இரத்தப் போக்கு அதிகமானால் ஆபத்தாம். எனவே, மருத்துவமனையில் பிரசவம் பார்ப்பது மட்டுமே ஒரே தீர்வாம்.

அதிக உதிரப்போக்கு ஏன் ஏற்படுகிறது என்பதை அறிந்து அதைத் தடுக்கும் வழிமுறைகளைக் கற்பிப்பதுதானே நிரந்தரத் தீர்வு? மாறாக, இரத்தம் போகட்டும், அப்போது வேறு இரத்தம் ஏற்றிக்கொள்வதற்கு தயார் நிலையில் இரத்த வங்கி இருக்கவேண்டும் என்று சொல்லி, இரத்த வங்கி, அறுவைச் சிகிச்சை அரங்கு உள்ள மருத்துவமனையில்தான் பிரசவம் நிகழ வேண்டும் என்கிறீர்களே, இது அறிவுடைமையாகுமா? இது நிரந்தரத் தீர்வாகுமா?

எந்த விலங்கேனும் இதர சக விலங்குகளின் துணைகொண்டு பிரசவம் பார்த்துக்கொள்கிறதா? எந்த விலங்கேனும் மாத்திரை மருந்து சாப்பிடுகிறதா? சத்து மாத்திரை எடுத்துக்கொள்கிறதா? ஸ்கேன் செய்து பார்த்துக் கொள்கிறதா? விலங்குகளை இயற்கையை அறியாதவை என்றும், எதையும் பகுத்தறியத் தெரியாதவை என்றும் நாம் சொல்லுகிறோம். ஆனால், அவை இயற்கையின் ஒழுங்கை மீறுவதில்லையே. இயற்கையின் வழியில் வாழத்தெரிந்தவைகளாய் நெறி பிறழாது வாழுகிறதே.

ஆறறிவுள்ள மனிதன் மட்டும் எப்படி இயற்கையை மீறினான்? குழந்தைப் பெற்றெடுத்தலைக்கூட வியாபாரமாக்கத் துணிந்த மனிதனின் தொழில் தந்திரம் ஆறாவது அறிவால் சாத்தியமானதன் விளைவுதானே இது. அனைத்துக் குழந்தையும் மருத்துவமனையில்தான் பிறக்கவேண்டும் என்பது உலகவங்கியின் உத்தரவாம். அரசின் செய்திகளே கூறுகின்றன.

இதோ, புள்ளிவிவரங்களின் மோசடித்தன்மையையும், அரசுத் திட்டங்களின் மோசடியான நோக்கங்ளையும் விளக்கும் சில தகவல்கள்.

2004, டிசம்பரில் உலகவங்கி 212.8 மில்லியன் டாலர் நிதியை தமிழகத்துக்கு சுகாதாரத் திட்டத்துக்கு என வழங்கியதாம். மேலும், அதே திட்டத்துக்கு 2010 ஏப்ரலில் 117.70 மில்லியன் டாலரை கூடுதலாக வழங்கியதாம். கிராமப்புற சுகாதாரத்தை மேம்படுத்துவதுதான் முக்கிய நோக்கமாம். அதில் உள்ள ஒரு புள்ளிவிவரம் கூறுகிறது.

பிரசவ நேர சிசு மரணம் 2005இல் 43/1000 என இருந்தது, 2012இல் 22/1000 என குறைந்துவிட்டது. 2004-05இல் 109 ஆக இருந்த தாய் மரணம் 2012-13இல் 79 ஆகக் குறைந்துவிட்டது என்கிறது உலக வங்கி. (*http://www.worldbank.org/en/news/feature/2014/07/21/tamil-nadu-health-system-project*)

தேசிய கிராமப்புற சுகாதாரத்திட்டம் 2005 முதல் 2010 வரை எப்படி செயல்படுத்தப்பட்டுள்ளது என்பதைக்கூறும் இந்திய அரசின் அறிக்கையோ பின்வருமாறு கூறுகிறது.

2005இல் ஆயிரத்திற்கு 58 ஆகவும், 2008இல் 53 ஆகவும் இருந்த சிசு மரணம் 2012இல் 30 ஆகக்குறைந்தது என்கிறது. 2001-03இல் 301 ஆகவும், 2004-06இல் 254 ஆகவும் இருந்த தாய் மரணம் 2012இல்

இலட்சத்திற்கு 100 என்று குறைந்தது என்கிறது. (https://nrhm-mis.nic.in/NRHM%20Publications/Five%20Years%20of%20NHM%2020)

உலக சுகாதார நிறுவனம் வெளியிட்ட தமிழகத்தில் பாதுகாப்பான பிரசவங்கள் எனும் அறிக்கையோ 1980இல் இலட்சத்திற்கு 450 என இருந்த தாய் மரணம் 2005, 2006ல் 90 எனும் அளவிற்குக் குறைந்தது என்கிறது. அத்தோடு சிசு மரணம் 2005இல் ஆயிரத்திற்கு 35 என்றும், 1971இல் 53 என்றும் சொல்கிறது.

மூன்றையும் ஒப்பிடுங்கள், அரசின் புள்ளிவிவரங்கள் எவ்வளவு முரணானதென்று புரியும். இது வெறும் எண் விளையாட்டைப் போலவே அதிகாரிகளுக்கு இருக்கிறது போலும். இது ஒரு உதாரணம்தான். இதைப்போல் எந்த அறிக்கையை எடுத்துப் படித்தாலும் பத்து முதல் இருபது வரையான எண்ணிக்கைக்குள் மாற்றி, மாற்றி எழுதியிருப்பதைக் காணலாம்.

இன்னொரு விதத்திலான அணுகுமுறையையும் எடுத்துக்கொள்வோம். 2004இல் 41 சதமாக இருந்த மருத்துவமனை பிரசவ சதவிகிதம் 2008இல் 47 சதமாக உயர்ந்ததாம். இது தேசிய கிராமப்புற சுகாதாரத்திட்டத்தின் பலன் என்று உலகவங்கி அறிக்கை தனது இணையத்தில் கூறுகிறது.

அதாவது, இதன்படி, பார்த்தால் 2004இல் 59 சதமான பிரசவங்கள் வீட்டில்தான் நிகழ்ந்திருக்கின்றன. 2008இல் கூட 53 சதமான பிரசவங்கள் வீட்டில்தான் நிகழ்ந்திருக்கின்றன. நாமும் கேள்விப்பட்டிருப்போம். இவன் தியேட்டரில் பிறந்தான், இவன் நான் மாவு ஆட்டிக்கொண்டிருக்கும்போது பிறந்தான், இவன் நான் ஆற்றில் குளிக்கச் செல்கையில் பிறந்தான், இவள் நான் பேருந்தில் செல்லும்போது பிறந்தாள். இவள் நான் கடைக்குப் போகும்போது வழியில் பிறந்தாள். இவள் நான் டிவி பார்க்கும்போது பிறந்தாள் என சுவராசியமான குழந்தை பிறந்த கதைகளை நாம் கேள்விப்பட்டிருப்போம்.

ஆனால், ஒரு பத்து வருடத்திற்குள் மொத்தமும் இப்படி தலைகீழாய் மாறிக்கொண்டிருக்கிறதே, இந்த ஆபத்து அந்த உலக வங்கியின் பணத்தால் ஏற்பட்டதாகும். அவர்கள் இப்படிப் போலியாய் உருவாக்கிய புள்ளிவிவரங்கள் நமது மக்களிடம் ஏற்படுத்திய பயத்தில் இருந்து உருவானதாகும்.

கொஞ்சம் நினைவுபடுத்திப் பாருங்கள். பத்து வருடத்திற்கு முன்னதாக, நமது சமூகத்தில் என்ன நடந்தது என நினைவுபடுத்திப் பாருங்கள். வீட்டுப் பிரசவங்களில் மரணங்கள் தொடர் கதையாய் இருந்ததை கேள்விப்பட்டிருக்கிறீர்களா அல்லது இயல்பாய், எளிமையாய் இவன்/ இவள் பிறந்தாள் என்ற சுவாரசியமான கதைகளைக் கேட்டிருக்கிறீர்களா? இவனைப் பெற்றெடுக்கையில் இவனது தாய் இறந்துபோனார் என்றோ இந்தப் பெண்ணின் தாய் வீட்டுப்பிரசவத்தால் இறந்துபோனார் என்றோ பத்திருபது வருடங்களுக்கு முன்னர் கதைகள் இருந்துள்ளனவா எல்லா வீட்டிலும்? ஆபத்தான பிரசவங்கள் அங்கொன்றும், இங்கொன்றும் எப்போதும் இருக்கிறதுதான். அலோபதி மருத்துவமனைகளிலும் அது நடக்கிறதுதான். அதை நாம் ஆபத்தின்றி சந்தித்துவிடலாம். எல்லா மருத்துவ முறைகளிலும் அதற்கு வழியிருக்கிறதுதான். ஆனால், சிசேரியன் எப்படி அதற்குத் தீர்வாகமுடியும்?

உலகவங்கிக்குத் தேவை வட்டியும், இலாபமும் மட்டுமல்ல. இந்த உலக வங்கிக்குப் பணம் எங்கிருந்து வருகிறது? ஒவ்வொரு நாட்டிலும் இன்னென்ன திட்டம் என உலகமெங்கும் உள்ள நாடுகளுக்கு கோடிக்கணக்கான கோடிகள் டாலரில் கொட்டுகிறார்களே, இவர்களுக்கு பணம் எங்கிருந்து வருகிறது?

அதுதான் மூலதனத்தின் பெரும் கட்டமைப்பாகும். எதில் இலாபம் வருமென்றாலும் அதில் இரக்கம் காட்டாது இறங்கிவிடும் இயல்பே மூலதனத்தின் இயல்பாகும். ஆக, மூலதனம் என்பது மனிதனின் பிறப்பைக்கூட வியாபாரமாய் மாற்றியிருக்கிறது என்பதுதானே உண்மை. இதில் அறிவியல் எங்கே இருக்கிறது?

இப்போதும் இந்த உலகவங்கி என்ன சொல்கிறதென்றால், தாய்-சேய் நலம், தடுப்பூசி, சத்து மாத்திரை மற்றும் சில மரபணு மாற்றப்பட்ட உணவுகளைத் தரும் ஊட்டச்சத்து திட்டம் தவிர மற்ற அனைத்து வகையான மருத்துவச் சேவைகளையும் தனியாரிடம் கொடுத்துவிடு என்கிறது இந்திய அரசை. ஏன் தெரியுமா? இந்தியாவைப் பொறுத்தவரை, மருத்துவமனைப் பிரசவம், கர்ப்பகால மாத்திரகள், சத்து மாத்திரைகள், தடுப்பூசிகள், ஊட்டச்சத்து உணவுகள் என பணம் செலவழிக்கும் வசதியில்லாத ஏழைகளே பெரும்பான்மை மக்கள். அவர்களுக்குத் தேவையான மாத்திரைகளை, மருந்துகளை அரசே வெளிச்சந்தையில் வாங்கிக்கொடுக்க வேண்டும் என்பதே உலக வங்கியின் திட்டமாகும். அதற்காகத்தான் உலகவங்கியும் தனது திட்டங்களை இந்திய மக்களுக்கு கொடுத்துக்கொண்டே இருக்கிறது.

சத்துமாத்திரை கொடுத்து குழந்தையை கருப்பையில் வளர்க்கமுடியும் என நம்மை நம்பவைக்கிறது. தடுப்பூசி போட்டால் பல நோய்கள் குணமாகும் என்கிறது. ஆனால், தடுப்பூசி மூலம் எதிர்ப்பு சக்தியை உருவாக்குகிறேன் என்பது எப்படி உண்மைக்கு மாறானதோ அதுபோலவே சத்து மாத்திரை மூலம் கருப்பையில் உள்ள குழந்தையை வளரச் செய்யமுடியும் என்பதும் உண்மைக்கு மாறானதாகும். அத்தனையும் மக்களை ஏமாற்றும் நடவடிக்கைகளே ஆகும்.

கொஞ்சம் சிந்தித்துப் பாருங்கள்.

சத்தான உணவையும், நல்ல குடிநீரையும் கொடுப்பதற்கு வக்கில்லாத அரசு, மக்கள் தொகையில் சுமார் முப்பது சதவிகிதமான மக்களை இன்றும் வறுமைக்குள் வாழவைத்துள்ள அரசு தடுப்பூசி போடுகிறதாம், ஊட்டச்சத்து மாத்திரை தருகிறதாம். நினைக்கையில் நெஞ்சம் பொறுக்கவில்லை. வெட்கமில்லாத அரசு புள்ளிவிவரங்களுக்காகச் செய்யும் இந்த மோசடி வேலைகளுக்குப் பெயர் சுகாதார நடவடிக்கையாம்.

குடிக்க தண்ணீர் வேண்டுமெனில் எங்களது பெண்கள் இடுப்பிலும், தலையிலும் குடம் சுமந்து பத்திருபது கிலோ மீட்டர் நடக்கவேண்டியுள்ளது, ஆனால் தடுப்பூசி போட மட்டும் வீடு தேடி வருவார்களாம். ஏன் உங்களது சுகாதார அறிவு அது குறித்து சிந்திக்கவில்லை? உண்ணும் உணவைவிட ஐந்தாறு மடங்கு அதிகமான வேலைகளைச் செய்யும் இந்தியக் கிராமப்புறத்துப் பெண்களுக்கு போதிய வருமானம் கொடுக்கும் திட்டங்களை நிறைவேற்றினால் போதாதா? சத்தை நாங்களே சமைத்துச் சாப்பிடுவோமே. இதுகூடவா உங்கள் அரசுக்குத் தெரியவில்லை? உலக வங்கி ஏன் வேலைவாய்ப்புகள், குடிநீர் வசதி குறித்தெல்லாம் பேசுவதில்லை? சுகாதாரமான குடிநீரை விடவும் சத்து மாத்திரையும், புட்டித் திரவியமும் முக்கியமெனில், அது அறிவியலுக்கே விரோதமானதாயிற்றே!

உயர்ந்துவரும் கல்விக்கட்டணம் காரணமாக பாதிக்கும் மேற்பட்ட பெண்கள் உயர்கல்வியைத் தொடமுடியாமலேயே விரட்டப்படுகிறார்களே, உங்களது அக்கறை ஏன் இவர்களது கல்வியின் மீது இல்லை?

ஒரு தேசத்தின் நூறு சதவிகிதப் பெண்களுக்கும் போதிய சத்தில்லை என்று கூறி சத்துமாத்திரைகளாகக் கொடுத்துக்

கொண்டிருக்கிறீர்களே, ஏன் அவர்கள் அப்படி ஆனார்கள் என்று ஒரு போதும் யோசிக்கவே மாட்டீர்களா? சத்து மாத்திரை கொடுப்பதற்காகவும், அந்தச் சத்து மாத்திரையைச் சரியாகச் சாப்பிடுகிறார்களா என்பதைக் கண்காணிப்பதற்காகவும் ஒரு அட்டை போட்டு, சுகாதாரமையம் அமைத்து, ஆயிரக்கணக்கான கோடிகளில் இதற்கு செலவு செய்தும் கண்காணிக்கிறீர்களே, வெட்கமாக இல்லையா?

உடல் தனக்குத்தேவையான சத்துக்களை தானே உருவாக்கிக்கொள்ளும் என்ற இயல்பான அறிவியல் அறிவுகூட மழுங்கடிக்கப்பட்டு மக்களை மடையர்களாய் ஆக்கிக் கொண்டிருக்கிறோமே, இதில் பெருமை என்ன வேண்டிக்கிடக்கிறது? உடல் உருவாக்கிக் கொள்வதைப் போன்ற போலிக் ஆசிட்டை ஒரு லேப்பில் உருவாக்கமுடியுமா? கருப்பை அடையும் துயரங்களை வெறும் சைடு எபக்ட் என்று ஒதுக்கிவிட்டுப் போகச் சொல்கிறீர்களே, நாற்பது வயதிற்கு மேல் அந்தப் பெண் அடையும் அத்தனைத் துயரங்களுக்கும் இந்த சைடு எபக்ட் மெயின் எபக்டாக மாறுவதுதானே காரணம்.

வெட்கமில்லாமல் இதை தொலைக்காட்சி விளம்பரங்களில் வேறு சொல்கிறார்கள். நாற்பது வயதைத்தொட்ட அனைத்துப் பெண்களும் அருகில் உள்ள ஆரம்ப சுகாதார நிலையத்துக்கு அடிக்கடி சென்று கர்ப்பப்பை புற்றுநோய் இருக்கிறதா என்று பரிசோதனை செய்து பார்த்துகொள்ள வேண்டுமாம். இதற்குப் பெயர் விழிப்புணர்வாம்? நூறு சதவிகிதப் பெண்களுக்கும் கர்ப்பபை புற்றுநோய் வரும் ஆபத்து எப்படியடா வந்தது? கேள்வி கேட்பார்களா போலி அறிவியல் மகான்கள்?

சுகப்பிரசவம் செய்யும் அலோபதி மருத்துவர்களை வணங்கியே ஆகவேண்டும். அறிவியலின் உச்சம் தொட்டுவிட்டோம் என்று சொல்லும் வியாபார மருத்துவர்களே, உங்கள் நெஞ்சில் கை வைத்து பதில் சொல்லுங்கள்..

உங்களது மருத்துவ அறிவியலில் நேர்மையும், அக்கறையும் அணுவளவாவது இருக்கிறதா, இல்லையா? எத்தனை பேர் சிகிச்சைக்கு வந்தாலும், யார் வந்தாலும் பரிசோதனை செய், மருந்து சாப்பிடு, பணம் கட்டு என வசூலித்துக்கொண்டே இருக்கிறீர்களே, ஒரு நிமிடமேனும் நீங்கள் செய்வது சரியா என்று ஏன் சிந்திப்பதில்லை?

குழந்தை பெற்றெடுத்தல் என்பது இயல்பான, எளிதான, அறிவியல்பார்வையின் அடிப்படையில் ஒவ்வொரு பெண்ணுக்கும் பிறப்பின் தகுதியாகும் அது. விமானம் ஓட்டவும், இராணுவப் போர் நிகழ்த்தவும், விளையாட்டில் தங்கம் வெல்லவும், மலையின் உயரம் தொடவும், ஆட்சியாளவும் பெண்கள் முன்னேறிவிட்டார்களாம், ஆனால், குழந்தை பெற்றெடுக்கும் இயல்பான ஆற்றலை, திறனை மட்டும் இழந்துவிட்டார்களாம். என்னே, ஒரு முரண் இது?

அதுமட்டுமல்ல, ஒரு குழந்தையைப் பெற்றெடுப்பதற்குக்கூட இயற்கையான திறனும், ஊட்டமும், சத்தும் இல்லாதவர்களாய்த்தான் இந்திய நாட்டின் நூறு சதவிகிதப் பெண்களும் இருக்கிறார்களெனில், ஆட்சியாளர்களுக்கு இது அவமானமில்லையா? நாட்டை ஏதோ ஒரு இருண்டகாலத்தை நோக்கி அழைத்துச் செல்கிறோம் என்றுதானே அர்த்தம், அறிவியல் பூர்வமாய் இதுதான் சரியெனில், மனிதகுலமே நாளை இந்த மாத்திரைகளின் முன் அல்லவா மண்டியிட்டுக்கிடக்க வேண்டும்?

பெண்களின் ஆரோக்கியத்தை ஒரு சமூகத்தின் ஆரோக்கியம் என்றுதான் பொதுவாய் வர்ணிக்கிறோம். அப்படியெனில், சமூகமே ஆரோக்கியமற்றுக் கிடக்கிறது என்றும், மாத்திரை, மருந்துகளால்தான் சமூகம் ஆரோக்கியமடைகிறது என்றும் ஆகிவிடுகிறதே, இதற்குப் பெயர்தான் அறிவியலா?

ஆக, காய்கறிகள், உணவு, பழங்கள் எல்லாம் வீண். அதில் இவ்வளவு சத்திருக்கிறது, இதில் இத்தனை கலோரி இருக்கிறது, இந்தப் பழம் சாப்பிட்டால் அந்தப் பலன் கிடைக்கும், அந்தக் காய்கறி சாப்பிட்டால் இந்தப் பலன் கிடைக்கும் என்று நியூட்ரிசன் அறிவியலில் சொல்கிறீர்களே அத்தனையும் பொய் என்று மருத்துவ அறிவியல் சொல்கிறதே, ஏற்றுக்கொள்கிறீர்களா? சொல்லுங்கள் எந்தத் துறை சொல்வது உண்மை?

சுகாதாரத் துறை ஆய்வாளர் கழிவுநீர் சாக்கடைகள் குறித்துப் புகார் கொடுத்தால் உடனே நடவடிக்கை எடுப்பதில்லை. சாக்கடையென்றால் நாற்றமெடுக்கத்தான் செய்யும், திறந்துதான் கிடக்கும், ஊரெங்கும் திறந்தவெளியில் ஓடத்தான் செய்யும் என்கிறார்கள்.

ஆனால், ஒரு குழந்தை வீட்டில் சுகப் பிரசவமாய் பிறந்துவிட்டால் போதும், இருபது முப்பது பேர் என மொத்த ஊழியர்களும் சேர்ந்து போய் அந்த வீட்டிற்குள் அத்துமீறி நுழைந்துகொண்டு

அராஜகம் செய்கிறார்களே, ஏன் இந்தத் தீவிரம்? எது இவர்களது பிரதானக் கடமை? வீட்டில் சுகப்பிரசவம் என்ற வார்த்தையைக் கேட்டுவிட்டால் போதும் சிலர் துள்ளிக் குதிக்கிறார்கள். காரணம், உலகவங்கியில் கடன் வாங்கிய தமிழக அரசின் விசுவாசம்.

இயற்கை வாழ்வியல் என்று சொன்னாலோ அல்லது மருந்தில்லாமல் நோய் குணமாகும் என்று சொன்னாலோ அதை முட்டாள்தனமென்றும், அறிவியலுக்கு விரோதமானது என்றும் கூப்பாடு போடுகிறார்கள். பைத்தியக்காரத்தனம், குற்றச் செயல், அறிவற்ற செயல், மூட நம்பிக்கை, கிறுக்குத்தனம் அப்படியிப்படியென ஆங்கிலத்திலும் இன்னும் அவர்களறிந்த மொழிகளிலும் ஆக்ரோஷத்துடன் பொங்கி எழுகிறார்கள். அடேயப்பா, என்னே அக்கறை மக்கள் மீது?

மக்களின் உயிருடன் விளையாடக் கூடாது, முறைப்படி சிகிச்சை எடுத்துக்கொள்ள வேண்டும் என்றும் உருகிக் கொள்கிறார்கள். ஆனால், மக்கள் மீதும், அவர்கள் ஆரோக்கியம் மீதும் இத்தனை அக்கறையோடு இருக்கும் இவர்கள் ஏன் பிரசவத்துக்கு இலட்சங்களில் கட்டணம் வசூலிக்கிறார்கள்? ஒவ்வொரு மாதமும் பரிசோதனை, மாத்திரை என்பதோடு சிகிச்சைக்கும் கட்டணம் வசூலிக்கிறார்களே, ஏன் இலவசமாகச் செய்யலாமே?

அதெப்படி, கோடிகள் செலவழித்து மருத்துவமனைகள் கட்டி, இன்னும் சில கோடிகள் செலவழித்து உபகரணங்கள் வாங்கி வைத்திருக்கிறோம். இலவசமாக மருத்துவம் எப்படிப்,, பார்க்கமுடியும்? பைத்தியக்காரத்தனமான கேள்வியாக இருக்கிறதே என்றும் யாருக்கேனும் தோன்றினால், அவர்களுக்கென ஒரே ஒரு கேள்வி.

ஒரு பெண் கருத்தறித்துவிட்டால் போதும். கணவனுக்கும், அப்பெண்ணின் குடும்பத்துக்கும், மருத்துவமனைக்கான மாதச் செலவுகள் அதிகரிக்க ஆரம்பித்துவிடுகிறது. பிரசவச் செலவை வேறு தயார் செய்து வைத்துக்கொள்ள வேண்டியிருக்கிறது.

சகோதரியை மனைவியை, மகளை பிரசவத்துக்காக மருத்துவமனையில் சேர்த்துவிட்டு பணத்துக்காக அல்லாடும் ஆண்களையும், பெண்களையும் இன்றும் நாம் பார்த்துக்கொண்டுதான் வருகிறோம். பாதுகாப்பான பிரசவம் என மக்களுக்காக உருகும் மருத்துவர்கள் இதற்கும் ஏதேனும் செய்யலாமே, ஏன் செய்வதில்லை?

அப்படியெனில், நீங்கள் சேவை செய்து மக்கள் உயிரைக் காப்பாற்ற வரவில்லை என்றாகிவிடுகிறதே, ஏற்றுக்கொள்கிறீர்கள்தானே? வேறொன்றுமில்லை, பிரசவம் தனியார் மருத்துவமனையில் பார்த்தாலும் அது இலவசம், அதற்கு எந்த மருத்துவமனையும் கட்டணம் வசூலிக்கக்கூடாது என்று மட்டும் அரசு அறிவித்தால் போதும், உயிரோடு விளையாடக்கூடாது, மருத்துவமனையில்தான் பிரசவம் நிகழவேண்டும் என்று சொல்லும் எல்லா மருத்துவர்களும் தங்களது கருத்தை மொத்தமும் மாற்றிவிடுவார்கள். வீட்டிலேயே பிரசவம் பார்த்துக்கொள்ளலாம் என்றும் பிரசவம் சாதாரண நிகழ்வென்றும் கூறிவிடுவார்கள்.

பிறப்பும், இறப்பும் மருத்துவமனையில் மட்டுமே நிகழுமெனில், மனிதகுலம் விரைவில் தன் ஆயுளை முடித்துக்கொள்ளப் போவது உறுதி. அவசியமேற்பட்டால் மட்டுமே மருந்து அல்லது சிகிச்சை என்று நடைமுறைக்கு வராவிடில்...

இயற்கையாய் உருவாகும் கருவைத் தடுத்து,

மருந்தளித்து,

அது வளரும் இயற்கையான முறையில் குறுக்கிட்டு,

மருந்தளித்து,

பிறப்பை செயற்கையாய் ஆக்கி,

கருப்பையினுள் ஆயுதம் செலுத்தி,

பிறந்த குழந்தையின் இயல்பான ஆற்றலைச் சிதைத்து,

செயற்கை உணவூட்டி,

நோய்களை உருவாக்கி மாத்திரை கொடுத்து,

நோய்களை உருவாக்கி மருந்து கொடுத்து,

நோய்களை உருவாக்கிக்குவதே

நவீன மருத்துவம் என்றாகிவிடும்.

14
காசு, கொசு, கிருமி, சத்துப்பானம், துட்டு, மணி

ஆம். நோய்களை உற்பத்தி செய்வது ஒரு மிகப்பெரிய தொழிலாகும். பல ஆராய்ச்சிகளை செய்துதான் நோய்களை உற்பத்தி செய்யவேண்டியதிருக்கிறது என்பதால், அந்த ஆராய்ச்சிகளை உலகெங்கும் உள்ள எல்லா ஊர்களிலும் காலந்தோறும் செய்துகொண்டேயிருக்கிறார்கள் என்பதே உண்மையாகும்.

குழப்பமாய் இருக்கிறதல்லவா. கொஞ்சம் விளக்கமாய்ச் சொன்னால் புரியுமென்று கருதுகிறேன்.

உதாரணத்துக்காக, அவர்கள் செய்யும் ஓர் ஆராய்ச்சியை எடுத்துக்கொள்வோம்.

இந்தியாவில் உள்ள வீடுகளில் சிரட்டைகளை, டயர்களை அப்படியே போட்டுவிடுகிறார்களாம். அதில் மழைநீர் தேங்குகிறதாம். அதுமட்டுமல்ல, மாவு அரைக்கும் கல் போன்ற பல பொருட்கள் இந்திய கிராமப்புறம் மற்றும் நகர்ப்புற வீடுகளில் மழைநீர் தேங்கும் அளவிற்கு இருக்கிறதாம். இதை ஓர் ஆராய்ச்சி மூலம் கண்டுபிடித்திருக்கிறார்கள்.

இதோ அதில் அறிவியலையும், மருத்துவத்தையும் எப்படி இணைக்கிறார்கள் என்று பாருங்கள். அந்தத் தேங்கிய நீரில் கொசுக்கள் முட்டையிடுகிறதாம். அந்த முட்டைகளில் இருந்து கொசுக்கள் அதிகம் உருவாகிறதாம். இது அறிவியலாம்.

அப்புறம் அந்தக் கொசுக்கள் கடித்து மனிதர்களுக்குப் பலவிதமான காய்ச்சல்கள் வருகிறதாம். அந்தக் காய்ச்சல்கள் உயிருக்கே ஆபத்தானதாம். இதற்குப் பெயர் மருத்துவ அறிவியலாம்.

எனவே, கொசுக்களை ஒழிக்க வேண்டுமாம், ஒழித்தே ஆகவேண்டுமாம். எனவேதான், அதற்கெனவே கொசுவர்த்திச் சுருள், கொசுவிரட்டி திரவங்கள், கொசு அடிக்கும் மட்டை, உடற்பூச்சு

திரவியங்கள், உடற்பூச்சு களிம்பு, கொசு பிடிக்கும் விளக்குகள் எனப் பல பொருட்களைக் கண்டுபிடித்திருக்கிறார்களாம். இதற்குப் பெயர் நவீன அறிவியல் வளர்ச்சியாம். தொழிற்நுட்பத்தின் சாதனையாம்.

இதை அனைவரும் பயன்படுத்திக்கொண்டால் கொசுவில் இருந்து ஓரளவு தப்பிக்க இயலுமாம். அப்படியும், ஏதேனும் காய்ச்சல் வந்தால் உடனடியாக மருத்துவமனையில் சேர்ந்துவிட வேண்டுமாம். பரிசோதனைகள், மருந்து, மாத்திரை என முழுமையான மருத்துவக் கண்காணிப்பில் கட்டாயம் இருந்திடவேண்டுமாம். அதையும் மீறி மரணித்தால் கொசுக்களால் மரணமேற்பட்டதாக புரிந்துகொள்ள வேண்டுமாம்.

இப்போது புரிந்திருக்குமே, இவர்கள் செய்யும் ஆராய்ச்சிகளின் இலட்சணம். இந்த ஆராய்ச்சியாளர்கள் இந்தக் கொசுக்களோடு சும்மா இருப்பதில்லை. கிருமிகளையும் இப்படிப் பலவிதமான ஆராய்ச்சிகள் செய்கிறார்கள். இந்தியப் பெண்கள் சோர்வாக இருக்கிறார்களாம், இங்குள்ள பெண் குழந்தைகளுக்கு முடியில் பேன் உள்ளதாம், தோலில் பத்துவிதமான பிரச்னைகள் இருப்பதால் எல்லாரும் பதட்டமாக இருக்கிறார்களாம், சிறுவர்கள் குட்டையாக இருக்கிறார்களாம். கழிப்பறை கழுவக்கூட இந்தியப் பெண்களுக்குத் தெரியவில்லையாம். எனவே, இந்தியாவில் விழிப்புணர்வு ஏற்படுத்தி, கொசுவை ஒழிக்கும் ஆராய்ச்சிபோல பல ஆராய்ச்சிகள் செய்கிறார்கள்.

கொசுவை விரட்ட, கிருமிகளை ஒழிக்க, சத்துக்களைப் பெருக்க, நோயைத் தடுக்க, வியாதிகளைக் குணப்படுத்த என ஐந்துவிதமான தலைப்புகளில் ஆராய்ச்சிகள் செய்துகொண்டிருக்கிறார்களாம். விழிப்புணர்வை இந்தியத் தொலைக்காட்சிகள் மற்றும் ஊடகங்கள் மூலம் மக்களுக்கு ஏற்படுத்துகிறார்களாம். இப்போது கொஞ்சம் புரிவதுபோல் இருந்தாலும், இந்த ஐந்து தலைப்புகளுக்கும் என்ன தொடர்பு இருக்கிறது என்று தோன்றுகிறதல்லவா.

இருக்கிறது. இந்த ஐந்து தலைப்புகளுக்கும் ஒரு தொடர்பு இருக்கிறது. உங்கள் வாழ்வோடும், பொருளாதாரத்தோடும் இந்த ஐந்திற்கும் ஒரு தொடர்பும் இருக்கிறது. உதாரணத்துக்கு மீண்டும் கொசுவைப் பார்ப்போம்.

கொசுக்களை விரட்ட பல விளம்பரங்கள் தயாரிக்கப்பட்டு, கோடிகளில் செலவழித்து ஒலி பரப்பப்பட்டும் இதுவரை பலனில்லையாம். குறும்படம், நோட்டீஸ், போஸ்டர், பிளக்ஸ்

போர்டு என எவ்வளவோ வைத்தும் இந்தக் கொசுக்களுக்குப் புரியவே இல்லையாம், பயமும் வரவில்லையாம்.

ஏன் இவ்வளவு சிரமப்படுகிறது அரசு? கொசுவை ஒழிப்பது அல்லது கொசுவால் வியாதி வராமல் முன்னமே காப்பது என்று ஏன் செய்யமுடியவில்லை?

ஆக, கொசுவே பல வியாதிக்கும் காரணமெனில், கொசுவினால் நம் உடலில் பாதிப்பு ஏற்படாமல் இருக்க ஏன் ஒரு தடுப்பூசியை கண்டுபிடிக்கமுடியவில்லை? மாதம் மாதம் கொசு மருந்துச் செலவாவது மிச்சமாகும் அல்லவா என்று கேட்டால் போதும், இல்லையில்லை அதெல்லாம் சாத்தியமில்லை. ஒரே ஒரு கிருமியால் எல்லா நோயும் ஏற்படுவதில்லை. ஒவ்வொரு நோய்க்கும் ஒவ்வொரு கிருமி காரணம் என்று பதில் சொல்லிவிடுவார்கள்.

வீட்டில் டயரை, சிரட்டையைப் போடாதீர்கள், கொசுவை உருவாக்கிவிடும் என்பார்கள், ஆனால் சாக்கடையையும், ஆற்றையும், குளத்தையும், தெருவையும், குப்பை கொட்டும் இடத்தையும் கொசு உற்பத்திச் சாலைகளாய் அரசின் நேரடிக் கண்காணிப்பில் பராமரிப்பார்கள். ஆக, என்ன சொல்ல வருகிறார்கள்? கொசுக்களும், அதன் மூலம் வரும் வியாதிகளும் இருந்தே ஆகும் என்கிறார்கள். இதுதான் விழிப்புணர்வா?

கொசுவை விரட்ட, கிருமிகளை ஒழிக்க, சத்துகளைப் பெருக்க, நோயைத் தடுக்க, வியாதிகளைக் குணப்படுத்த எனும் ஐந்தையும் பன்னாட்டு நிறுவனங்கள் எப்படி வியாபாரம் செய்கின்றன என்று பாருங்கள். இதற்கிடையேயான தொடர்பு புரிந்துவிடும்.

கொசுவை விரட்ட இந்தத் தயாரிப்பை வாங்குங்கள் என்கின்றன விளம்பரங்கள். ஆக, என்ன சொல்லுகிறார்கள்? கொசுக்களை பன்னாட்டு நிறுவனங்கள்தான் விரட்டுகின்றன என்கிறார்கள். இதுபோல்தான் ஒவ்வொரு விளம்பரமும் சொல்லுகின்றன. மொத்தத்தில்,

    கொசுக்களை பன்னாட்டு நிறுவனங்கள்தான் விரட்டுகின்றன.

    கரப்பான் பூச்சிகளை பன்னாட்டு நிறுவனங்கள்தான் விரட்டுகின்றன.

    பல்லில் உள்ள கிருமிகளை பன்னாட்டு நிறுவனங்கள்தான் விரட்டுகின்றன.

உடலில் உள்ள கிருமிகளை பன்னாட்டு நிறுவனங்கள்தான் விரட்டுகின்றன.

தலைமயிரில் உள்ள கிருமிகளை பன்னாட்டு நிறுவனங்கள்தான் விரட்டுகின்றன.

கையில் உள்ள கிருமிகளை பன்னாட்டு நிறுவனங்கள்தான் விரட்டுகின்றன.

தட்டில் உள்ள கிருமிகளை பன்னாட்டு நிறுவனங்கள்தான் விரட்டுகின்றன. தரையில் உள்ள கிருமிகளை பன்னாட்டு நிறுவனங்கள்தான் விரட்டுகின்றன.

கழிப்பறைக் கிருமிகளை பன்னாட்டு நிறுவனங்கள்தான் விரட்டுகின்றன.

துணியிலுள்ள கிருமிகளை பன்னாட்டு நிறுவனங்கள்தான் விரட்டுகின்றன.

வியர்வைக் கிருமிகளை பன்னாட்டு நிறுவனங்கள்தான் விரட்டுகின்றன..

நீரில் உள்ள கிருமிகளை பன்னாட்டு நிறுவனங்கள்தான் விரட்டுகின்றன.

காற்றில் உள்ள கிருமிகளை பன்னாட்டு நிறுவனங்கள்தான் விரட்டுகின்றன.

தோலில் உள்ள கிருமிகளை பன்னாட்டு நிறுவனங்கள்தான் விரட்டுகின்றன.

மழைக்காலத்து கிருமிகளை பன்னாட்டு நிறுவனங்கள்தான் விரட்டுகின்றன.

என்ன வாசிக்க எரிச்சலாய் இருக்கிறதா? ஒரு வரியில் சொல்லிவிடலாமே, ஏன் இத்தனை வரிகள் என்கிறீர்களா? சரி, தொலைக்காட்சியில் மட்டும் தினந்தோறும் ஒவ்வொரு பத்து நிமிடத்திற்கும் வருகிறதே, எப்படிப் பொறுத்துக் கொள்கிறீர்கள்?

ஆக, பல ஆண்டு காலமாக பல நிறுவனங்களும் சேர்ந்து கிருமிகளை விரட்டிக்கொண்டே இருக்கின்றனர். ஆனால், கிருமிகள் மட்டும் ஒழியவே இல்லை. கிருமிகளை விரட்டும் நிறுவனங்கள்

எல்லாம் ஆயிரக்கணக்கான கோடிகளில் சம்பாதிக்கவும், அந்த விளம்பரங்களில் நடிப்போர்கூட கோடிக்கணக்கில் சம்பளம் வாங்கவும் ஆரம்பித்துவிட்டனர். ஆனாலும், இந்தக் கிருமி மட்டும் ஒழியவே இல்லை.

எந்நேரமும் தாக்கும், எந்த இடத்திலிருந்தும் தாக்கும், எல்லாப் பொருள்களிலும் இருக்கும், எவ்வளவு கொடூரமாக வேண்டுமானாலும் தாக்கும், எல்லாரையும் தாக்கும், தாக்கியே தீரும் என கிருமிகளைப் பற்றி ஆராய்ச்சிகள் மட்டும் அதிகரித்துக் கொண்டே போகின்றன.

கிருமி விரட்டும் செலவு ஒவ்வொரு மாதமும் ஒவ்வொரு வீட்டிலும் கூடிக்கொண்டே போகிறதேயொழிய, கிருமியை ஒழிக்க முடியும் என்ற நம்பிக்கை மட்டும் யாருக்கும் வருவதேயில்லை என்பதே உண்மையாகும்.

சோப்பு போட்டு கழுவினால் கிருமி அழிந்துவிடும் என்ற நம்பிக்கை, கை கழுவும் திரவம் வந்த உடன் காணாமல் போய்விடுகிறது. அப்புறம் அதுவும் காணாமல் போய், ஹேண்ட் வாஷர் போட்டால்தான் கிருமி அழியும் என்று வேறு ஒரு பொருளின் மீதும் நம்பிக்கை வந்துவிடுகிறது.

ஆனால், பாருங்கள், இத்தனை கிருமி நாசினிகளையும் சரியாகப் பயன்படுத்துவோர் ஒருவருக்கு ஏதாவது நோய் வந்தால், அதற்கும் கிருமிதான் காரணம் என்று இத்தனைக்கப்புறமும் சொல்கிறார்கள் எனில், சும்மா சொல்லக்கூடாதுங்க, அந்தக் கிருமிக்கு மட்டுமில்லை, அந்த டாக்டருக்கும் ஒரு தைரியம் வேணும்.

    உயரமாய் வளர்வதற்கு பன்னாட்டு நிறுவனங்கள் சத்து அளிக்கின்றன.

    திடமாய் வளர பன்னாட்டு நிறுவனங்கள் சத்து அளிக்கின்றன.

    எலும்பு வளர பன்னாட்டு நிறுவனங்கள் சத்து அளிக்கின்றன.

    புத்துணர்வாய் இருக்க பன்னாட்டு நிறுவனங்கள் சத்து அளிக்கின்றன.

    டி ஹைட்ரஜன் ஆகாமல் இருக்க பன்னாட்டு நிறுவனங்கள் சத்து அளிக்கின்றன.

வெயிலில் செல்ல வைட்டமின் அளித்து பன்னாட்டு நிறுவனங்கள் சத்து அளிக்கின்றன.

முதுகெலும்பு பலமாகிட பன்னாட்டு நிறுவனங்கள் சத்து அளிக்கின்றன.

பெண்களுக்கு பன்னாட்டு நிறுவனங்கள் சத்து அளிக்கின்றன.

பிறந்த குழந்தைக்கு பன்னாட்டு நிறுவனங்கள் சத்து அளிக்கின்றன.

கர்ப்பிணிகளுக்கு பன்னாட்டு நிறுவனங்கள் சத்து அளிக்கின்றன.

முதியவர்களுக்கு பன்னாட்டு நிறுவனங்கள் சத்து அளிக்கின்றன.

முப்பது வயதிற்கு மேலானவர்களுக்கு பன்னாட்டு நிறுவனங்கள் சத்து அளிக்கின்றன.

நாற்பது வயதிற்கு மேலானவர்களுக்கு பன்னாட்டு நிறுவனங்கள் சத்து அளிக்கின்றன.

பார்த்தீர்களா, ஓட, விளையாட, நடக்க, குதிக்க என ஒவ்வொன்றுக்கும் ஒவ்வொரு விதமான சத்து வேண்டுமாம். முப்பது வயதில் ஒரு விதமான சத்து வேண்டுமாம், நாற்பது வயதில் வேறொரு விதமான சத்து வேண்டுமாம். ஆனால், எதையும் நமது உடல் உருவாக்கிக் கொள்ளாதாம். இவர்கள் விற்பனை செய்யும் பொருட்களில் இருந்துதான் நமக்குக் கிடைக்கவேண்டுமாம். இதைத்தான் அறிவியல் என்று நாம் கொண்டாடுகிறோம்.

ஆனாலும், பாருங்கள் நமக்குப் போதுமான சத்து இல்லையென்பதால்தான் நோய் வருகிறது என்கிறார்கள். சாப்பிடும் தட்டைக் கழுவி காய வைத்துக் கவிழ்த்து போட்டுள்ளபோது, கரப்பான் பூச்சி அதன் மீது ஏறினால் புட் பாய்சன் வரும் என்று ஒரு விளம்பரம் சொன்னால் ஏற்றுக்கொள்கிறோம். அறிவியலைத் தெரிந்துகொள்ள இனி அறிவியல் படிக்கவேண்டாம் போலிருக்கிறது. ஒரு தொலைக்காட்சியும், ஏதேனும் ஒரு டிடிஹெச் சேவையும் போதும் போலிருக்கிறது.

ஒரே வீட்டில் இருவித பன்னாட்டு பானங்களைப் பார்த்த நான் ஏன் இரண்டு பானங்கள் என்று கேட்டேன். ஒன்று உயரமாய் வளர்வதற்காம், ஒன்று திடமாய் வளர்வதற்காம். ஆக, பூவும், புஷ்பமும் வேற வேறயா என்று கவுண்டமணி கேட்டால் சிரிக்கும் நாம், அதைப் போன்றதோர் கருத்தை ஏதேனும் ஒரு பன்னாட்டு நிறுவனத்தின் விளம்பரத்தில் வரும் ஒருவர் சொல்லிவிட்டால் மறுகேள்வியின்றி ஏற்றுக்கொள்கிறோம். இதற்குப் பெயர் விழிப்புணர்வா அல்லது மூடநம்பிக்கையா?

இதே தொனியில்தான் தடுப்பூசியையும் புரிந்துகொள்ள வேண்டியிருக்கிறது. அதாவது, நாம் நொஞ்சான் என்று ஏற்றுக்கொள்ள வைக்கப்பட்டிருக்கிறோம். மாத்திரை மூலம் மட்டுமே சத்து கிடைக்கிறது என்றும், மருந்து இல்லையென்றால் செத்துப்போய்விடுவோம் என்றும் பயமுறுத்தப்பட்டிருக்கிறோம்.

கருவில் உருவானது முதல் வாழும் நாள் வரை பலவிதமான சத்து மாத்திரைகளைச் சாப்பிட்டும், பானங்களைக் குடித்தும் நாம் போதிய நோய் எதிர்ப்புத்திறனின்றி, போதிய ஊட்டச்சத்தின்றி இருக்கிறோம் என்றால் ஒன்று மட்டும் புரிகிறது.

மனிதனின் உடல் அமைப்பை, அதன் ஆதாரத்தை மொத்தமும் மாற்ற ஆரம்பித்துவிட்டார்கள். இயல்பான ஆரோக்கியத்தை நம்மிடம் இருந்து பிரித்தெடுத்துவிட்டு, நோய்கள் உருவாகும் களமாக உடலை மாற்றிவிட்டனர் என்று புரிகிறது. ஆம். இனியும் நாம் அதிலிருந்து விடுபடாவிட்டால், மொத்த மனிதகுலமும் மாத்திரைகளின் முன் மண்டியிட்டே வாழவேண்டியதுதான்.. இல்லையில்லை, நோய்களுடன் பிறந்து, நோய்களுடன் வாழ்ந்து, நோய்களுடன் துயரப்பட்டு நோய்களுடனே மரணிக்கவேண்டியதுதான்..

எந்தவொரு மருத்துவ முறையும் உருவான நோக்கம் நோயைக் குணப்படுத்துவதே ஆகும். ஆனால், அதன் ஆரம்ப கர்த்தாக்களின் நோக்கம் சிதைக்கப்பட்டு, யாரோ ஒருவரின் கைகளில் சிக்கி, அம்மருத்துவ முறையின் மொத்த அமைப்பு முறையையும் மாற்றி, நோயாளியின் நலனுக்கே விரோதமாகச் சென்றால், அம்மருத்துவ முறையின் குறைபாடுகளை நீக்க வேண்டுமா, இல்லையா?

அலோபதி தன் குறைகளை நீக்கி ஒரு மருத்துவமுறையென்ற அடிப்படையில் நீடிக்கட்டும். அது அலோபதியின் உரிமை. ஆனால், இப்படி பன்னாட்டு மருந்து நிறுவனங்களின் பிடியில்

சிக்கியிருந்தால் நிச்சயம் எதிர்காலத்தில் அலோபதி மக்களிடமிருந்து தனிமைப்படும். அப்படியோர் நாள் நிச்சயம் வரலாற்றில் ஏற்படும். அதிலிருந்து அலோபதியைக் காப்பாற்றி அதை ஒரு மருத்துவ முறையாகத் தொடரச் செய்யவேண்டுமெனில் அலோபதி மருத்துவர்களே அதற்குக் குரல் எழுப்பவேண்டும்.

உதாரணத்திற்கு, நோய் எதிர்ப்பு மருந்து என்றழைக்கப்படும் ஆண்டிபயாடிக் மருந்தை சாப்பிட்டால் எதிர்ப்பு சக்தி அதிகரிக்கும் என்று நாம் நம்ப வைக்கப்பட்டிருக்கிறோம். அது உண்மையா என்றும், அதன் பின்னணியையும் பார்ப்போம்.

இந்தியாவில் ஆண்டிபாயடிக் மருந்து விற்பனை	
ஆண்டு	விற்பனை (ரூ.கோடியில்)
2005	3763
2006	4484
2007	5075
2008	5886
2009	6414

இது பழைய புள்ளிவிவரமே ஆகும். இப்போது நிச்சயம் ஐம்பதாயிரம் கோடியைத் தாண்டியிருக்கும். ஏனெனில், இந்தப் பத்தாண்டில்தான் நோயெதிர்ப்பு மருந்துகளின் உற்பத்தியும், வியாபாரமும் பல மடங்குகள் அதிகமாகி இப்போது நோயெதிர்ப்பு மருந்து சாப்பிடாதோர் யாருமில்லை என்றளவிற்குப் பரவியிருக்கிறது.

சரி, எல்லாருக்கும் நோய் எதிர்ப்பு சக்தி அதிகமாகி-யிருக்கவேண்டுமே, அதிகமாகியிருக்கிறதா? அல்லது நோய் அதிகமாகியிருக்கிறதா? காலந்தவறாமல், முறை தவறாமல் நோய் வந்துவிடுகிறதே, எப்படி? 53 சதமான மக்கள் தாமாக வாங்கி ஆண்டிபயாடிக் சாப்பிடுகிறார்களாம். 18 சதமான மக்கள் வீடுகளில் இருப்பு வைத்துக்கொள்கிறார்களாம். ஆக, கிருமிகளை ஒழிக்க ஒரு பக்கம் செலவழிக்கிறோம், சத்து மருந்து சாப்பிடுகிறோம், அது போக எதிர்ப்பு சக்தி தரும் மருந்தும் சாப்பிடுகிறோம். யார் நம்மையெல்லாம் இப்படி நம்பவைத்தது?

இயல்பாக யார் உடலிலும் நோய் எதிர்ப்பு சக்தி சிறிதுகூட இல்லையா என்ன? ஏனென்றால், காலில் புண், சளி, நாக்கில் புண், காய்ச்சல், உடல் அசதி என்று எல்லா தொந்தரவுகளுக்கும் ஆண்டிபயாடிக் கொடுக்கிறார்களே, ஏன்? இயல்பாகவே எந்த ஆற்றலும், சக்தியும் இல்லாதவர்களா நாம் அனைவரும்? ஒரு புறம் சத்து மாத்திரைகள், ஊட்டச் சத்து பானங்கள் மறுபுறம் நோயெதிர்ப்பு மருந்து? சிந்திக்கும் திறனை மொத்தமாய் இழந்துவிட்டோமா என்ன?

25 சதமான மருத்துவர்கள் அவசியமேயின்றி குழந்தைகளுக்கு ஆண்டிபயாடிக் கொடுக்கிறார்கள் என 2015, செப்டம்பர் 7 தேதியிட்ட டைம்ஸ் ஆப் இந்தியா கூறுகிறது.

இன்னொரு அதிர்ச்சியான செய்தியும் இருக்கிறது. 2018, பிப்ரவரி, 5 டைம்ஸ் ஆப் இந்தியா இதழில் வெளிவந்துள்ள செய்தியின் தலைப்பு, இந்தியாவில் விற்பனையாகும் நோயெதிர்ப்பு மருந்துகளில் 64 சதம் அங்கீகாரமற்றது என்பதாகும். அதாவது, 12 பன்னாட்டு மருந்து நிறுவனங்கள் உள்பட 500 நிறுவனங்களால் 3300 பெயர்களில் தயாரிக்கப்படும் இப்போலி மருந்துகளின் பெயர்கள் உங்கள் ஊரில் ஏதாவது ஒரு மருத்துவருக்கேனும் தெரியுமா?

118 கூட்டு மருந்துக் கலவைகள் உற்பத்தி செய்யப்படுகிறதாம். இதில் 64 சதமான மருந்துகளுக்கு அனுமதியே கிடைக்கவில்லையாம். ஏனெனில், இரண்டுக்கும் மேற்பட்ட மருந்துகளைக் கலந்து அப்படியாக மருந்துகளைத் தயாரிக்கக்கூடாதாம்.

மருந்துகளின் பெயர் மாத்திரை அட்டையில் அச்சடிக்கப்படுகிறது என்றும், அதைத் தெரிந்துகொண்டுதான் மருத்துவர் அளிக்கிறார் என்றும், மருந்துக்கடை வைத்திருப்போர் அதற்காகத்தான் படித்திருக்கிறார்கள் எனவே அவர்களுக்கு அது தெரியும் என்றும் சொல்கிறார்களே, எது உண்மை? மருந்துகளைப் பற்றிப் படித்தோருக்கு இந்த அறிவியல் அறிவு தரப்படவில்லையா அல்லது மருந்துப் பிரதிநிதி சொல்லும் எந்த மருந்தையும் பரிந்துரைக்கலாம் என்பதுதான் மருந்து குறித்த மருத்துவரின் அறிவா?

ஏனெனில், இந்தியாவில் நான்கே ஆண்டுகளில் 174 சதம் மருந்து விற்பனை அதிகரித்திருக்கிறது என்றும், அதில் 26 சதம் நோயெதிர்ப்பு மருந்துகளின் எண்ணிக்கை என்றும் அக்டோபர் 16, 2017 தேதியிட்ட டெலிகிராப் இதழ் கூறுகிறது. அப்படியெனில் என்ன அர்த்தம்? மருந்து விற்பனை இப்படி உயர்வதற்கும்,

அவசியமில்லாமல் தரப்படுவதற்கும், அங்கீகாரம் இல்லாத கூட்டுமருந்தை முறையற்றுப் பரிந்துரைப்பதற்கும் யார் காரணம், யாருடைய நலனுக்காக இதெல்லாம் நடைபெறுகிறது என்றும் நாம்தான் யோசித்து முடிவெடுக்கவேண்டும்.

ஆக, பாதிக்கும் மேற்பட்ட நோயாளிகள் சாப்பிடுவது முறையற்ற மோசமான மருந்துகளாம். யார் தடுப்பது இதை? அலோபதி மருத்துவத்தை அழிக்கும் இந்தச் செயல்களுக்கு எதிராக அலோபதி மருத்துவர்கள்தான் குரல் கொடுக்கவேண்டும்.

நோயாளியின் நலனை விடவும், மருந்து விற்பனையே மருத்துவத்துறையின் பிரதான இலக்காக மாறிப்போனதை எப்போது புரிந்துகொள்ளப்போகிறோம்?

பதில்களை வாசிப்போரின் மனதிற்கே விட்டுவிடுகிறேன்.

15
கிருமிகள் உற்பத்தியாவது தொலைக்காட்சியில் மட்டுமே

ஆக, ஒரு விஷயம் இப்போது தெளிவாகியிருக்கும்.

அதாவது, கிருமி என்ற ஒன்று இல்லையென்று வைத்துக் கொள்ளுங்கள்.

மருத்துவமனைகள் என்னாகும்?

மருந்து நிறுவனங்கள் என்னாகும்?

தடுப்பூசிகள் விற்பனை கோடிகளில் நிகழுமா?

ஆன்டிபயாடிக்குகள் என்னாகும்?

இரத்தப் பரிசோதனையும், சிறுநீர் பரிசோதனையும் இனி இருக்குமா?

பற்பசை முதல் சோப்பு கம்பெனிகள் வரை எல்லாம் என்னாகும்?

கழிப்பறைக் கழுவும் திரவம் முதல் பாத்திரம் கழுவும் திரவம் வரை ஏதாவது விற்பனை ஆகுமா?

கை கழுவும் திரவங்கள் சந்தையில் வியாபாரம் ஆகுமா?

ஆம். நாம் அன்றாடம் பயன்படுத்தும் பொருட்களில் பாதிக்கும் மேற்பட்டவை கிருமி பயத்தால் நாம் பயன்படுத்தும் பொருட்களே ஆகும். பல், தோல், அக்குள், வயிறு, தலைமுடி, கை, சிறுநீர், இரத்தம் என உடலில் மட்டுமல்ல, குடிக்கும் நீர், சாப்பிடும் தட்டு, உடை, வீட்டின் தரை, சுவர் என எல்லாவற்றிலும் கிருமி தாக்கும் ஆபத்து எப்போதும் இருப்பதாகவே நாம் நம்ப வைக்கப்பட்டிருக்கிறோம்.

ஆக, கிருமிகள் பற்றிய பயமில்லையெனில், வீட்டில் ஒவ்வொரு மாதமும் ஆயிரம் ரூபாயாவது மிச்சம். அத்தோடு தொலைக்காட்சி விளம்பரங்களில் சுமார் ஐம்பது சதம் ஒழிந்துவிடும்.

சரி, இப்போது, சத்து அளிக்கும் உற்பத்திப் பொருள்களுக்கு வருவோம். நாம் உண்ணும் உணவில் இருந்துதான் உடல் தனக்குத் தேவையான சத்துக்களை உற்பத்தி செய்கிறது என்பதே அடிப்படை அறிவியல் ஆகும். எந்தவொரு சத்தையும் நேரடியாய் அப்படியே உடலுக்குள் செலுத்த முடியாது என்பதையும், அதை உடல் அப்படியே நேரடியாய் எடுத்துக்கொண்டு தனது தேவையை பூர்த்தி செய்யாது என்பதையுமே நாம் பல ஆதாரங்களோடு பார்த்துள்ளோம்.

அதாவது, உடலுக்குள் வரும் எந்தவொரு உணவுப் பொருளும் செரிக்கப்பட்டால்தான் அதிலிருந்து உடலுக்குத் தேவையான சத்தை உடலால் உருவாக்கிக்கொள்ள இயலும் என்றுதான் நாம் அடிப்படை உடலறிவியலில் படித்திருக்கிறோம். ஆனால், இன்று மருத்துவ அறிவியல் என்ன சொல்கிறது? சத்தை நேரடியாக நாங்கள் உடலுக்குள் அனுப்புவோம் என்கிறது. அந்தச் சத்தையும் செயற்கையானதாய் தொழிற்கூடங்களில் தயாரிப்போம் என்கிறார்கள்.

பொதுவாக, உடல் தன்னுடைய தேவைக்கு தானே உருவாக்கிக்கொள்ளும் இரசாயனங்கள் முழுக்க முழுக்க இயற்கையானதாகும். ஆனால், சத்து என்ற பெயரில் தொழிற்சாலைகளில் உருவாக்கப்படும் இரசாயனங்கள் முழுவதும் செயற்கையானதாகும். ஆபத்து நிறைந்தவையாகும். இயந்திரங்களால் தயாரிக்கப்பட்டதை உடல் எப்படி தனக்கானதாக ஏற்றுக்கொள்ளும்?

மூட்டுவலி வந்தால் கால்சியம் கொடுக்கிறார்கள். கேட்டால், கால்சியம் குறைவதால்தான் மூட்டுவலி ஏற்படுகிறது என்கிறார்கள். எலும்புகள் கால்சியத்தால் ஆனதாம். எனவே, கால்சியத்தை நேரடியாய் சாப்பிட்டால் கால்சிய சத்து பெருகி, மூட்டெலும்பு வலி குறைந்துவிடுமாம். கொஞ்சம் யோசித்துப் பாருங்கள், சிறு பிள்ளைத்தனமாக இருக்கிறதல்லவா. ஆம். அதுதான் உண்மை.

மூட்டுவலி ஏற்படுவதற்கான காரணமே முதலில் வேறாகும். ஒவ்வொரு உடலுக்கும் ஒவ்வொரு விதமான காரணம் இருக்கும் என்பதே உண்மையாகும் இருப்பினும், ஒரு வாதத்திற்காக, அவர்கள்

சொல்வதை உண்மையென்றே வைத்துக் கொள்வோம். கால்சியம் குறைவென்றே வைத்துக் கொள்வோம்.

கால்சியம் மாத்திரையை நேரடியாய் ஏன் கொடுக்கிறீர்கள்? ஏன், கால்சியம் உற்பத்தி செய்யும் சக்தியை உடல் இழந்துவிட்டதா என்ன? அப்படியெனில், கால்சியம் உற்பத்தி செய்யும் திறனை உடலுக்கு அளிப்பதை சிகிச்சை எனக் கொள்ளலாமா அல்லது கால்சியத்தையே நேரடியாக மாத்திரையாக அளிப்பதை சிகிச்சையாகக் கொள்ளலாமா? எது அறிவியல்பூர்வமானது?

அதிலும் பாருங்கள், பழங்கள் சாப்பிட்டால் நோய் வருமாம். பிஸ்கட் சாப்பிட்டால் பல சத்துக்கள் கிடைக்குமாம். ஷாம்புவில் புரோட்டின் இருக்கிறதாம், தலைமுடிக்கு நேரடியாய் போய்ச் சேர்ந்து முடி வளர்ந்துவிடுமாம். குட்டையான குழந்தைகள் உயரமாகி விடுவார்களாம். சோப்பில் உள்ள நுண் சத்துக்களால் தோல் பளபளப்பாகுமாம். உணவு, காய்கறிகள், பழங்கள் சாப்பிடவில்லையென்றாலும் பரவாயில்லை, சத்துபானம் சாப்பிட்டால் உடல்பொலிவுடன் ஆகிவிடுவார்களாம். சாக்லெட்டில் சத்து இருக்கிறதாம். ஆய்வுகள் சொல்லுகின்றன.

சரி, இவ்வளவு நேரம் நாம் பேசிக்கொண்டதுபோல், இப்போது இந்த சத்துப் பொருள்களில் உண்மை இல்லையென்று மக்கள் நம்பிவிட்டார்கள் என்று வைத்துக் கொள்வோம். எனவே, இப்பொருள்களை மக்கள் வாங்கவில்லையென்றும் வைத்துக்கொள்வோம்.

சத்து மாத்திரைகள் என்னாகும்?

டானிக்குகள் என்னாகும்?

ஊட்டச்சத்து பானங்கள் என்னாகும்?

பிஸ்கட்டும், சாக்லெட் கம்பெனிகளும் என்னாகும்?

புரோட்டின் ஷாம்பும், தோலை பொலிவுறச்செய்யும் சோப்பும் விற்பனையாகுமா?

அதுமட்டுமல்ல, கர்ப்பிணிப் பெண்கள் மருத்துவமனைகளுக்கு வந்து பரிசோதனை செய்து, மாதந்தோறும் சத்து மாத்திரைகள் வாங்கிச் செல்லுங்கள் என்று சொல்கிறார்களே மருத்துவ

விழிப்புணர்வாளர்கள், அவர்களின் மாத்திரை வியாபாரம் நடக்குமா?

ஆம். கிருமி ஒழிப்புப் பொருட்கள் மற்றும் சத்துப் பொருட்கள் இல்லையென்று ஆகிவிட்டால் போதும். தொலைக்காட்சி விளம்பரங்களில் சுமார் ஐம்பது சதம் ஒழிந்துவிடும். அதாவது, பன்னாட்டு நிறுவனங்களின் பிடியில் இருந்து நமது மக்களையும், அவர்களது ஆரோக்கிய வாழ்வையும் நிச்சயம் விடுவித்து விடலாம். ஒவ்வொரு வீட்டிலும் மாதந்தோறும் சுமார் ஆயிரம் முதல் பெருந்தொகை மிச்சமும் ஆகிவிடும்.

அடுத்ததாக, கொசுவுக்கு வருவோம். கொசு கடிப்பதனால் ஒரு வியாதியும் வராது என்று மக்கள் நம்புவதாக வைத்துக் கொள்வோம்.

கொசு மருந்து தயாரிப்புகள் என்னாகும்?

தொலைக்காட்சியில் வரும் விளம்பரங்களும் சுமார் ஐந்து சதம் குறைந்துவிடும்.

டெங்கு, மலேரியா காணாமல் போய்விடுமா, இல்லையா?

இப்போது ஒரு கேள்வி தோன்றலாம். மலேரியா, மூளைக்காய்ச்சல், புதுவகைக் காய்ச்சல்கள் இருந்துகொண்டுதானே இருக்கிறது. கொசுவால் பரவவில்லையெனினும், காய்ச்சல்கள் வந்துகொண்டுதானே இருக்கும் என்றும் கேட்கத் தோன்றலாம். சரியான கேள்விதான்.

ஆனால் உண்மை என்னவெனில், எல்லாக் காய்ச்சலையும் நாம் ஒரே மாதிரி பயமின்றி அணுகத் துவங்கிவிடுவோம். எந்தக் காய்ச்சலாய் இருந்தாலும் சரி, கொஞ்சம் நலக்குறைவு ஏற்பட்டு, உடல் சூடாகிவிட்டால் முழுப் பட்டினி இருந்தால் போதும், உடல் இயல்பு நிலைக்கு தானாய் திரும்பிவிடும்.

முப்பதாண்டுகளுக்கு முன்னர் அலோபதி மருத்துவர்களும் இப்படித்தான் கூறினர். அப்போது காய்ச்சல் என்ற ஒன்று மட்டுமே இருந்தது. காய்ச்சல்களுக்குப் பல பெயர்களும் அப்போது கிடையாது, காய்ச்சலென்றால் அதில் மர்மமும் இருக்காது. ஏனெனில், காய்ச்சல் உனது நண்பன் என்றொரு வாசகம் அலோபதி மருத்துவமனைகளில் தொங்கும். மருத்துவர் பயமுறுத்தமாட்டார். உடனே உள்நோயாளி பிரிவில் சேர்க்கச் சொல்லமாட்டார். தேவையேற்பட்டால்தான் மருந்துகூட எழுதித் தருவார்.

ஆம். எல்லா வியாதியும் குடலில் இருந்துதான் துவங்குகின்றன என்று சொல்லும் நவீன மருத்துவத்தின் தந்தை ஹிப்போகிரட்டஸின் வாய்மொழியை இங்கு பொருத்திப் பார்த்தால்போதும், உயர்தர சிகிச்சையை நாடி ஒருபோதும் நாம் ஓடமாட்டோம்.

சரி, கொசுவை எப்படி ஒழிப்பது என்கிறீர்களா? பிளாஸ்டிக் கழிவுகளைக் குறைத்துப் பாருங்கள், கொசுவும் படிப்படியாய் குறைந்துவிடும். மக்காத குப்பை வராமல் வீட்டுக் கழிவுகளை ஓரளவேனும் மேலாண்மை செய்துபாருங்கள். ஆம். கழிவு மேலாண்மையில் நாம் பொறுப்புணர்வுடன் செயல்பட்டால் போதும், பெரும்பாலும் குறைந்துவிடும். ஆனாலும், கொசுவை ஒழிப்பது இயற்கைக்கு மாறானது என்பதால், மனிதகுலத்தால் அது எப்போதும் முடியாது என்பதே உண்மையாகும்.

இப்போது அடுத்த பொருளுக்கு வருவோம். ஹைஜீனிக்கான அரிசி, கோதுமை, பருப்பு, பால், தண்ணீர், மிளகு, சமையல் பொடிகள், பாட்டில் குளிர்பானங்கள், நூடுல்ஸ், ஓட்ஸ் என கூவிக் கூவி விளம்பரம் செய்கிறார்களே, அந்தப் பொருட்களின் பட்டியலை எடுங்கள். ஏதேனும் ஒன்றாவது உடலுக்கு நன்மை செய்யுமா என கண்ணைத் திறந்து அறிவை அகலச் செய்து பாருங்கள்.

ஹைஜீனிக்கானது, சுத்தமானது, சுவையானது, ஆரோக்கியம் தருவது, உலகத்தரமானது, உங்களுக்கு என்றே தயாரானது என்கிற வார்த்தைகளைத் தவிர அதில் வேறொன்றும் நல்லது இல்லையென்று நிச்சயம் புலப்படும். வெண்மையான அரிசி என்ற வார்த்தையால்தான் நாம் உண்மையான அரிசியை இழந்தோம். கம்யூட்டர் அரிசி என்ற வார்த்தையில் மயங்கினோம். அரிசி இயல்பில் வெள்ளையாய் விளையவில்லையே, சாப்பிடும்போது மட்டும் ஏன் வெள்ளையாய் இருக்கவேண்டும் என்று சிந்திக்க மறுத்தோம். விளைவு நோய்வாய்ப்பட்டோம்.

பருப்பை பேக் செய்து தருகிறானே, அது கெட்டுப் போகாமல் இருக்க ஏதேனும் கலந்தால்தானே அந்தப் பேக்கில் மாதக்கணக்கில் வீச்சம் தராமல் இருக்கும்? முறுக்கு சுடவும், வடை சுடவும் நேரமில்லையென்று நூடுல்ஸ் சமைக்கிறோம், சிப்ஸ் வாங்கிக் கொடுக்கிறோம், சமையல் பொடிகளைக் கூடவா நாம் அறைத்துக்கொள்ள முடியாது. அவ்வளவு நேரத்தையும் மிச்சப்படுத்தி என்ன தான் செய்கிறோம்?

வீட்டில் செய்த தின்பண்டங்களை குழந்தைகள் விரும்புவதில்லையெனில், அது பெற்றோர் செய்யும் பெருங்குற்றமாகும். நோய்களை ஊட்டி வளர்க்கிறோம் என்பதே அதன் ஒரே ஒரு அர்த்தமாகும். மதுவின் சுவைக்கு, அதில் உள்ள செயற்கை இரசாயனங்களின் போதைக்கு அடிமையான குடிகாரனைப் போன்றே, நமது குழந்தைகளும் இப்போது சாக்லெட், சிப்ஸ், ஐஸ்கிரீம் கேட்டு அடம்பிடிக்கிறார்கள், அவ்வப்போது பெற்றோரிடம் அடியும் வாங்குகிறார்கள், எனில், அதற்கான குற்றம் பெற்றோரையே சாரும்.

ஆம். ஹைஜீனிக் அல்லது சத்தானது என்று ஒரு கம்பெனிக்காரன் சொல்லி அவன் பொருளுக்கு விளம்பரம் செய்கிறான் எனில், அது பொருளுக்கான விளம்பரமே ஆகும். ஆனால், அதை அறிவியலென்று கூத்தாட ஆரம்பித்துவிடுகிறோம். ஏன்? ஏனெனில், அதை அறிவியலென்று நம்பும் அளவுக்குத்தான் நமக்கும் அறிவியல் அறிவு இருக்கிறது. இது யாருடைய தவறு? குழந்தைகளை இத்தவறுக்கு பொறுப்பேற்கச் செய்யமுடியுமா?

2008ல் ரூ.8000 கோடியாக இருந்த தின்பண்டத் தொழிலின் வியாபாரம் 2014ல் 47000 கோடியாம். 2018ல் நிச்சயம் இது ஒரு இலட்சம் கோடியைத் தாண்டியிருக்கும். இலக்கு வைத்து திட்டமிடப்பட்ட இந்த வியாபாரத்தில் நாம் எங்கே ஏமாந்தோம் எனில், ஹைஜீனிக், சுத்தமானது, சத்து உள்ளது, உற்சாகம் தருவது, பொலிவைத் தருவது, குழந்தையை உயரமாய் வளர்க்கும் என்ற வார்த்தைகளில்தான் ஏமாந்தோம்

இப்படியே, படிப்படியாய் இன்று ரெடி டூ ஈட் என்ற நிலைக்கு வந்து உணவை அப்படியே வாங்கிச் சாப்பிடும் மனநிலைக்கு வளர்க்கப்பட்டுள்ளோம். இதையும் அறிவியல்பூர்வமானது என்றுதான் நம்புகிறோம்.

ஆனால், இத்தனையும் பன்னாட்டு நிறுவனங்களின் மோசடியென்று மட்டும் புரிந்துகொள்ள மறுக்கிறோம். கிருமி ஒழிப்பு, கொசுவிரட்டி, சத்து பானங்கள், உணவுப் பொருட்கள், தின்பண்டங்கள் மற்றும் மருந்துப் பொருட்கள், மருத்துவ பரிசோதனை உபகரணங்கள் என எல்லாவற்றிலும் ஆதிக்கம் செலுத்துவது பன்னாட்டு நிறுவனங்களே ஆகும். அரசும் இவர்களைத்தான் வாருங்கள், வாருங்கள் சலுகை தருகிறோம்,

வாருங்கள் நிலம், நீர் தருகிறோம், வாருங்கள் மேக் இன் இந்தியா எனக் கூவி அழைக்கிறது.

அந்நிய மூலதனம் அதிகரித்திருக்கிறது என்பதைப் பெருமையாகப் பேசுகிறார்கள் ஆட்சியாளர்கள். அமெரிக்க முதலாளி இந்தியாவில் வந்து மூலதனம் செய்தால் அதில் ஒரு நோக்கம் இருக்கும், நிச்சயம் அது இந்தியாவிற்கு நன்மை செய்யும் நோக்கமாக இருக்காது என்பதைக்கூட உணரும் ஆற்றல் இல்லாதவர்களாய் நமது அறிவு மாற்றப்பட்டுள்ளது என்பதே உண்மையாகும்.

இப்போது கூடப் பாருங்கள். எந்த உணவுப் பொருள் தயாரிப்பாய் இருந்தாலும் அதில் FSSAI எனும் அரசின் முத்திரை இருந்தால் பயன்படுத்தலாம் என்கிறார்கள். விரைவில், பன்னாட்டு நிறுவனம் மட்டுமே உணவுப் பொருள் தயாரிப்பில் இருக்கமுடியும் என்ற அளவிற்கு தரக்கட்டுப்பாடுகளைக் கொண்டு வருவார்கள். நாம் என்ன நினைப்போம்?

தரமான பொருட்கள் என்றுதான் நாம் பொதுவாய் நினைப்போம். கொஞ்சம் சிந்தித்துப் பாருங்கள். பன்னாட்டு நிறுவனம் தயாரிக்கும் எந்தப் பொருளிலும் நோக்கம் இலாபமாக இருக்குமா அல்லது நமது நலனாக இருக்குமா? நலனையும் பாதுகாப்பார்கள் என்று நினைத்தால் நாம் நிச்சயம் உணவு அரசியலை புரிந்துகொள்ளவில்லை என்றே அர்த்தம்.

நினைவில் வைத்துக் கொள்ளுங்கள், நமது நலன் பாதுகாக்கப்பட்டால் அவர்களது வியாபாரம் முடிந்துவிட்டதென்றே அர்த்தம். ஏனெனில், உணவையும் அவன் தான் தயாரிக்கிறான், மருந்தையும் அவன் தான் தயாரிக்கிறான். அதனால்தான், மருந்துக்கு இலக்கு வைத்து நம்பிக்கையுடன் தயார் செய்கிறான். இன்னும் இத்தனை ஆண்டுகளில் இன்னின்ன நோய்களெல்லாம் வரும் என்று நம்பிக்கையுடன் கோடிகளைக் கொட்டி மருந்தும் உற்பத்தி செய்கிறான்.

நாமெல்லாம் நலமாகிவிட்டால் அந்த மருந்துகளை யார் வாங்குவது? ஆகையால்தான், ஒரு பக்கம், கிருமி என்று சொல்லி பயமுறுத்தி, சில பொருட்களை வாங்கிப் பயன்படுத்தச் சொல்கிறான். சரி, அதைப் பயன்படுத்தினால் கிருமி ஒழிந்துவிடுமென்று நினைத்தால், இல்லையில்லை, அதெல்லாம் சாத்தியமில்லை கிருமிகள் உங்களைத் தாக்கியே தீரும் என்று

கூறி, மற்றொரு பக்கம், மருந்துகளைச் சாப்பிட்டு கிருமிகளை அழித்துக்கொள்ளச் சொல்கிறான்.

சத்தான சிப்சையும் சாப்பிடச் சொல்கிறான். சத்து மாத்திரைகளையும் சாப்பிடச் சொல்கிறான். சத்து மாத்திரை சாப்பிடவில்லையெனில், உங்கள் கருவில் உள்ள குழந்தையும் வளராது என்கிறான், பிறந்த குழந்தையும் வளராது என்கிறான். எல்லாவற்றையும் நம்புகிறோமே, நமது அறிவியல் அறிவை என்னவென்று சொல்வது?

சுத்திகரிக்கப்பட்ட எண்ணெயை அறிமுகப்படுத்தி, இதய நோய்களை அதிகப்படுத்தினான். சாக்லெட்டுகள், சிப்சுகளை அள்ளிக் கொடுத்து குழந்தைகள் நோய்களையும் தீவிரமாக்குகிறான். உடம்பெங்கும் செயற்கை இரசாயனங்களை பூசச் சொல்லி, தீரா நோய்களுக்கு உள்ளாக்குகிறான். ஆனால், அத்தனையும் அறிவியல் பூர்வமானது என்று நம்பி நம்பியே மொத்த சம்பளத்தையும் அவனிடம் கொடுத்துக்கொண்டிருக்கிறோம் நாம்.

உணவே மருந்தென்றனர் நமது முன்னோர். நாம் அதைப் புரிந்துகொண்டோமோ இல்லையோ, பன்னாட்டு நிறுவனங்கள் புரிந்துகொண்டன. உணவின் மூலமாக நமது ஒவ்வொருவரின் அன்றாட வாழ்விலும் ஊடுருவி நம்மையெல்லாம் வாழ்நாள் முழுவதும் மருந்து சாப்பிட வைத்துவிட்டான்.

உணவிலும் பன்னாட்டு நிறுவனங்கள்

மருந்திலும் பன்னாட்டு நிறுவனங்கள்

ஏனெனில், அரசின் கொள்கைகள் பன்னாட்டு நிறுவனங்களுக்கானவை மட்டுமே ஆகும்.

சொல்லுங்கள், இப்போது என்ன செய்யப் போகிறோம் நாம்?

16

உலகவங்கியின் பிடியில் உங்கள் குடும்பத்தின் சுகாதாரம்

மரபு வழி மருத்துவம் இதுபோல் பன்னாட்டு மருந்து நிறுவனங்களின் பிடியில் சிக்காதா? என்றொரு கேள்வியும் நிச்சயம் எழலாம். இதுவும் நாம் விவாதிக்க வேண்டிய கேள்வியே.

மரபு வழி மருத்துவம் ஒருபோதும் பன்னாட்டு மருந்து நிறுவனங்களின் பிடியில் இப்படிச் சிக்காது என்று பொத்தாம் பொதுவாய் நிச்சயம் சொல்லிவிட முடியாது. கொசு, கிருமி, சத்து, நோய்த்தடுப்பு மற்றும் நோய் குணமாக்குதல் என்ற ஐந்தையும் தொடர்புபடுத்தி தத்துவங்களை உருவாக்கிப் பரப்பிய பன்னாட்டு நிறுவனங்களின் பிடியில் மரபு வழி மருத்துவங்கள் ஒரு வேளை சிக்கினால், அனைத்து மரபு வழி மருத்துவத்திற்கும் சிக்கல் இல்லையெனினும், மருந்துகளைக் கொண்டு இயங்கும் சில மருத்துவ முறைகளுக்கு இதே ஆபத்து இருக்கிறதுதான்.

ஆம். மரபு வழி மருத்துவ முறைகளில் மக்கள் ஆர்வமாக ஈடுபடுகிறார்கள். அதில் இலாபம் பெருகும் எனில், கொள்ளை இலாபமே குறிக்கோள் என்று செயல்படும் பன்னாட்டு நிறுவனங்கள் மரபு வழி மருத்துவங்களை எப்படித் தங்களின் ஆளுகையின் கீழ் சட்டபூர்வமாகக் கொண்டு வருவது என்று திட்டமிட ஆரம்பித்துவிடுவார்கள். அதுதான் மூலதனத்தின் இயல்பாகும். இலாபம் கிடைக்குமென்றால் அலோபதி வேண்டாம் மரபு மருத்துவமே சிறந்தது என்றுகூட இறங்கிவிடும் இந்த மூலதனம்.

எனவே, மரபு வழி மருத்துவங்கள் பன்னாட்டு நிறுவனங்களின் பிடியில் ஒரு போதும் சிக்காது எனும் சூழலையும் இப்போது நாம் உருவாக்க வேண்டியிருக்கிறது.

இதுகுறித்து நாம் பேசும் முன்னர், உலகவங்கிக்கும், ஆங்கில மருத்துவத்திற்கும், சுகாதாரம் என்ற வார்த்தைக்கும், உலகச் சுகாதார அமைப்பிற்கும் உள்ள தொடர்பைத் தெரிந்துகொள்ள வேண்டும்.

அப்போதுதான் மரபு வழி மருத்துவம் பன்னாட்டு நிறுவனங்களின் பிடியில் சிக்குமா, சிக்காதா என்பதையும், சிக்காமல் எப்படிக் காப்பது என்பதையும் புரிந்துகொள்ள முடியும்.

மருத்துவம் என்றாலே ஆங்கில மருத்துவம் என்ற ஒற்றை அடையாளத்தை உருவாக்குவதுதான் உலகவங்கியின் சுகாதாரம் குறித்த மைய நோக்கமாகும். ஒரு நாட்டில் மருந்து விற்பனையை பெருக்க வேண்டுமெனில், சில புள்ளி விபரங்களை அந்த நாட்டில் முதலில் இறக்குமதி செய்வார்கள்.

மக்கள் சுகாதார வசதியில்லாமல் இருக்கிறார்கள் என்றும், இறப்பு அதிகமாகிறது என்றும் பட்டியல்களை அளிப்பார்கள். ஆய்வறிக்கைகளை அவிழ்த்துவிடுவார்கள். கர்ப்பிணிகள் அதிகம் இறந்துபோகிறார்கள், குழந்தைகள் பிறக்கும்போதே நோயுடன் பிறக்கின்றன, அதைத் தடுக்கவேண்டும் என்றும் புரளிகளை கிளப்பிப் பயத்தை நிரப்பிவிடுவார்கள் என்றும் ஏற்கனவே பார்த்தோம்.

உலகச் சுகாதார நிறுவனம் என்ற ஒன்று இருக்கிறதே அது இப்போது என்ன செய்யுமெனில், எல்லா நாடுகளையும் சுகாதாரம் குறித்துச் செயல்பட நான் ஒருங்கிணைக்கிறேன் என்று சொல்லும். என்னுடைய திட்டங்களை அமல்படுத்துங்கள் என்றும், உலகவங்கியின் கடன் உங்களது சுகாதாரத் திட்டங்களுக்குக் கிடைக்கும் என்றும் சொல்வார்கள்.

ஆக, கடன் கொடுப்பதோடு, சுகாதாரத் திட்டங்களையும் சேர்த்தேக் கொடுப்பார்கள். உதாரணத்திற்கு, 2004இல் 41 சதமாக இருந்த மருத்துவமனை பிரசவ சதவிகிதம் 2008இல் 47 சதமாக உயர்ந்ததாம். இது தேசிய கிராமப்புற சுகாதாரத்திட்டத்தின் பலன் என்று உலகவங்கி அறிக்கை தனது இணையத்தில் கூறுகிறது என்று ஏற்கனவே பார்த்தோம் அல்லவா.

தேசிய கிராமப்புற சுகாதாரத் திட்டம் (NRHM) எனும் உலக வங்கியின் இத்திட்டம் 2005ல் அறிமுகப்படுத்தப்பட்டதாம். இந்தியாவில் புதிய புதிய வியாதிகள் வரும் வாய்ப்பு அதிகமிருக்கிறதாம். டெங்கு, மலேரியா, எபிடமிக், டியுபர் குளோசிஸ், போலியோ வரும் வாய்ப்புகள் அதிகம் உள்ளதாம். குழந்தைகளுக்கு உடலில் சத்தே இல்லையாம். ஐந்து வயதுக்குட்பட்ட 48 சதமான குழந்தைகளுக்கு வயதிற்கேற்ற உயரம் இல்லை, 43 சதமான குழந்தைகளுக்கு போதிய எடையில்லை, 20 சதமான குழந்தைகளுக்கு உயரத்திற்கேற்ற எடையில்லை என வருத்தப்படுகிறது உலகவங்கி.

இதையெல்லாம் மாற்ற இந்தியாவிற்குக் கடன் தருகிறதாம் உலகவங்கி, வருடத்திற்கு ஒரு சதத்திற்கும் குறைவான வட்டிக்கட்டணத்தில் உலக வங்கி தரும் சுகாதாரக் கடனை 35 வருடத்தில் திருப்பிக் கொடுத்தால் போதுமாம். பத்து வருடம் நீட்டிப்பு வேற உண்டாம்.

உத்தரப்பிரதேசம் போன்று பல மாநிலங்களில் குழந்தைகளுக்கு ஊட்டச்சத்தே இல்லையாம். நான் சொல்லவில்லை. உலக வங்கி சொல்கிறது. எனவே, இந்தியா முழுவதும் உள்ள குழந்தைகளுக்கு ஊட்டச்சத்து அளிப்பது என்பது போன்ற ஏராளமான திட்டங்களும் இவர்கள் கைவசம் உள்ளதாம்.

இப்போது சொல்லுங்கள்.

மருத்துவமனையில் பிரசவம் பார்க்கவேண்டும், குழந்தைகளுக்கு ஊட்டச்சத்து மாத்திரை கொடுங்கள், கர்ப்பிணிகளுக்கு மருந்து கொடுங்கள் என்பதெல்லாம் யாருடைய திட்டம்? யார் திணித்தது? புள்ளி விபரங்களை யார் உங்களுக்குத் தருகிறார்கள்? அவர்களின் நோக்கமென்ன?

யாரோ வட்டிக்கு பணம் கொடுத்து சம்பாதிக்க, நாட்டில் உள்ள எல்லாப் பெண்களின் கருவில் இருக்கும் குழந்தைகளுக்கும் மருந்து கொடுக்கச் செய்கிறானே, இக்கொடுமைக்குப் பெயர்தான் மருத்துவமா?

ஸ்கில் இந்தியா என்பதுகூட 2023 வரை செயல்பட அனுமதிக்கப்பட்டுள்ள உலகவங்கியின் திட்டம்தானாம். 3188.88 மில்லியன் டாலர் கடனில் அனுமதித்துள்ளார்களாம். சப்னம் சின்ஹா, ஜான்.டி. பயம்குயிஸ்ட் ஆகியோர்தான் இந்தத் திட்டத்தின் டீம் லீடர்களாம். பொது நிர்வாகம் மற்றும் கல்வித்துறையில் 23 சதம், வேலைவாய்ப்பு பயிற்சித்துறையில் 73 சதம் என இதை அமல்படுத்த வேண்டுமாம். பொருளாதார விவகாரங்களுக்கான அமைச்சகம் தான் கடன் வாங்கியுள்ளதாம். இன்னும் ஆதாரம் வேண்டுவோர் உலக வங்கியின் இணையத்தில் போய் பார்த்துக்கொள்ளலாம்.

ஆக, பழைய இந்தியாவோ அல்லது புதிய இந்தியாவோ சுகாதாரத் திட்டமோ அல்லது ஸ்கில் இந்தியா திட்டமோ உலகவங்கியின் ஆட்சி நடக்கும் ஒரு நாட்டில் எதுவும் பிரதமரின் திட்டமல்ல. எதுவும் அமைச்சரவை முடிவல்ல என்பதே உண்மையாகும்.

இப்போதுகூட, நிதி ஆயோக் ஓர் ஆலோசனை அளித்துள்ளது. அது என்னவெனில், அரசு மருத்துவமனையை தரப்படுத்த வேண்டுமாம். அங்கு தரமான மருத்துவம் இப்போது இல்லையாம். என்ன செய்யலாம்?

அரசு மருத்துவமனையை தனியாருக்குக் கொடுத்துவிடுங்கள் என்கிறது நிதி ஆயோக். அரசு பள்ளிக்கூடத்தையும் தனியாரிடம் கொடுத்துவிட்டால் தரமாகிவிடுமாம். இதுதான் அவர்களின் தரக்கொள்கையாகும்.

இந்த முடிவுகளுக்குக் காரணமான உலகவங்கியின் ஒரு அறிக்கையைப் பார்ப்போம்.

மூன்றாம் நிலை நோய் குணப்படுத்துதலான சுகாதாரத்தை தனியார் பொறுப்பில் விட்டுவிட்டு, அரசு கிராமப்புற சுகாதாரம், நோய் ஒழிப்பு நடவடிக்கைகள் மற்றும் தடுப்பு மருந்து விநியோகிக்கும் பொறுப்பில் தீவிரமாக செயல்படவேண்டும் என்பது உலகவங்கியின் அறிக்கையாகும்.

சமபங்கு, செயல்திறன் மற்றும் சுகாதாரத்துறையின் தரத்தை உயர்த்துதல் எனும் நோக்கங்களை வரையறுக்கும் உலகவங்கியின் அந்த அறிக்கை “நடைமுறையில் இருந்து பெறும் அனுபவங்கள்-இந்திய சுகாதாரத்துறை” என ஐந்து அம்சங்களைக் குறிக்கிறது.

1. பின் தங்கிய மாவட்டங்கள் மற்றும் கிராமப்புறங்களில் தனியார் மருத்துவத்தை ஊக்கப்படுத்துங்கள். குறைந்த விலையில் நிலம் மற்றும் வரிக்குறைப்பு செய்யுங்கள்

2. சுகாதார வசதிகளுக்கான குறைந்தபட்ச தரம் எதுவென்பதைத் தீர்மானித்து, அதை வற்புறுத்தி செயல்படுத்துங்கள்.

3. திறமைவாய்ந்த நபர்கள் போதுமான அளவில் நியமிப்பதை உத்தரவாதம் செய்யுங்கள். பயிற்சி மையங்களின் தரம் மற்றும் பயிற்சிகளின் சான்றிதழ் தரத்தை மேம்படுத்துங்கள்.

4. மருத்துவ நிறுவனங்கள் மீது அரசுக்கு இருக்கும் கவனத்தை குறைத்து, சுயநிதி அடிப்படையில் சுகாதாரத்தை செயல்பட வையுங்கள்.

5. மருத்துவக் காப்பீட்டை மக்களிடம் அதிகப்படுத்துங்கள்.

இந்த ஐந்து அம்சங்களும் சொல்வது தனியார் மயமே ஆகும். சமபங்கு, செயல்திறன், சுகாதாரத்துறையின் தரத்தை உயர்த்துதல் என்றால் அரசுக்கு இணையாக சமபங்கை தனியாருக்குக் கொடுங்கள், தனியாரை அனுமதிப்பதன் மூலம் செயல்திறனை அதிகப்படுத்துங்கள், தனியார் மருத்துவக்காப்பீடு, அரசு மருத்துவமனை தனியார்மயம் மூலம் சுகாதாரத்துறையின் தரத்தை உயர்த்துங்கள் என்று அர்த்தம் சொல்கிறது உலகவங்கி.

திறமை வாய்ந்த நபர்கள் மற்றும் தரம் என்ற இரண்டு பரிந்துரையையும் நீட் தேர்வின் பின்னணியில் இருந்து பார்த்தால் உண்மை புரியும். ஆக, அரசானாலும், ஆங்கில மருத்துவமானாலும் இப்போது முழுவதும் பணபலமுள்ள நாடுகள் மற்றும் பன்னாட்டு நிறுவனங்களின் சட்டைப்பையில் அடங்கிப் போயிருக்கிறது என்பது வெட்டவெளிச்சமான உண்மையாகும்.

அப்படியெனில், சுகாதாரக் கொள்கை என்பதெல்லாம் மோசடி என்கிறீர்களா என்று யாரேனும் கேட்கக்கூடும். இல்லை. அப்படியில்லை. ஆரம்ப காலங்களில் அப்படியில்லை. மருத்துவ நலம் என்றொரு கோட்பாடு அப்போது இருந்தது. இப்போது அந்தக் கோட்பாட்டை முழுவதும் அழித்துவிட்டார்கள். இப்போது இருப்பது மருந்துக்கோட்பாடாகும், சுகாதாரக் கோட்பாடு அல்ல.

அதாவது, மருத்துவ நலத்தை (Health Practice) மருந்து மற்றும் அறுவை சார்ந்த மருத்துவ சிகிச்சை (Medical Practice) யிலிருந்து பிரித்து தனிப்பிரிவாகவும், தனித்துறையாகவும் கட்டமைக்க வேண்டும் என்பதுதான் சுகாதாரம் என்பதற்கான பழைய வரையறையாகும். இதுதான் அல்மா அட்டா பிரகடனமாகும்.

1978இல் அனைவருக்குமான ஆரம்ப சுகாதாரம் குறித்து அல்மா அட்டா பிரகடனம் வெளியிடப்பட்டது. மக்கள் நோய்வாய்ப்படுதலைக் குறைக்கவும், வாழ்க்கைத் தரத்தை உயர்த்தவும் பல நடைமுறைகளை அவ்வறிக்கை கூறியது. 1980 களில் உலகின் மூன்றில் ஒரு பகுதி நாடுகள் சோசலிச மற்றும் மக்கள் நலன் சார்ந்த ஜனநாயக சக்திகளால் ஆளப்பட்டு வந்த நிலையில், பன்னாட்டு நிறுவனங்களின் பிடிக்குள் முழுமையாக ஆங்கில மருத்துவம் அடைபடவில்லை. காரணம் சோசலிச நாடுகளைப் பொறுத்தவரை சுகாதாரக் கொள்கை என்பது நோயற்ற வாழ்வே ஆகும். கல்வியறிவும், வேலைவாய்ப்பும் அனைவருக்கும் கொடுக்கப்பட்டு, அடிப்படை வசதிகள் வழங்கப்பட்ட ஒரு வாழ்க்கை முறை மக்களுக்கு அளிக்கப்பட்டால், அங்கு மன

அழுத்தம் இருக்காது, வறுமை இருக்காது, நோயும் குறையும் என்பதே அரசின் கொள்கையாகும்.

இப்படியாக, சுகாதாரம் என்பது அரசின் கடமை என்றிருந்த அந்தக்காலத்தில், நோய்த்தடுப்பு என்பதே சுகாதாரம் என்ற அடிப்படையில் உலகம் முழுவதும் மக்களின் வாழ்க்கை தரத்தை மேம்படுத்த உரிய நடவடிக்கைகளை மேற்கொள்ள அப்பிரகடனம் வெளியிடப்பட்டது. சுதந்திர இந்தியாவிலும் துவக்க காலத்தில் இப்படித்தான் இருந்தது.

மருத்துவம் என்பது சேவை என்பதாக ஓரளவு பார்க்கப்பட்ட காலமும் அதுவரையானதுதான். ஆங்கில மருத்துவத்தின் தவறான தத்துவங்களையும், குறைபாடுகளையும் அறிந்த ஆங்கில மருத்துவர்கள் மக்களுக்கு அதை எடுத்துச்சொன்ன காலமும் அதுவே. எதற்கெடுத்தாலும் மாத்திரை, மருந்து என்று எழுதிக் குவிக்காமல், நல்ல வார்த்தைகளை பேசி அனுப்பும் சில நல்ல அலோபதி மருத்துவர்கள் இன்றளவும் நம் ஊரில் உள்ளார்கள் எனில், அது 1980கள் வரை இருந்த இக்கொள்கைகளின் விளைவே ஆகும். அவர்கள் அன்று படித்தவர்களே ஆவர்.

மருத்துவக் கல்லூரிகளிலும் மருத்துவத்தை சேவை என்றே அன்று சொல்லிக்கொடுத்தனர். ஆனால், இன்று நிலை மொத்தமும் மாறிவிட்டது. அல்மா அட்டா அறிக்கை என்று கேட்டால் ஆங்கில மருத்துவர்களுக்கு சுத்தமாய் தெரியாது என்றாகிவிட்டது.

இப்போது அவர்களுக்குத் தெரிந்ததெல்லாம் பன்னாட்டு நிறுவனங்கள் அளிக்கும் நோய் குறித்த புள்ளிவிவரங்கள், புதிய நோய்கள் குறித்த விபரங்கள், புதிய பரிசோதனை முறைகள் மற்றும் மருந்துகளே ஆகும்.

நோயாளியின் தொல்லைகளை என்ன என்று அறிந்துகொள்வதைவிடவும் பரிசோதனைகளை எழுதித்தருவதில் அவசரம் காட்டும் மருத்துவர்களைத்தான் இன்று எல்லா இடங்களிலும் நீக்கமறப் பார்க்கிறோம். சளி, இருமல், காய்ச்சல், மூக்கொழுகல், இதனால் தூக்கத்தில் தொல்லை, தலைவலி, தலை பாரம், அத்தோடு பசியும் இல்லை என்று சொன்னால், ஒவ்வொரு தொல்லைக்கும் ஒவ்வொரு விதமான மாத்திரை என்று நோய்களை எண்ணிக்கை கொண்டு கணக்கிட்டு மாத்திரை தருபவர்களை மருத்துவர் என்று எப்படி அழைப்பது? மருந்து வியாபாரி என்றல்லவா அழைக்கவேண்டும்?

17

அலோபதியை விமர்சிக்கும் அலோபதி மருத்துவர்கள்

நோயாளியை எவ்வாறு கையாள வேண்டும் என நவீன மருத்துவத்தின் தந்தை "ஹிப்போகிரட்டஸ்" ஒரு விளக்கம் கொடுத்தார். "எந்த மாதிரி நோய் ஒரு நபருக்கு இருக்கிறது என்பதைவிட எந்த மாதிரி நபருக்கு அந்த நோய் இருக்கிறது என்பது தான் முக்கியம் வாய்ந்தது". ஒரு நோயாளியைப் பார்க்கவேண்டுமெனில், அவரை முழுமையாகக் கவனிக்க வேண்டும், அவரது கலாசாரம், அவரது தனித்தன்மை, அவரது தத்துவம், அவரது அறிவு, அவரது பொருளாதார நிலை இவைகளையெல்லாம் இணைத்துத்தான் அவரது பாதிப்பையும் கணக்கிட வேண்டும்.

ஹிப்போகிரட்டஸ் உறுதிமொழியைத்தான் எல்லா ஆங்கில மருத்துவர்களும் மருத்துவப் படிப்பின் இறுதியில் எடுத்துக்கொள்கிறார்கள். ஆனால், மருத்துவத்தொழிலில் சுத்தமாய் மறந்துவிடுகிறார்கள்.

மருத்துவர்களுக்கும் மருத்துவ உலகத்துக்கும் அவசரச் சிகிச்சை தேவைப்படும் நிலை இன்றைக்கு ஏற்பட்டுள்ளது. இது அதிகம் கவனத்தில் எடுத்துக்கொள்ளப்படாத ஒரு நோய். அரசியல்வாதி என்றாலே ஊழல் செய்பவர்கள் என்ற நம்பிக்கை ஸ்திரமானதுபோல, மருத்துவர்கள் என்றாலே பணம் பிடுங்குபவர்கள் என்ற கருத்து மக்களிடையே அதிகரித்து வருகிறது என்று விமர்சிக்கும் டாக்டர். ஆ.காட்சன் என்பவர் நெல்லையில் உள்ள மனநல மருத்துவர் ஆவார். அவரின் இன்னும் சில விமர்சனங்களைப் பார்ப்போம்.

'நான் மருத்துவர், நோயைக் கண்டறிந்துவிட்டேன், மருந்து கொடுப்பேன், நீ சாப்பிட வேண்டும்' என்ற மனநிலையிலிருந்து மருத்துவர்கள் விடுபடவேண்டிய கட்டாயம் ஏற்பட்டுள்ளது.

நோய்க்கு அளிக்கப்படும் சிகிச்சை நோயாளிக்குமானதே தவிர, நோய்க்காக மட்டுமல்ல

மனிதனுக்குச் சிகிச்சையளிக்கக் கற்றுக்கொண்டதைவிட, நோய்க்குச் சிகிச்சை அளிப்பதையே நம்மில் பெரும்பாலானோர் கற்றுக்கொண்டுள்ளோம். இரண்டுக்கும் அப்படி என்ன பெரிய வித்தியாசம்? ஒரு மனிதருக்குச் சிகிச்சை அளிப்பது என்பது அவரை மதிப்பதில் இருந்து தொடங்குகிறது. அவரது வலியையும் உணர்வுகளையும் புரிந்துகொள்ளவும் உதவுகிறது. இதில் நோய் அறிகுறிகளைத் தீர்ப்பது, நோய்க்குச் சிகிச்சையளிப்பது என்பதும் தானாகவே உள்ளடங்கிவிடுகிறது, தனித்துத் துருத்திக்கொண்டு இருப்பதில்லை.

'எல்லாப் பரிசோதனைகளிலும் எந்தக் கோளாறும் இல்லை. மருத்துவரும் ஒன்றும் இல்லை என்று சொல்லிவிட்டார். ஆனால், எனக்கு இன்னும் நோய் அறிகுறிகள் ஏன் இருக்கின்றன?' என்ற விடையளிக்க முடியாத கேள்விகளுடன் தினமும் பலர் மனநோயாளிகளைப்போல் மாறிவருகின்றனர். மனதுக்கும் உடலுக்கும் சம்பந்தமே இல்லை என்பதுபோல மருத்துவ உலகம் மாறிவருவதுதான் இதற்கு முக்கியமான காரணம்.

ஹிப்போகிரேட்டஸ் உறுதிமொழியில் வரும் 'Primum non nocere' என்ற லத்தீன் வரிகளுக்கு 'நோயாளிக்கு எந்தத் தீங்கும் செய்யாதிருப்பதே முதன்மையானது' என்று அர்த்தம். 'உதவி செய்யாவிட்டாலும் உபத்திரவம் செய்யாதே' என்று சொல்வார்கள் இல்லையா, அதுபோன்றதுதான் என்கிறார் டாக்டர். ஆ. காட்சன்.

- இது தி இந்து தமிழ் பத்திரிகையில் 2017, மே 27 இல் வந்த கட்டுரையாகும்.

இதுபோன்று நூற்றுக்கணக்கான ஆங்கில மருத்துவர்கள் விமர்சனம் செய்கின்றனர் என்றாலும், ஆங்கில மருத்துவத்தை முழுமையாய் சீர் செய்யமுடியாது என்பதே உண்மையாகும். ஏனெனில், உலகுதழுவிய ஒரு கட்டமைப்பைத் தனக்கென உருவாக்கிக்கொண்ட உலகமயமாக்கல் இப்போது அரசையும் தனக்குள் அடக்கிக்கொண்டுவிட்டது.

ஆகையால், தனது அசுர பலத்தைக்கொண்டு இந்தியாவின் கல்வித்திட்டத்தையும் இதற்கேற்ப இப்போது மாற்றிவிட்டார்கள். ஏன் படிக்கிறோம் என்ற கேள்விக்கு பெற்றோர்கள், மாணவர்கள்,

ஆசிரியர்கள் அனைவரும் சொல்லும் ஒரே பதில் நிறைய மதிப்பெண் எடுத்தால்தான் நல்ல வேலைக்குப் போயி நிறைய சம்பாதிக்கமுடியும் என்பதே ஆகும். இதுதான் கல்வியின் நோக்கமா?

மூன்று வயதில் இருந்தே நிறைய சம்பாதிக்கவேண்டும், கார், பங்களா, ஏசி என எதையெல்லாமோ குழந்தைகளுக்குச் சொல்லித்தருகிறோம். மருத்துவம், பொறியியல், விவசாயக் கல்லூரி என்று சம்பளத்தை வரிசைப்படுத்தி வைத்திருக்கிறோம். கல்வித்தரத்தையும் இதற்கேற்ப பிரித்து வைத்திருக்கிறோம். ஆக, சம்பாதிக்க வேண்டும் என்ற ஒரே ஒரு நோக்கத்தை மட்டுமே 20 வருடமாகக் கேட்டு வளர்ந்த ஒருவர் மருத்துவர் ஆன உடன், மருத்துவப் பிரதிநிதி, பெரும் மருத்துவமனை என்று விரிந்துகிடக்கும் அந்தப் பெரிய வலைக்குள் இயல்பாய் விழுந்துவிடுகிறார்.

ஆக, அதிகமான நோயாளிகளைப் பார்க்கவேண்டும் என மருத்துவர் விரும்புகிறார். அதிகமான மருந்து விற்கவேண்டும் என மருந்துக் கம்பெனி விரும்புகிறது. அதிகமான அறுவைச் சிகிச்சை நடக்கவேண்டுமென மருத்துவமனை விரும்புகிறது.

அப்படியெனில், நோய்கள் எப்படிக் குறையும்? நோயாளியின் வேதனை எப்படிக் குறையும்?

மருத்துவரிடம் கீழ்கண்ட பத்துகேள்விகளைக் கேட்கும் உரிமை ஒவ்வொரு நோயாளிக்கும் உள்ளதெனக் கூறுகிறார்கள்.

1. என் உடல் நலக்குறைவுக்கு என்ன காரணம் ?

2. நான் சிகிச்சை எடுத்துக் கொள்ளவில்லை என்றால் என்ன விளைவுகள் ஏற்படும் ?

3. எனக்கு என்னவிதமான சிசிக்சை அளிக்கப்படும்.. ?

4. இந்த சிகிச்சை நோயைக் கண்டறியவா? அல்லது போக்குவதற்கா ? அல்லது இரண்டிற்குமா?

5. இந்த சிகிச்சையால் பக்கவிளைவு உண்டாகுமா ?

6. இந்த சிகிச்சையால் நிரந்தர பலன் ஏற்படுமா ? அல்லது குறைந்த நாட்களுக்கு மட்டுமா?

7. இந்த சிகிச்சைக்கு மாற்றாக வேறு முறைகள் உள்ளனவா?

8. இந்த சிகிச்சை முறையை தாங்கள் பரிந்துரைக்க என்ன காரணம்?

9. நோயின் தன்மைகளை பற்றித் தெரிந்துகொள்ள புத்தக வடிவில் அல்லது வீடியோ வடிவில் ஏதேனும் உள்ளதா-?

10. இந்த நோய் வராமல் காக்க முன் எச்சரிக்கை என்னென்ன மேற்கொள்வது?

ஆனால், இதில் ஒரு கேள்விக்குக்கூட பெரும்பாலான மருத்துவர்கள் பதில் சொல்ல விரும்புவதில்லை. மாற்று சிகிச்சைகள் குறித்து கேட்கும் உரிமை கூட உள்ளதாம். ஆனால், நடைமுறையில் பல மருத்துவர்கள் நோயாளியை பேசக்கூட அனுமதிப்பதில்லையே. இன்ன நோய்க்கு இன்ன சிகிச்சை என எல்லாருக்கும் பொதுவான அணுகுமுறை எப்படி உதவும்? நோயின் காரணமும், துவக்கமும், குணமடைதலும் எல்லாருக்கும் ஒன்றல்லவே. தேடிவந்த நோயாளியிடமும் நலம் குறித்துப் பேசுவதுதானே மருத்துவரின் கடமை. மாறாக, நோய்களைப் பற்றிய விளம்பரங்களை பத்திரிகைகளில் அளித்து, வாருங்கள் மருத்துவமனைக்கு என்று அழைப்பது ஏதோ வியாபாரம் போன்றல்லவா இருக்கிறது.

மருந்து நிறுவனங்களோ இன்னும் ஒருபடி மேலே போய், நேரடியாக தொலைக்காட்சி விளம்பரங்களுக்கே வந்திறங்கிவிட்டார்கள். அறிகுறிகளைச் சொல்லி, மருந்து சாப்பிடச் சொல்லும் மருத்துவ விழிப்புணர்வை சாமான்ய மக்களுக்கும் ஏற்படுத்த ஆரம்பித்துவிட்டார்கள். மக்களும் ஏதோ நோய் குறித்த அறிவும், மருந்து குறித்த தெளிவும் வந்துவிட்டது போன்ற பெருமையோடு மருந்து சாப்பிட ஆரம்பித்துவிட்டார்கள்.

ஆம். உணவாக நாம் என்ன சாப்பிட வேண்டும் என்பதையும், பொழுபோக்குக்காக எதை நாம் இரசிக்கவேண்டும் என்பதையும் தீர்மானித்து, நமது அறிவையும் பொழுதையும் ஆக்கிரமித்துக் கொண்டவர்கள், அத்தோடு நிறுத்திக்கொள்ளவில்லை. நமக்கு என்னென்ன நோய்கள் வரவேண்டுமெனவும் இப்போது தீர்மானித்துக்கொண்டிருக்கிறார்கள். யார் மருத்துவராக வரவேண்டும் என்பது முதல் அவர் என்ன செய்யவேண்டும் என்பதுவரை அனைத்தும் அவர்களால் மட்டுமே தீர்மானிக்கப்படுவதாகும்.

யார் அவர்கள் என்று கேட்கத் தோன்றுகிறதல்லவா. பன்னாட்டு நிறுவனங்கள் என்ற வார்த்தையை புத்தகமெங்கும் ஆயிரம் முறை சொல்லியவர் அதற்கு எந்த விளக்கமும் தரவில்லையே என்றும் கேட்கத்தோன்றுகிறதல்லவா. ஆம். அடுத்து நாம் பேசப்போகும் செய்தி அதுதான்.

18

பன்னாட்டு மருந்து நிறுவனங்களின் இலக்கில் நீங்களும் இருக்கிறீர்கள்

கீழ்காணும் படங்களை உற்றுப் பாருங்கள்.

Table 3:	Global Pharmaceuticals Market Segmentation II: % Share, by Value, 2006
Geography	% Share
Americas	53.50%
Europe	28.00%
Asia-Pacific	18.50%
Total	100.0%

Source: Datamonitor   DATAMONITOR

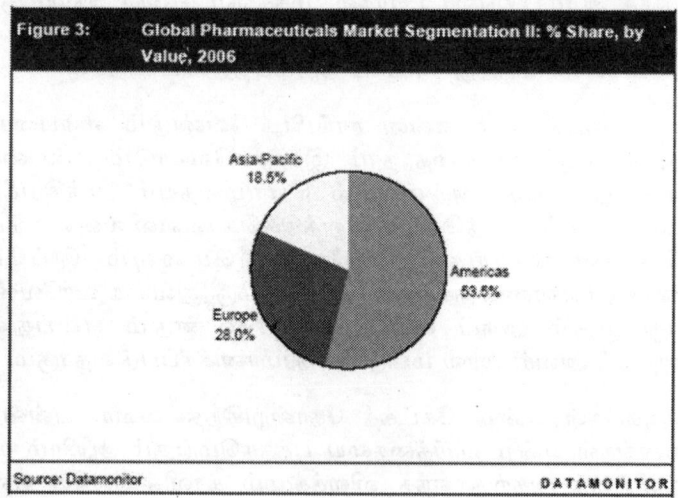

Figure 3: Global Pharmaceuticals Market Segmentation II: % Share, by Value, 2006

Source: Datamonitor   DATAMONITOR

Table 4: Global Pharmaceuticals Market Share: % Share, by Value, 2005

Company	% Share
Pfizer	8.70%
GlaxoSmithKline	6.30%
Sanofi-Aventis	5.50%
Novartis	5.00%
Other	74.40%
Total	100.0%

Source: Datamonitor   DATAMONITOR

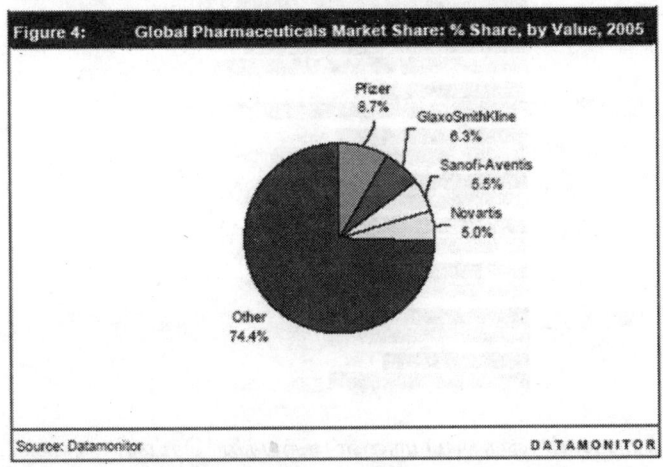

Figure 4: Global Pharmaceuticals Market Share: % Share, by Value, 2005

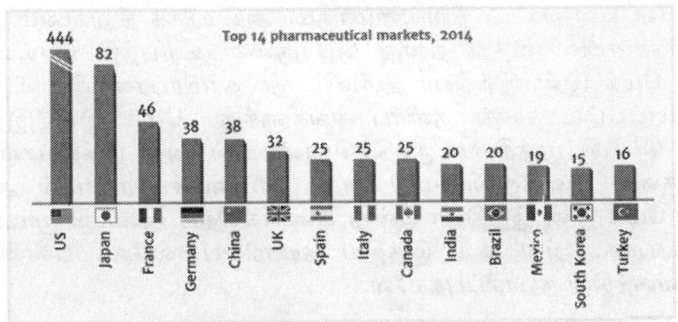

Top 14 pharmaceutical markets, 2014

US 444, Japan 82, France 46, Germany 38, China 38, UK 32, Spain 25, Italy 25, Canada 25, India 20, Brazil 20, Mexico 19, South Korea 15, Turkey 16

மேற்கண்டது 2014 ஆகும். 2017இல் உள்ள பட்டியலைப் பாருங்கள். மருந்து நிறுவனங்களின் வளர்ச்சி புரியும்.

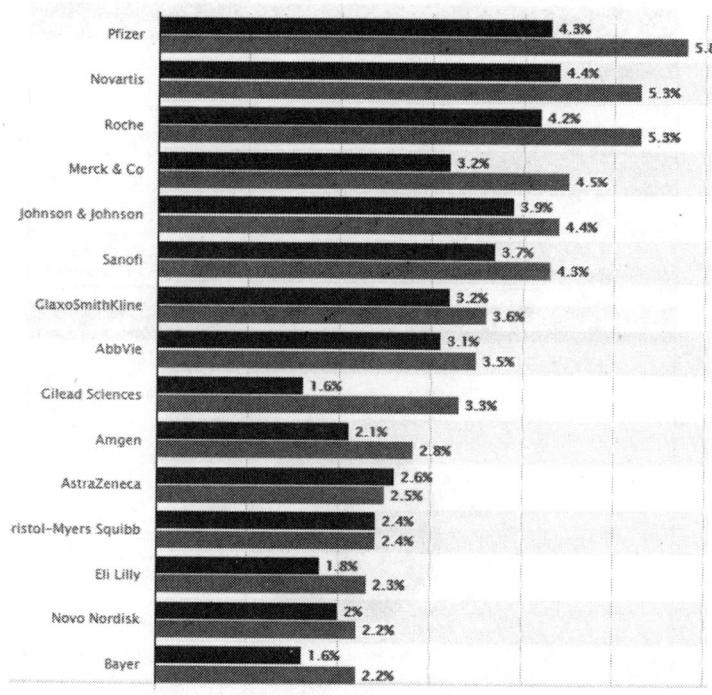

ஒரு நிறுவனம் ஒரு பொருளை உற்பத்தி செய்து, அதைத் தனது நாட்டில் மட்டுமல்லாமல் உலகெங்கும் விற்பனை செய்தால் அதுவே பன்னாட்டு நிறுவனமாகும். அமெரிக்க நிறுவனம் ஒன்று சென்னையில் வந்து தனது பொருளை உற்பத்தி செய்வதால் அது மேக் இன் இந்தியா ஆகிவிடாது. தாமிரபரணியில் உற்பத்தி செய்யப்பட்ட தனது குளிர்பானங்களுக்கு மேக் இன் இந்தியா என பெப்சி முத்திரை குத்திக்கொண்டால் அது இந்தியாவிற்குப் பெருமை அளித்துவிடுமா? அது இயற்கைச் சுரண்டல் அல்ல, அது மேக் இன் இந்தியா என்று புளகாங்கிதம் அடைய முடியுமா? குறிப்பாக, அது ஒரு இந்திய தயாரிப்பல்லவே, பன்னாட்டு நிறுவனத்தின் தயாரிப்புதானே..

அதுபோல்தான், உலகின் பல பெரும் மருந்து நிறுவனங்கள் நமது நாட்டில் வந்து மருந்து தயாரிப்பில் இறங்கினாலும் அது நமது நாட்டு மருந்து அல்ல. அதுவும் பன்னாட்டு நிறுவனத்தின் தயாரிப்பே ஆகும். உதாரணத்திற்கு, Pfizer என்ற உலகின் பெரும் மருந்து நிறுவனம் இந்தியாவில் நிறைய தொழிற்கூடங்கள்

வைத்து மருந்து தயாரிப்பதால் அவையெல்லாம் இந்திய மருந்துகளாகிவிடுமா? அல்லவே. அமெரிக்க மருந்து நிறுவனத்தின் இந்தியக் கிளை தயாரிப்புகள் என்றுதானே சொல்லமுடியும். அப்படிப் பார்த்தால் மேலே உள்ள பட்டியலை விடவும் இந்தியத் தயாரிப்பு மிகவும் குறைவாகும்.

ஆக, உலகில் தயாரிக்கப்படும் மொத்த மருந்துகளில் 25.60 சதம் அதாவது கால்பங்கு மருந்தைத் தயாரிப்பது நான்கு நிறுவனங்கள் மட்டுமே ஆகும். அதுமட்டுமல்ல, உலகின் மொத்த மருந்துச் சந்தையில் 53.50 சதமான மருந்துகள் அமெரிக்காவில் மட்டும் தயாரிக்கப்படுகிறதாம். மருந்துச் சந்தையில் அமெரிக்காவுக்கு அடுத்தபடியாக உள்ள ஜப்பானைவிடவும் ஐந்தரை மடங்கு அசுர பலத்தில் அமெரிக்கா இருக்கிறதெனில், அதாவது போட்டியே இல்லாமல் மருந்து உற்பத்தியில் அமெரிக்கா கொடி கட்டிப் பறக்கிறது எனில், அது உலக மக்களுக்கு ஆரோக்கியத்தை அளிக்குமா?

அதுமட்டுமல்ல, இன்னொரு தகவலும் சொல்கிறேன். கேளுங்கள். உலகச் சந்தையைப் பொருத்தவரை 2014ல்தான் மருந்துப் பொருள்களின் விலை ஒரு டிரில்லியன் டாலர் வரை விற்று உயரத்திற்கு சென்றுள்ளதாம். இதில் அதிகம் இலாபம் சம்பாதித்தது வட அமெரிக்காதானாம் காரணம், உலகிலேயே வட அமெரிக்காவில்தான் அதிக மருந்து நிறுவனங்கள் உள்ளதாம்.

அமெரிக்கா செல்வதற்கு முன்னர் மருந்து விலையை உயர்த்திவிட உத்தரவிட்டுச் சென்ற பிரதமர் மோடியின் செயலில் இந்தியர் நலன் இருக்கிறதா அல்லது அமெரிக்க மருந்து நிறுவனங்களின் நலன் இருக்கிறதா என்பதற்கு இன்னும் விளக்கம் தேவையா என்ன?

நடிகர். சத்யராஜின் புதல்வி ஓர் அமெரிக்க நிறுவனத்தால் மிரட்டப்பட்டு, இந்தியப் பிரதமர் மோடிக்கு ஒரு கடிதம் எழுதினாரே, அக்கடிதத்துக்கு மோடி ஏதும் பதில் எழுதினாரா? சமூக ஊடகங்களில் மிகவும் லைவ்வாக உள்ள மோடியால் இந்தியா முழுவதும் வெளியான ஒரு செய்திக்கு ஏன் ஒரு பதில் தெரிவிக்கமுடியவில்லை? அரசியல் என்று ஒற்றை வார்த்தையில் பதில் சொல்லிவிடலாம். அப்படியானால், அரசியல் என்பது என்ன? உயிரோடு விளையாடுவதை அரசியல் என்று சொல்லிவிட்டு ஒருவரால் விலகிச் செல்லமுடியுமெனில், அந்த அரசியலில் உங்களுக்குச் சம்மதம்தானா?

வாழத் தகுதியற்றவனா மனிதன்? | 185

1.12 டிரில்லியன் டாலருக்கு 2022ல் மருந்து வியாபாரம் நடக்குமாம். இலக்கு வைத்து விற்க ஆரம்பித்திருக்கிறார்கள். இந்தியப் பணத்தில் எவ்வளவு தெரியுமா? 71635200000000 ரூபாய். இந்திய மதிப்பில் இதைச் சொல்லும் வார்த்தைகளே கிடையாது. இலட்சம் கோடிகளைத்தாண்டி, கோடி கோடிகளில் உள்ள மதிப்பாகும் இது. ஆதாரத்தைக் கேட்போரில் சிலருக்கு இணையதளத்தின் பெயரைச் சொன்னாலும் சந்தேகம் வரும் என்பதால் பார்மசூட்டிகள் காமெர்ஸ் என்ற அந்த நிறுவனத்தின் முகப்பையே கீழே கொடுத்துள்ளோம். சந்தேகம் உள்ளோர் Global pharma market will reach $1.12 trillion in 2022 என்ற தலைப்பில் 2016, செப்டம்பர், 26 அன்று வெளியிடப்பட்ட கட்டுரையைப் படித்தால் இந்த ஆதாரத்திற்கான ஆதாரம் கிடைத்துவிடும்.

PHARMACEUTICAL COMMERCE
BUSINESS STRATEGIES FOR BIO/PHARMA SUCCESS

தனக்கு எவ்வளவு இலாபம் கிடைக்குமென ஒவ்வொரு நிறுவனமும் ஒவ்வொரு கணிப்பில் இருக்கிறார்களாம். இன்று முன்னணியில் உள்ள சில நிறுவனங்களை வேறு சில நிறுவனங்கள் 2020ல் முன்னேறிவிடுமாம். அதாவது, அவர்கள் தயாரிக்கும் மருந்து உலகச் சந்தையில் அதிகம் விற்கப்பட்டு முன்னேறிவிடுவார்களாம். ஆக, இந்த ஐந்தாண்டுகளில் என்னென்ன மருந்துகள் அதிகம் விற்கப்படும் என்ற முடிவோடு அவர்கள் காத்திருக்கிறார்கள். இதன் பொருள் என்ன?

என்னென்ன நோய்கள் எதிர்காலத்தில் வரும் என இவர்களுக்கு எப்படித் தெரியும்? நோய்களுக்காகத்தான் மருந்து கண்டுபிடிக்கிறார்கள் என்றும், நாம் நோயென செல்வதால்தான் மருத்துவர் நமக்கு மருந்து எழுதித்தருகிறார் என்றும் நம்புபவர்கள்தான் பதில் சொல்லவேண்டும். ஆக, நோய்கள் என்பது என்ன? உங்களுக்கு நோய் வந்ததால் மருந்து சாப்பிடுகிறீர்களா? அல்லது உற்பத்தி செய்யப்பட்டு விற்பனை இலக்குத் தீர்மானிக்கப்பட்டு சந்தையில் காத்துக்கிடக்கும் மருந்துகளுக்காக உங்களுக்கு நோய் வருகிறதா?

ஹியுமிரா (Humira) எனும் தொழிற்குறி உடைய (பிராண்டட்) மருந்து ஒன்று இருக்கிறது. rheumatoid arthritis குறைபாடு உள்ளவர்களுக்காக தரப்படும் அழற்சிக்கு எதிரான மருந்தாகும். இந்த மருந்தின் சந்தை

வருமானம் என்ன தெரியுமா? 2017ல் மட்டும் 18.4 பில்லியன் அமெரிக்க டாலர்களாகும். புற்று நோய்க்கான மருந்துகள்தான் மருந்துச் சந்தையில் அதிக வருமானம் தரும் மருந்துகளாம். 2017ல் மட்டும் 81 பில்லியன் அமெரிக்க டாலர் வருமானத்தைத் தந்துள்ளதாம். இதற்கு அடுத்த வருமானத்தில் உள்ளவை வலிக் குறைப்பு மற்றும் நோயெதிர்ப்பு மருந்து எனப்படும் ஆண்டிபயோடிக்குகளாம்.

புரிந்திருக்குமே. ஆம். எந்த மருந்தில் இலாபமென முன்கூட்டியே கணித்து, அதை மக்களிடம் அதிகப் புழக்கத்திற்குக்கொண்டு வருவதே மருந்து நிறுவனங்களின் இலக்குத் திட்டமிடல்கள் ஆகும். வலி இருப்பதால் வலி மாத்திரை சாப்பிடுகிறோமா அல்லது வலி மாத்திரையை ஒரு நிறுவனம் தயாரிப்பதால் வலி மாத்திரை சாப்பிடுகிறோமா? பல்வலிக்குப் போனாலும் சரி அல்லது உடல் அசதி என்று போனாலும் சரி, வயிற்று வலியென்று போனாலும் சரி அல்லது காலில் புண் என்று போனாலும் சரி ஏன் நோயெதிர்ப்பு மருந்தை எழுதித்தருகிறார்கள்? நோயை எதிர்க்கும் சக்தியே நம்மிடம் இல்லை என்பதாலா அல்லது மாத்திரை தயாரிக்கப்படுகிறது என்பதாலா?

முடிவு உங்கள் கையில்... வாசிக்கும் ஒவ்வொருவரும் தீர்மானித்துக்கொள்ளுங்கள்.

எனது உடலில் எப்படி இன்னொருவர் நோயை உருவாக்கமுடியும்? வீட்டில்தானே சாப்பிடுகிறேன். நன்றாகத்தானே இருக்கிறேன். எனக்கு திடீரென நோய் வருவதற்கு வேறு யாரை நான் குற்றம் சாட்ட முடியும் என்று இனியும் யாரேனும் ஆதாரம் கேட்டால், அறிவியல்பூர்வ விளக்கம் கேட்டால், அவர்களுக்காக பணிவுடன் ஒரு செய்தியைச் சொல்லுகிறேன்.

ஒரு குடுவையையும், சில டியுப்களையும் உங்கள் வீட்டு மேஜை மீது வைத்து, இரசாயனங்களையும், வாயுக்களையும் அதில் பிடித்து, நீங்கள் சாப்பிடும் சாப்பாட்டையும், பாலையும், நீரையும் அதில் கொட்டி, நாட்கணக்கில், வருடக்கணக்கில் காத்திருந்து இப்படியாகத்தான் நோய்கள் உங்கள் உடலில் திட்டமிட்டே உருவாக்கப்படுகின்றன என்பதையெல்லாம் யாரும் எப்போதும் எவருக்கும் நிரூபித்துக்காட்ட முடியாது.

உண்மையை நமது ஒவ்வொருவர் வாழ்க்கையிலிருந்தும் நாமே உணர்ந்து அறிந்துகொள்ள வேண்டியதுதான்.

19

இதயநோயாளி இல்லாத வீடேது?

இப்போது நாம் அனைவரும் உரத்தக் குரலில் கேட்கவேண்டிய கேள்வி, இழந்த ஆரோக்கியத்தை மீட்டெடுக்க நாம் என்ன செய்யப்போகிறோம் என்பதுதான். ஆம். கேட்க வேண்டிய ஒரே கேள்வி என்ன செய்யப்போகிறோம் என்பது மட்டும்தான். சொல்லுங்கள் என்ன செய்யலாம்?

ஒவ்வொரு 33 விநாடிக்கும் ஓர் இந்தியர் மாரடைப்பால் கொல்லப்படுகிறார் என டைம்ஸ் ஆப் இந்தியா 2016, மே19 இதழில் ஒரு புள்ளி விபரம் இதய நோய் நிபுணரின் பேட்டியோடு இடம் பெற்றுள்ளது. ஒரு வருடத்திற்கு இருபது இலட்சம் பேருக்கு இருதய நோய் ஆபத்து ஏற்படுகிறதாம். இதில் இளைஞர்களே மிகவும் கணிசமாம், எச்சரிக்கிறார். அந்த மருத்துவர். எப்படித் தடுப்பது?

வருடத்திற்கு ஒரு முறை அல்லது வாய்ப்பிருக்கும் போதெல்லாம் பரிசோதனை செய்துகொள்ளுங்கள், மருத்துவர் தரும் மருந்துகளை நேரந்தவறாமல் சாப்பிடுங்கள் என்பார்கள் இதய நோய் சிறப்பு மருத்துவர்கள். அதைப் பின்பற்றலாமா? அப்படியெனில், குழந்தைகளும் இதய நோய் அறுவை சிகிச்சைக்குள்ளாகிறார்களே என்ன செய்யலாம்? எல்லோரும் இதய அறுவைச் சிகிச்சை செய்துகொள்ளலாமா? என்ன செய்யலாம் சொல்லுங்கள்.

இந்தியக் குழந்தைகளுக்கு பல் மருத்துவப் பிரச்னைகள் வருடந்தோறும் அதிகரித்துக்கொண்டே போகிறதாம். மாணவர்களில் 92 சதம் பேருக்கு ஏதேனும் ஒரு வகையில் பல் குறைபாடு உள்ளதாம். அதுவும், பத்துக் குழந்தைகளில் ஏழு குழந்தைக்கு ஈறு பிரச்சினை உள்ளதாம். பதினைந்து வயதுக்குட்பட்ட எழுபது சதமான குழந்தைகளுக்கு ஈறு பிரச்னை உள்ளதாம். டைம்ஸ் ஆப் இந்தியா 2012, ஜுலை, 29 இதழில் இன்னும் விரிவாய் எழுதியிருக்கிறார்கள்.

இந்தியப் பல் மருத்துவக்கழகமே நடத்திய ஆய்வாம். சொல்லுங்கள். என்ன செய்யலாம்? எந்தப் பற்பசை நிறுவனத்துக்கு சான்றிதழ் வழங்கலாம், தொலைக்காட்சி விளம்பரமெனில் தாய்மார்களிடம் மட்டும் கேட்கலாம். ஆனால், இது விளம்பரமல்லவே, எனவே, தந்தைமார்களும் சொல்லலாம். சொல்லுங்கள். என்ன செய்யப்போகிறோம்?

'ஆலும் வேலும் பல்லுக்கு உறுதி' என்றிருந்த காலத்தை அழித்துவிட்டு, அப்புறம் ஊருக்கொரு பல் மருத்துவர் என இருந்த காலமும்போய், ஒவ்வொரு வணிக வளாகத்திலும் ஒரு பல் மருத்துவர் என பல் மருத்துவம் வளர்ந்த கதையைப் புரிந்துகொள்ளப் போகிறோமா அல்லது வலிக்கும் வாயைப் பொத்திக்கொண்டு, வரிசையில் நின்று டோக்கன் வாங்கிக்கொண்டு, மருத்துவரைப் பார்த்து 'ஈ'யென சிரித்துக்கொண்டு வாழப்போகிறோமா?

அதிகரிக்கும் தோல் வியாதிகள், அதிகரிக்கும் வயிற்று நோய்கள் என புள்ளிவிவரங்கள் ஆயிரமாயிரமாய் உள்ளன. கேள்வி என்ன செய்யப்போகிறோம் என்பதே ஆகும்.

இதய நோயாளிகள், வயிறு நோயாளிகள், தோல் நோயாளிகள், புற்றுநோயாளிகள், இரத்த அழுத்த நோயாளிகள், நீரழிவு நோயாளிகள், மூட்டுவலி நோயாளிகள், நரம்பு நோயாளிகள், மனநல நோயாளிகள், உடல் பருமன் நோயாளிகள், எலும்பு நோயாளிகள், கல்லீரல் நோயாளிகள், சிறுநீரக நோயாளிகள் என வித விதமாக நம்மைப் பிரித்து, அனைவருமே நோயாளிகள்தான் என்று ஒட்டு மொத்த சமூகத்தையே நோயாளி சமூகமாய் மாற்றிக்கொண்டிருக்கிறதே, அதன் எதிர்கால ஆபத்துகளை எப்போது உணரப்போகிறோம்?

மாத்திரை, மருந்தால் குணப்படுத்த முடியாத நோய்களாய் புதிய புதிய நோய்களை வெட்கமே இல்லாமல் கண்டுபிடித்து அறிமுகப்படுத்துகிறார்களே, அத்தனையும் அறிவியல்தான் என்று மறுகேள்வியின்றி ஏற்றுக்கொள்ளப் போகிறோமா? ஆயுள் நீட்டிப்பு வேற செய்திருக்கிறதாம் அலோபதி. அண்டப் புளுகு, ஆகாசப் புளுகு என்பதெல்லாம் வெறும் புளுகு என்றும் அலோபதிப் புளுகே பெரும் புளுகு என்றும் சொல்ல வைத்துவிடுவார்கள் போலிருக்கிறதே.

மருந்து உற்பத்தியும், விற்பனையும், இலாபமுமே இலக்கு என்று செயல்படும் பன்னாட்டு நிறுவனங்களின் கைப்பிடியில் சிக்கி, அளவற்ற இரசாயனப் பயன்பாடுகள் மற்றும் அறுவைச் சிகிச்சைகள் எனும் ஒற்றைப்புள்ளியை நோக்கி வேகமாய்ச் செல்கிறதே நவீன மருத்துவம், அதை எப்போது புரிந்துகொள்ளப்போகிறோம்?

பன்னாட்டு நிறுவனங்களின் இலாப இலக்குக்குள் சிக்காமல் நம்மையும், நமது குடும்பத்தையும், நமது எதிர்கால சந்ததியையும் எப்படிக் காப்பாற்றப்போகிறோம்?

பத்தாண்டுகளுக்கு முன்பு பயன்படுத்தியதைவிடவும் நாம் ஒவ்வொருவரும் இப்போது அதிக இரசாயன மருந்துகளை பயன்படுத்திக்கொண்டிருக்கிறோம். மருத்துவச் செலவும் பல மடங்கு அதிகரித்திருக்கிறது. எல்லா வீட்டிலும் நோய்கள் குடிகொண்டிருக்கின்றன. ஆஸ்பத்திரி இல்லா ஊரில் குடிபெயரவே அஞ்சும் அவலநிலைக்கு தள்ளப்பட்டுள்ளோம். மருத்துவமனைக்குப் பக்கத்தில்தான் வீடு இருக்கவேண்டும் என்பதே விழிப்புணர்வு எனும் நிலைக்குத் தள்ளப்பட்டுள்ளோமே இது முட்டாள்தனமுள்ள பயம் கலந்த செயலல்லவா! மருந்து, மாத்திரைகளை வீட்டில் எப்போதும் இருப்பு வைத்துள்ளோம். மருந்துகளோடுதான் பயணிக்கிறோம். மருந்துகளோடுதான் ஒவ்வொரு வயதையும் கழிக்கிறோம்.

சாப்பாட்டைப் போல மருந்தும் மாறிப்போயிருக்கிறது. எந்நேரத்திலும் எதுவும் நிகழலாம் என ஆயிரக்கணக்கான ரூபாயைக் காப்பீடாகச் செலுத்தி வருகிறோம் வருடந்தோறும். இதுதான் மருத்துவ விழிப்புணர்வா? இரசாயன மருந்துக்கு அடிமையாய் மாற்றப்பட்டுள்ளோம் என்பதை எப்போது புரிந்துகொள்ளப்போகிறோம்?

2015இல் இந்தியாவில் நிகழ்ந்த இறப்புகளில் 31.2 சதமானோர் இதயம், வாதம் என சுழற்சி அமைப்பு சம்பந்தமான நோயால் மட்டும் இறந்துபோயுள்ளனராம். 2014-ஐ விடவும் இது 3 சதம் அதிகமாம். 13.2 சதமானோரின் நோய் அறிகுறிகள் அடையாளம் காணமுடியாததாய் இருந்து இறந்துபோகிறார்களாம், 7.8 சதமானோர் மூச்சு தொடர்பான நோய்களால் இறந்துபோகிறார்களாம்.

7.1 சதமானோர் பிறப்பு சார்ந்து, 5.4 சதமானோர் கேன்சர் காரணமாக, 4.4 சதமானோர் செரிமானம் தொடர்பாக என என்னென்ன நோய்களால் எத்தனை சதமானோர் இறந்து போயுள்ளனர் என்று

மருத்துவர்கள் அளித்த இறப்புச் சான்றிதழ் அடிப்படையில் புள்ளிவிவரங்களை இந்திய தலைமைப் பதிவாளர் அறிக்கை கூறுகிறது. புள்ளிவிவரங்கள் எப்போதும் முழு உண்மையையும் சொல்லுவதில்லை என்று ஏற்கனவே பார்த்துவிட்டோம். எனவே, இப்புள்ளி விபரங்களும் நிச்சயம் முழுமையாய் இருக்காது. நோயால் இறந்துபோவோர் எண்ணிக்கை இதைவிட அதிகமாகவே இருக்கும். அலோபதியின் ஆயுள் நீட்டிப்பு பற்றி இப்போது உங்களுக்கு ஞாபகம் வந்தால் அதை மறந்துவிடுங்கள். அதுதான் பொய்யென்று அப்போதே பேசிவிட்டோமே.

சரி, இப்போது நாம் என்ன செய்யப் போகிறோம்? வருடந்தோறும் இப்படி அதிகரித்துக்கொண்டே போய் 100 சத மக்களும் நோயால் இறந்துபோகும் வரை, மருத்துவ அறிவியலின் அற்புதம் குறித்து பேசிக்கொண்டிருக்கப் போகிறோமா அல்லது நமது சந்ததி காக்க ஏதும் செய்யப்போகிறோமா?

மருத்துவமனை என்ற ஏற்பாடே இயற்கைக்கு முரணாய் உள்ள ஒன்றாகும் என்பதை இந்த மனிதகுலம் ஒரு நாள் நிச்சயம் உணரும். ஆனால், அன்று மனிதன் தான் இழந்த ஆரோக்கியத்தை மீண்டும் பெற முடியாத துயரநிலைக்குச் சென்றிருப்பான். மருத்துவம் பார்க்கும் மனையைத்தான் மருத்துவமனை என்றழைத்தோம். ஆனால், இன்று அது அறுவைச் சிகிச்சை மனையாய் அல்லவா மாறிக்கொண்டிருக்கிறது. கிட்டத்தட்ட எல்லா வியாதிக்கும் இரண்டே இரண்டு தீர்வைத்தான் சொல்லுகிறார்கள்.

ஒன்று. உடனே, அறுவைச் சிகிச்சை செய்துகொள்

அல்லது உறுப்பை வெட்டியெடுத்துவிடு.

எப்படியிருந்தாலும், கூடவே வாழ்நாள் முழுவதும் மாதந்தோறும் பரிசோதனை செய்துகொண்டே மருந்து சாப்பிடு என்கிறார்கள்.

ஆக, எந்த வியாதியாய் இருந்தாலும் வாழ்நாள் முழுவதும் மாத்திரை சாப்பிட்டே ஆகவேண்டுமென எழுதப்படாத விதியை எல்லோர் வாழ்விலும் எழுதிவிட்டார்கள்

மருத்துவமனையில் பிறந்தால்தான் அது பிறப்பு, அதுபோலவே மருத்துவமனையில் இறந்தால்தான் இறப்பா? இதுதான் இயற்கையின் அமைப்புமுறையா?

நோயற்ற வாழ்வே குறைவற்ற செல்வம், வருமுன் காப்போம், ஆரோக்கிய வாழ்வே அமைதியான வாழ்வு என்ற பழமொழிகள் எல்லாம் வெறும் கனவல்லவே. ஆரோக்கியமாய் வாழ்ந்த நமது மரபின் சான்றுகள் அல்லவா. மாயம் உடைத்து இயற்கையை உணர்வது எப்போது?

சுவர் இருந்தால்தான் சித்திரம் வரையமுடியும். ஆரோக்கியம் எனும் சுவரை அழித்துவிட்டு, வாழ்வு எனும் சித்திரத்தை எப்படி வரையமுடியும்?

20

ஆங்கில மருத்துவம் மட்டுமே அதிகாரப்பூர்வ மருத்துவ முறையானால்...?

அப்படியெல்லாம் நடக்காது என்று உங்களுக்குள் இதற்கிடையில் ஓர் எண்ணம் ஓடியிருக்குமே. பொறுங்கள். அமெரிக்காவில் நிகழ்ந்த ஒரு செய்தியை முதலில் பார்ப்போம். செப்டம்பர் 14, 2018ல் ஒன் இந்தியா தமிழ் இணையத்தில் சேலம் தம்பதி அமெரிக்காவில் கைது... குழந்தைகள் பிரித்து வைப்பு... காரணத்தை கேட்டால் கொடுமை எனும் தலைப்பில் வந்த செய்தி இது.

ஹிமிஷாவின் இடது கையில் வீக்கம் ஏற்பட்ட நிலையில் சில வாரங்கள் முன்பாக, புளோரிடாவின் ப்ரோவர்ட் கன்ட்ரியிலுள்ள, மருத்துவமனையொன்றுக்கு குழந்தையை அழைத்து சென்றுள்ளனர் பெற்றோர். அவர்களும் பல சிகிச்சைகள் அளித்துள்ளனர்.

இறுதியாக முழு எம்ஆர்ஐ ஸ்கேன் எடுக்க வேண்டும் என டாக்டர்கள் கூறியுள்ளனர். குழந்தையின் உடலநிலை மற்றும் பொருட் செலவு இரண்டையும் யோசித்த, பிரகாஷ் தம்பதி, மற்றொரு மருத்துவமனையில் ஒபினியன் கேட்க முடிவு செய்தனர். இதையடுத்து குழந்தைக்கு எம்ஆர்ஐ ஸ்கேன் எடுக்க வேண்டாம். நாங்கள் குழந்தையை அழைத்து செல்கிறோம் என டாக்டர்களிடம் கூறியுள்ளனர்.

ஆனால், இதற்காக மருத்துவமனை நிர்வாகம், குழந்தைகள் பாதுகாப்பு அமைப்பிற்கு தகவல் கொடுத்துள்ளது. குழந்தையை பராமரிப்பதில் மெத்தனம் காட்டிய குற்றச்சாட்டின்கீழ், கடந்த வாரம் வெள்ளிக்கிழமை, பிரகாஷையும், மாலாவையும் போலீசார் கைது செய்து, போர்ட் லவுடர்டேல் பகுதியிலுள்ள சிறையில் அடைத்தனர்.

மேலும், பிரகாஷின் குழந்தைகளை குழந்தைகள் பாதுகாப்பு அமைப்பு கொண்டு சென்றுவிட்டது. இதனிடையே, 30,000

டாலர்கள் அளித்து பிணையில் வெளியே போகலாம் என கோர்ட் உத்தரவு பிறப்பித்தது. பணம் இல்லாததால் உறவினர்களிடமிருந்து பணத்தை திரட்டி ஜாமீனில் நேற்று வெளியே வந்துள்ளனர் பிரகாஷ் மற்றும் மாலா. இருப்பினும் குழந்தைகளை இவர்களிடம் ஒப்படைக்கவில்லை.

இதனிடையே, பிரகாஷின் நண்பர்கள், உறவினர்கள், இந்திய தூதரகத்தை தொடர்பு கொண்டு கேட்டால், தனிப்பட்ட வழக்குகளில் தலையிடுவதில்லை என்று பதில் வந்ததாக கூறப்படுகிறது. இதுபற்றி பிரகாஷின் நெருங்கிய நண்பர் ஒருவர் கூறுகையில், "குழந்தைக்கு பல்வேறு உடல் சோதனைகளை எடுக்க டாக்டர்கள் முற்பட்டுள்ளனர். இன்சூரன்சிலும் சில டெஸ்டுகள் கவர் ஆகவில்லை. எனவேதான், செலவிட பணம் இல்லை என்பதால் வேறு டாக்டரை பார்க்க முடிவு செய்துள்ளனர். இதை குற்றமாக்கி கைது செய்துவிட்டனர்" என்றார்.

இதனிடையே பிரகாஷின் பெற்றோர், சேலத்தில் இருந்து சென்னை சென்று முதல்வர் எடப்பாடி பழனிச்சாமியை சந்தித்து, தங்கள் மகனும், மருமகளும் படும் கஷ்டங்களை கூறி, அவர்களை மீட்க மனு அளித்துள்ளனர். பெற்றோரிடமிருந்து குழந்தைகளை பிரித்து வைப்பது சரியல்ல என்று அவர்கள் குற்றம்சாட்டினர். எங்களிடம் பேரப்பிள்ளைகளை கொடுக்க ஏற்பாடு செய்யுங்கள், நாங்களே வளர்த்துக்கொள்கிறோம் என்று உருக்கமாக தெரிவிக்கிறார்கள்.

https://tamil.oneindia.com/news/tamilnadu/tamilnadu-couple-us-arrested-not-allowing-medical-tests-on-their-baby/articlecontent-pf325353-329737.html

இந்தச் செய்தியை படிக்கையில் சிலருக்குக் கொஞ்சம் ஆத்திரம் வரலாம். சிலருக்கோ அமெரிக்காவில் நடந்ததுதானே, நம்ம நாட்டில் இப்படியெல்லாம் நடக்காது என்றும் தோன்றலாம். சரி. அப்படியெனில், இந்தியாவில் நிகழும் இந்தச் செய்திகளை எப்படிப் புரிந்துகொள்வது?

வீட்டில் பிரசவம் செய்து கொள்ளக்கூடாது என்று இன்றுவரை சட்டம் இல்லாத இந்தியாவில், நாளையே அரசு அப்படியோர் அநீதியான சட்டம் போடலாம். ஆனால், இன்று அப்படிச் சட்டமே இல்லாதபோதும், வீட்டில் பிரசவம் நிகழக்கூடாது, அலோபதி மருத்துவமனைக்குத்தான் வரவேண்டும் என அரசே நேரடியாய் குடிமக்களை மிரட்டுகிறதே, ஏன்? பிற மருத்துவ முறைகள் மூலம் வீட்டில் சுகப்பிரசவம் நிகழ்ந்த பின்னும் பெற்றோர்களுக்கு

காவல்துறை மூலம் தேனி, திருப்பூர் எனப் பல ஊர்களிலும் கடும் நெருக்கடி கொடுத்தார்களே, ஏன்?

பிறந்த குழந்தைக்கு தடுப்பூசி போட்டே ஆகவேண்டுமென கும்பலாய் வீட்டிற்குள் அத்துமீறி நுழைந்து குழந்தையை எடுத்துக்கொண்டார்களே திருப்பூரில், யார் இந்த அதிகாரத்தைக் கொடுத்தது? ஊசி போட்டபின்பு திடீரென சிலருக்கு ஏற்படும் மோசமான விளைவுகளுக்கு எந்த அதிகாரியும் பொறுப்பேற்பதில்லை. ஆனால், ஊசி போட்டே ஆகவேண்டும் என்று மட்டும் மிரட்டுகிறார்களே, ஏன்?

கர்ப்பம் அடைந்த உடன் அலோபதி மருத்துவமனைக்குச் சென்று ஒரு அட்டை போட்டுக்கொள்ள ஏன் அனைவருக்கும் நிர்ப்பந்தம் தரப்படுகிறது? சத்து மாத்திரை, ஸ்கேன் என எல்லாத் தாய்மார்களையும் நிர்ப்பந்திக்கிறார்களே, ஏன்? என்ன அவசியம்? எல்லாரும் சத்து மாத்திரை சாப்பிடவேண்டுமென இலவசமாய்க் கொடுத்து சாப்பிட நிர்ப்பந்திக்கிறார்களே, யாருக்கு இதில் பலன் கிடைக்கப்போகிறது? நிச்சயம் தாய்க்கோ, குழந்தைக்கோ இல்லை.

ஏனெனில், தாய்க்கோ, குழந்தைக்கோ நன்மை செய்யவேண்டுமெனில், குடும்ப வருமானத்தை உயர்த்தும் திட்டங்களை அரசு செயல்படுத்தவேண்டும். அதுவே நிரந்தரமான தொலைநோக்குத் திட்டமாக அமையமுடியும். ஆனால், ஒன்பது மாதத்துக்கு மட்டும் மாத்திரை, ஸ்கேன் என கவனம் செலுத்தும் அரசு அப்புறம் அந்தக் குழந்தையின் கல்வி, உடல்நலன் என எதிலும் அக்கறை கொள்ளாமல் ஒதுங்கிவிடுகிறதே, மக்கள் நல அரசு என்று இந்த அரசை எப்படி நம்பமுடியும்?

ஆக, ஒன்று தெளிவாகிறது. அனைவருக்கும் மாத்திரை, அனைவருக்கும் ஸ்கேன், அனைவருக்கும் மருத்துவமனைப் பிரசவம், அனைவருக்கும் தடுப்பூசி, அனைத்துப் பெண்களுக்கும் கர்ப்பப்பை சோதனை, அனைவருக்கும் காப்பீடு என அரசு கொண்டுவரும் திட்டங்களில் ஏதோ ஒரு மறைமுகமான நோக்கம் இருக்கிறது என்பது மட்டும் தெளிவாகிறது.

உலகவங்கி எனும் வங்கியின் கையில் இந்திய அலோபதி மருத்துவத் துறை சிக்கியிருக்கிறது. உலக வங்கி தரும் கடனுதவித் திட்டங்கள் மூலம் இந்திய மக்களுக்கு அளிக்கப்படும் திட்டங்களே மேற்கண்ட மருத்துவத் திட்டங்கள் ஆகும். இதைத்தான் இந்தப் புத்தகத்தின் பல தலைப்புகளில் நாம் பார்த்திருக்கிறோம்.

சரி,, இப்போது இந்த அத்தியாயத்தின் கேள்விக்கு வருவோம்.

அலோபதி மருத்துவம் மட்டுமே அரசின் அதிகாரங்களைக் கொண்ட ஒரே மருத்துவ முறையாக இந்தியாவில் படிப்படியாக மாற்றப்படுகிறதே, இது இந்தியாவிற்கு நல்லதா? மக்களின் ஆரோக்கியத்திற்கு நல்லதா?

காலில் ஒரு கட்டியென நீங்கள் ஒரு மருத்துவமனைக்குச் செல்கிறீர்கள் என வைத்துக்கொள்வோம். அங்கு பல சோதனைகளைப் பரிந்துரைக்கும் மருத்துவர் நான்கைந்து மாதங்களுக்கு சிகிச்சை கொடுத்துவிட்டு, பின்னர் காலை அகற்றவேண்டும் என்று சொல்கிறார் என்று வைத்துக்கொள்வோம். நீங்கள் என்ன செய்வீர்கள்?

இன்னொரு மருத்துவரைப் பார்த்து வேறு வழியிருக்கிறதா என்று அறிய முற்படுவேன். அல்லது அலோபதி தவிர்த்துவிட்டு மரபு மருத்துவ முறையில் தீர்வு கிடைக்குமெனில் அதற்கு மாற முடிவு செய்வேன் என்றுதானே எல்லாரும் சொல்வோம். ஆனால், அதுதான் இனி இந்தியாவில் நடக்காது. நீங்கள் காலை வெட்டியே தீரவேண்டும். இல்லையெனில், காலில் கிருமிகளை வைத்துக்கொண்டு நீங்கள் அதை ஊரில் பரப்பிவிட முயற்சித்தீர்கள் எனக்கூறி நோய்த் தடுப்பு மையமோ அல்லது ஏதேனும் ஒரு சுகாதார அமைப்போ உங்களைக் கைது செய்யலாம். சிறையில் தள்ளலாம்.

ஆம்... இதுதான் இனி இந்தியாவில் சுகாதாரத்துறை அடையப்போகும் அசுர வளர்ச்சியாகும். கையில் சிறு கீறல் என்றாலும் மருத்துவமனையில் ஸ்கேன் எடுக்கச் சொன்னால் எடுத்துத்தான் ஆகவேண்டும், இல்லையெனில் நீங்கள் கைது செய்யப்படுவீர்கள் என்ற நிலை நிச்சயம் வந்தே தீரும். இதைத்தான் மேற்கண்ட அமெரிக்க, திருப்பூர், தேனி செய்திகளும், இப்போதைய இந்திய அரசுத் திட்டங்களும் நமக்கு எடுத்துரைக்கின்றன.

அரசின் காப்பீடு இருக்கிறது, கையில் இருந்து கொஞ்சம் செலவானால் பரவாயில்லை என்று நாமும் ஆரம்பத்தில் தனியார் மருத்துவமனைக்குச் செல்ல ஆரம்பிப்போம். அவசியமா என்றே ஆராயாமல் மருத்துவர் சொல்லும் எல்லாச் சிகிச்சையையும் தயங்காது எடுத்துக்கொள்வோம். அப்படியே, படிப்படியாய் தனியார் மருத்துவமனைகளோடு நாமும் செட்டாகிவிடுவோம்.

அப்புறம், ஒருநாளில் விழித்துக் கொள்கையில்தான் ஒரு விஷயம் நமக்குப் புரியும். அதாவது, நமது சம்பாத்யத்தின் கணிசமான தொகையை மருத்துவத்திற்காக நாம் செலவிட்டும் ஆரோக்கியமான வாழ்வை வாழவில்லை, நோயோடும், மருத்துவச் செலவோடும்தான் வாழ்நாளெல்லாம் வாழ்ந்திருக்கிறோம் என்று புரியும் பாருங்கள். அப்போது நாம் ஒன்றும் செய்யமுடியாது. ஏனெனில், இந்த நாடே நோயாளிகளின் நாடாய் மாறிப்போயிருக்கும்.

ஆம். ஆண்டுதோறும் அதிகரிக்கும் நீரழிவு, இரத்தக் கொதிப்பு, புற்றுநோய், தைராய்டு, மூட்டுவலி, குழந்தையின்மை, இதயநோயாளிகளின் எண்ணிக்கை அதைத்தான் சொல்லுகிறது. மாத்திரை சாப்பிட்டால்தான் குழந்தைக்கும், தாய்க்கும் சத்து கிடைக்கும் என்பதை இப்போது ஏற்றுக்கொள்ள வைத்துவிட்டார்கள். இவ்வாறே சென்று, எதிர்காலத்தில் மாத்திரை இல்லையெனில் யாரும் ஒரு நாள்கூட வாழமுடியாது என்ற நிலைக்கு நமது சமூகத்தின் மொத்த மக்களும் தள்ளப்பட்டிருப்பார்கள் எனும்போது, ஆரோக்கியமான குடும்பம் எதிர்காலத்தில் சாத்தியமா சொல்லுங்கள்?

டெங்கு காய்ச்சலுக்கு தனியார் மருத்துவமனையில் சிகிச்சை எடுத்தால் நாளொன்றுக்கு ரூ.2000 நோயாளிக்குத் தரப்படும் என தமிழக அரசு கூறுகையில் நாமும் அங்கேதானே செல்வோம்.

ஆக, அலோபதி மருத்துவத்திற்கு அளிக்கப்படும் முக்கியத்துவம் அனைத்தும் கார்பரேட் மருத்துவ ஆதிக்கத்தை ஏற்படுத்துவதற்கான ஏற்பாடே ஆகும்.

இறுதியாய், ஒரு கேள்வி.

அமெரிக்காவில் கூறப்பட்ட அந்த நிலை இந்தியாவில் ஏற்படாது என்று யாரேனும் உறுதிகூற முடியுமா?

சரி, இதற்கு என்ன தீர்வு என்றுதானே கேட்கிறீர்கள்?

மரபுவழி மருத்துவங்களே இப்பிரச்னைகளுக்கான தீர்வாகும். ஏனெனில், மரபு வழி மருத்துவங்கள் ஆரோக்கியத்திற்கான திறவுகோலாக உள்ள மருத்துவ முறைகளாகும். எனவே, மரபுவழி மருத்துவங்களை முன்னெடுப்பதே தனிமனிதனின், சமூகத்தின், தேசத்தின் ஆரோக்கியத்தைக் காக்கும் ஒரே நடவடிக்கையாகும்.

மரபுவழி மருத்துவம் எனப் பேசத்துவங்கும்போதே, இன்னொரு கவனமும் நமக்கு நிச்சயம் வந்தாகவேண்டும். அது என்னவெனில், பன்னாட்டு மருந்து நிறுவனங்களின் பிடியில் இருந்து நாம் தப்பிக்க வேண்டுமெனில், அதன் பிடியில் அலோபதி மட்டுமில்லாமல், மரபுவழி மருத்துவங்களும் சிக்காமல் பார்த்துக்கொள்ள வேண்டியது நமது அடிப்படைக் கடமையாகும். எல்லா மரபுவழி மருத்துவங்களுக்கும் அப்படியான ஆபத்து இல்லையெனினும், எப்போதும் சட்டரீதியாகவே எல்லாக் குற்றங்களையும், சுரண்டல்களையும், கொள்ளைகளையும் பன்னாட்டு நிறுவனங்கள் நடத்தும் என்பதால், இருக்கும் ஆபத்துகளையும் கவனியாமல் விட்டுவிட முடியாது.

உதாரணத்திற்கு, பதஞ்சலி நிறுவனத்தையே எடுத்துக்கொள்வோமே. வெறும் நாலைந்து ஆண்டுகளில் இந்த நிறுவனத்தால் எப்படிப் பல்லாயிரக்கணக்கான கோடிகள் இலாபமீட்டும் தொழிலில் இறங்க முடிகிறது? யோகா அரிசி, யோகா பருப்பு கிடையாது. ஆக, யோகாவில் பொருள் விற்பனை கிடையாது. எனவே, பாபா ராம்தேவ் பயன்படுத்திய வார்த்தை ஆயுர்வேதம் என்பதாகும். மரபை வியாபாரத்திற்குப் பயன்படுத்தும் தந்திரமாகும்.

அரிசி, ஷாம்பு, பற்பசை, சோப்பு, பாசுமதி அரிசி, சமையல் எண்ணெய், பருப்பு வகைகள் என எல்லாப் பொருள்களையும் ஆயுர்வேத முறைப்படி எப்படித் தயாரிக்கமுடியும்? புரியாத புதிராகும் இது. அரிசியில் யுனானி, ஆயுர்வேதம் என்றும் பருப்பில் சித்தா பருப்பு, யோகா பருப்பு என்றும் இருக்கிறதா என்ன?

ஆக, ஆயுர்வேத வழியில் அரிசி, பருப்பு, எண்ணெய் என்பதெல்லாம் அப்பட்டமான வியாபாரம் என்பது மட்டுமல்ல, ஆண்டுக்கணக்கில் கெட்டுப்போகாது என்ற அடைமொழியுடன், பாக்கெட்டில் அடைத்து விற்பனைக்கு வந்த எந்தப் பொருளும் நிச்சயம் ஆயுர்வேதத் தயாரிப்பாக மாறவேமுடியாது. ஏனெனில், ஆயுர்வேதம் என்பது ஒரு மருத்துவ முறையேயொழிய வியாபார முறையல்ல. மூலிகைகள் சேர்க்கப்படும் எல்லாப் பொருளும் ஆயுர்வேதப் பொருளல்ல.

மரபு வழி மருத்துவங்களுக்கும், இயற்கை விவசாயப் பொருள்களுக்கும், மக்களிடம் மவுசு கூடுகிறது என்று தெரிந்தால்போதும், இப்படி ஆயுர்வேதம், சித்த மருத்துவம்,

யுனானி, இயற்கை, அக்குபங்சர் என எந்தப் பெயரையும் பயன்படுத்தத் தயாராகிவிடுவர்.

கோடிகளைக் கைகளில் வைத்துக்கொண்டு, அரசின் அதிகாரத்தை மடியில் வைத்துக்கொண்டு, இலாபம் எங்கே எங்கே என்று அலையும் பன்னாட்டு நிறுவனங்களும், சில தொழிலதிபர்களும். வெறும் தொழிலதிபர்களேயொழிய, நிச்சயம் மரபு வழி மருத்துவர்கள் அல்ல. பன்னாட்டு மருந்துப் பொருள்களை ஒருவர் விற்றால் அவரும் நிச்சயம் மரபு வழி மருத்துவர் அல்ல. ஏனெனில், மரபுவழி மருத்துவம் என்பதே ஒவ்வொரு தனி மனிதனுக்குமான தனித்துவத்துவத்தைக் கொண்டதாகும். இதில் நோயறிதலோ அல்லது சிகிச்சையோ மொத்தச் சமூகத்திற்கும் பொதுவானதாய் ஒருபோதும் இருக்காது.

ஆக, மரபு வழி மருத்துவர்கள் யார்? மரபு வழி மருத்துவத்தில் என்னென்ன மருத்துவ முறைகள் உள்ளன? அவர்கள் வியாபாரம் செய்யமாட்டார்களா? அதுவும் மருத்துவமுறைதானே, அந்த மருந்துகள் மட்டும் உடலுக்குக் கேடு செய்யாதா? அது நவீனமானதா? அறிவியல்பூர்வமாக ஏற்றுக்கொள்ளக்கூடியதா? நிரந்தரமாக மருந்து சாப்பிடச் சொல்லமாட்டார்களா? எல்லா நோயையும் குணப்படுத்த முடியுமா? அதில் அதிகம் செலவில்லையா?

இப்படி நிறையக் கேள்விகள் எழுகிறதல்லவா. சுருக்கமாய் ஆனாலும், தெளிவான பதிலைச் சொல்வதுதானே முறையாய் இருக்கும். ஆக, இதையும் சற்று நிதானமாய் பேசுவோம். வாருங்கள்.

மரபுவழி மருத்துவம் என்பதன் அடிப்படையை ஒரு குறள் மூலம் எளிதில் விளக்கிவிடலாம்.

> நோய்நாடி நோய்முதல் நாடி அதுதணிக்கும்
> வாய்நாடி வாய்ப்பச் செயல்.

ஆம். ஒரு குறிப்பிட்ட நோய் ஒருவருக்கு எப்படி ஏற்படுகிறது என்பது அனைவருக்கும் பொதுவானதன்று. வாழ்நிலை, உடல்நிலை, மனநிலை என்பது ஒவ்வொருவருக்கும் ஒவ்வொரு விதமாய் உள்ளபோது, நோய் மட்டும் எப்படி எல்லாருக்கும் ஒரேமாதிரியாய் வரும்?

ஆக, மரபுவழி மருத்துவங்கள் எவையும் நோயின் அறிகுறிகளுக்கு மட்டும் சிகிச்சை தராது. நோயாளிக்குச் சிகிச்சை அளித்து, உடலில் இருக்கும் அடிப்படைக் குறைபாடுகளையும் சரிசெய்து மொத்த உடலையும் மேம்படுத்துவதே மரபு வழி மருத்துவங்களின் சிறப்பியல்பாகும்.

ஆயுர்வேதம், சித்த மருத்துவம், யுனானி, யோகா மற்றும் இயற்கை சிகிச்சை முறைகள், அக்குபங்சர், ஹோமியோபதி ஆகிய ஆறும் மரபு வழி மருத்துவமுறைகளாகும். இந்த ஆறும் இந்திய அரசால் அங்கீகரிக்கப்பட்டதேயாகும். இதில் அக்குபங்சர் தெரபி சிகிச்சை முறையாகும். உலகெங்கும் உள்ள அனைத்து மருத்துவ அமைப்புகளாலும் அங்கீகரிக்கப்பட்டதேயாகும். கருவிகளைக் கொண்ட மருத்துவமுறையே நவீன மருத்துவ முறை என்ற கண்ணோட்டத்தைக் கைவிட்டுவிட்டுப் பார்த்தால் என்றென்றும் நவீன மருத்துவமுறையாக அங்கீகரிக்கப்படும் தகுதி மரபு வழி மருத்துவங்களுக்கு அதிகமாகும்.

உங்களுக்கு வியாதி வந்தே தீரும், நாற்பது வயதில் இந்த வியாதி ஆண்களுக்கும், இந்த வியாதி பெண்களுக்கும் வரும் என்ற ஆருடங்கள் எல்லாம் மரபுவழி மருத்துவத்தில் ஒருபோதும் இருக்காது. ஏனெனில், இங்கு ஒவ்வொருவரும் தனித்துவமானவர்கள். ஒருவருக்கு வருவதால் இன்னொருவருக்கும் நோய் வரும் என்று தலையில் அடித்து சத்தியம் செய்து உத்தரவாதம் தரும் மருத்துவ முறைகளல்ல மரபு வழி மருத்துவங்கள்.

ஆக, உயிர் பயத்தை ஏற்படுத்தாது ஆரோக்கிய நம்பிக்கையை ஏற்படுத்துவது இதன் சிறப்பம்சமாகும். செலவு பிடிக்காது என்பதையும், விரைவாகக் குணமாக்கும் இயல்புகொண்டது என்பதையும் இனியும் விளக்க வேண்டியிருக்காது எனக் கருதுகிறேன்.

நோய்க்கான காரணங்களையும், நோயால் உடலில் எந்த உறுப்பு, எவ்வளவு பாதிக்கப்பட்டதென்று அறியவும் உபகரணங்களை நம்பாதிருப்பது இதன் மிகச்சிறந்த அம்சமாகும். நோயாளியைத் தொட்டாலே நோய்கள் தொற்றிவிடும் என்று பயங்கொள்ள வைக்கும் மருத்துவ முறையல்ல. மாறாக, தொட்டுப் பார்த்தே எல்லா வியாதிகளையும், அதன் தாக்கங்களையும், விளைவுகளையும் அறியும் அறிவியல்பூர்வமான முறையாகும்.

ஒவ்வொரு நோயும் எப்படி உருவாகிறது, எப்படிக் குணப்படுத்துவது என்பதில் ஒவ்வொரு மரபு வழி மருத்துவத்திற்கும் ஒவ்வொரு வழிமுறை இருக்கிறது என்றாலும் எல்லாமும் இயற்கைவழி வந்ததாகும்.இயல்பான உடல் ஆரோக்கியத்தை மீட்டெடுப்பதன் மூலம் இயற்கையோடு நமது உடலை இணைக்கும் மருத்துவ முறைகளாகும் இவையாவும். ஆகையால், பக்கவிளைவுகள் அற்றவை என்றும் உறுதியாகச் சொல்லமுடியும்.

சர்க்கரை வியாதியாய் இருந்தாலும், எந்த நோயாய் இருந்தாலும் நிரந்தர மருத்துவச் சிகிச்சை எந்நோய்க்கும் கிடையாது. தனது தொல்லைகளில் இருந்து விடுதலை பெற்ற ஒருவர், ஆரோக்கியத்தை உணர்ந்த பின்னர் பூரணநலம் பெற்றுவிடுவார் என்பதே அனைத்திலும் உள்ள பொதுவிதியாகும்.

ஒரே ஒரு சிக்கல் மட்டுமே மரபுவழி மருத்துவத்தின் முன் உள்ளது. அது என்னவென்றால், கலப்பு இல்லாத மருத்துவ முறையாக, சிதைவு நேராத சிகிச்சை முறை கொண்டதாக ஒவ்வொரு மரபுவழி மருத்துவ முறையும் தனது தனித்தன்மை கொண்டு இயங்க அனுமதிக்கப்பட வேண்டும் என்பதே ஆகும். ஆம், அதில்தான் இப்போது சிக்கல் அதிகமாகிக் கொண்டுள்ளது. அனைவருக்கும் தடுப்பூசியென்றும், அனைத்துக் குழந்தையும் ஆஸ்பத்திரியில்தான் பிறக்கவேண்டுமென்றும் அரசு மிரட்டுவதன் நோக்கமும் அத்தோடு இணைந்ததேயாகும். பன்னாட்டு நிறுவனங்களின் பிடியில் சிக்காமல் மரபு வழி மருத்துவங்களை மீட்டெடுக்கும் அவசியமும் கூட அத்தோடு இணைந்ததேயாகும்.

அந்தச் சிக்கல் என்ன என்கிறீர்களா?

அதாவது, ஆங்கில மருத்துவத்தின் ஆதிக்கத்தில் இருந்து மீட்டு, மரபுவழி மருத்துவங்களை அதன் இயல்பான தன்மையோடு காக்கவேண்டும் என்பதே காலத்தின் கட்டாயமாகும்.

21

மரபு மருத்துவத்தின் அடிப்படை ஆங்கில மருத்துவர் அறிவாரா?

ஆம். ஹோமியோபதி படிப்பு எப்படியிருக்கவேண்டும்? சித்த மருத்துவக் கல்லூரி எப்படி இருக்க வேண்டும்? ஆயுர்வேத மருத்துவப் புத்தகங்கள் எப்படி இருக்கவேண்டும்? அக்குபங்சர் படிப்புகளை எத்தனை வருடம் நடத்தவேண்டும்? யுனானி கல்லூரியில் உள்நோயாளிகள் எத்தனை பேர் இருக்கவேண்டும்? யோகா மற்றும் இயற்கை சிகிச்சை முறையைக் கற்போருக்கு என்னென்ன தகுதிகள் வேண்டும் என ஆங்கில மருத்துவம் சார்ந்தோர் முடிவு செய்தால் அது அநீதியா இல்லையா?

எல்லா மருத்துவ முறைகளையும் அறிந்தவர்களா என்ன ஆங்கில மருத்துவர்கள்? அவர்கள் எப்படி அனைத்தையும் தீர்மானிக்கமுடியும்? ஆனால், அப்படித்தான் மாறிக் கொண்டிருக்கிறது என்பதே உண்மையாகும்.

இது இன்று நேற்று நடப்பதல்ல. ஆங்கிலேயர் காலந்தொட்டு நடப்பதாகும். ஆங்கிலேயர் ஏன் இப்படிச் செய்யவேண்டும் என்பதற்கான காரணங்களையும், மருத்துவர் பதிவுச் சட்டம் கொண்டு வந்தது ஏன் என்றும் நாம் ஏற்கனவே ஏராளமான ஆதாரங்களைப் பார்த்துவிட்டோம்.

இப்போது கேள்விக்கு நேரடியாகவே வருவோம்.

இது சுதந்திர இந்தியாவின் ஜனநாயக அரசுதானே. அப்படியெனில், ஒரு மருத்துவமுறையை மட்டும் ஏன் தூக்கிப்பிடிக்கவேண்டும்?

ஒவ்வொரு மருத்துவமுறைக்கும் ஏன் தனித்தனி மருத்துவத்துறை துவங்கப்படவில்லை? ஆயுஷ் என்றொரு துறை உருவாகவே இத்தனை ஆண்டுகள் எனில், ஒவ்வொரு மருத்துவத்திற்கும் ஒரு

தனித்துறை துவங்கப்பட இன்னும் எத்தனை ஆண்டுகள் ஆகும்? ஏன் இந்தத் தாமதம்? ஏன் தயக்கம்? தடுப்பது யார்?

இந்திய மருத்துவ முறை மற்றும் ஹோமியோபதி துறை என்ற ஒரு துறையே 1995ல் தான் துவக்கப்பட்டது. 2003ல் ஆயுஷ் என்று பெயர் மாற்றப்பட்ட அந்த ஒற்றை வார்த்தைத் துறையில் ஆயுர்வேதம், யோகா மற்றும் இயற்கை வைத்தியம், யுனானி, சித்தா மற்றும் ஹோமியோபதி என்ற அனைத்துத் துறைகளையும் அடக்கிவிட்டார்கள்.

அதாவது, 2014ல் தான் தனி அமைச்சகமே அறிவித்துள்ளார்கள். அப்படியெனில், ஒவ்வொரு துறையிலும் வளர்ச்சியடைய இன்னும் எத்தனை ஆண்டுகள் ஆகும் என்று நாமே கணக்கிட்டுக்கொள்ள வேண்டியதுதான்.

ஆனால், இந்த மாற்றங்களும் எளிமையாய் நடந்தவையல்ல. மரபு வழி மருத்துவங்களை நம்பும் மக்களின் எண்ணிக்கை அதிகரிப்பே இதற்கான முக்கியக் காரணமாகும். அத்தோடு, அலோபதி மருத்துவத்தின் மீது அதிருப்தியடையும் மக்களின் எண்ணிக்கையில் ஏற்படும் அதிகப்படியான மாற்றமும் மிக முக்கியமான காரணமாகும். ஆக, சிறுகச் சிறுக என்றாலும் வலிமையாய் உயர்ந்துவரும் மரபு வழி மருத்துவங்கள் மீதான சமூகப் பிடிப்பே அதன் அடிப்படையாகும்.

தற்போது, சித்த மருத்துவம், யுனானி, ஆயுர்வேத சிகிச்சை முறைகளை பின்பற்றுவோர் 22 சதம் என்றும், தமிழகத்தில் உள்ள 1456 ஆயுஷ் சிகிச்சை மையங்களில் 3 கோடி மக்கள் சிகிச்சை எடுத்துக்கொள்கிறார்கள் என்றும் 2017, ஆகஸ்டு 29 தேதிய தி இந்து தமிழ் நாளேடு கூறுகிறது. அப்படியெனில் சுகாதாரத்துறைக்கான அரசின் நிதிச்செலவினத்தில், அதிகமான நிதியை மரபு மருத்துவங்களுக்குத்தான் ஒதுக்க வேண்டும்.

ஆனால், ஒதுக்கவில்லையே. போகட்டும், ஆங்கில மருத்துவத்திற்கு இணையாக இல்லாவிடினும் குறைந்தபட்சம் சுமார் 25 சதம், அதாவது 8000 கோடியாவது மரபு மருத்துவங்களுக்கு அரசு நிதி செலவழிக்க வேண்டாமா? செலவழிப்பதில்லையே, ஏன்?

அனைத்து மருத்துவமனைகளிலும் அனைத்து மருத்துவமுறை சிகிச்சையாளர்களும் இருப்பார்கள். மக்கள் தங்களது விருப்பத்திற்கேற்ப மருத்துவ முறையைத் தேர்ந்தெடுத்துக்

கொள்ளலாம் என உத்தரவிட அரசு தயங்குவதேன்? மரபு வழி மருத்துவங்களை அரசு முழுமையாய் அங்கீகரித்தால்தான் சுகாதார உரிமை என்ற அடிப்படை உரிமையையே மக்கள் அடையமுடியும் என்பதே உண்மையாகும்.

உதாரணத்திற்கு, வகைவகையான காய்ச்சல் பரவுகிறதே அப்போது தமிழக அரசு என்ன செய்கிறது?

நிலவேம்பு கசாயம் குடியுங்கள் என்கிறது. ஏன் சித்த மருந்து கொடுத்தீர்கள்? நவீன மருத்துவம் என்னாயிற்று? செலவில்லாத இத்தகைய எளிய மருத்துவ முறைகள் உங்களின் வளர்ந்த ஆங்கில மருத்துவத்தில் இல்லையே ஏன்? உலகம் முழுக்க பரவிய அறிவியல்பூர்வமான நாகரிகமான உங்கள் மருத்துவ முறையில் இப்படி ஏதேனும் ஒரு டானிக்காவது இருக்கிறதா? ஏன் இல்லை?

ஆக, இலட்சங்களில் ஆகும் செலவு ஒரு டம்ளர் கசாயத்தில் முடிந்துபோகிறது என்று அரசே ஏற்றுக்கொள்ளும்போது, அந்த மரபுவழி மருத்துவங்களை ஏற்றுக்கொள்வதில் மட்டும் என்ன தயக்கம்? காய்ச்சலால் பாதிக்கப்பட்டு அக்குபங்சர் சிகிச்சைக்கு வருவோருக்கு பக்க விளைவே இல்லாமல் ஓரிரு வாரத்தில் முழு ஆரோக்கியமும் திரும்பிவிடுகிறதே, அதையேன் அரசு கண்டுகொள்ள மறுக்கிறது?

ஆயுளைக் காக்கும் ஆயுர்வேதத்தையும், இயற்கை வைத்தியத்தையும் இந்தியாவெங்கும் எடுத்துச்செல்வதில் ஏன் முழு மனதோடு இறங்க மறுக்கிறது அரசு? ஒரு குறிப்பிட்ட மருத்துவ முறையை மட்டும் தூக்கிப்பிடிக்க வேண்டிய அவசியம் என்ன?

அடுத்த முக்கிய விஷயம். இரண்டு வெவ்வேறு மருத்துவ முறைகளைக் கலந்து செய்யும் கலப்பட மருத்துவ முறை. இது பெரும் மோசடியாகும். எந்த மருத்துவத்திற்கு ஆதரவாக அரசு இருக்கிறதோ, அந்த மருத்துவத்தைக் காப்பாற்ற, வாழவைக்க, மற்றொரு மருத்துவமுறையின் மீது அரசு தொடுக்கும் நேரடியானத் தாக்குதலாகும்.

நவீனம் என்ற பெயரில் இரண்டு மருத்துவ முறைகளைக் கலப்பது ஒன்றின் மீது ஒன்று செலுத்தும் ஆதிக்கமல்லவா. அதை ஏன் அரசு அனுமதிக்கிறது?

சித்த மருத்துவத்தை மேம்படுத்துவது எனில், சித்தர்களின் வழிமுறையில்தானே மேம்படுத்தவேண்டும், அதை விடுத்து ஆங்கில மருத்துவத்தையும், சித்த மருத்துவத்தையும் இணைத்தால் அது சித்தமருத்துவத்தின் அடிப்படைத் தத்துவத்திற்கு எதிரானதாக, அழிக்கும் முயற்சியாக மாறிவிடாதா?

நோய்களைக் கண்டறிவது மற்றும் சிகிச்சையளிப்பது என்பது ஒவ்வொரு மருத்துவ முறைக்குமான தனித்துவம் அல்லவா, இதில் பரிசோதனை முறைகளில் நவீனம் என்று புகுத்துவதன் மூலம் நோய் குறித்த மொத்தப் புரிதலையும் மாற்றிவிடுவதோடு, அறிகுறிகளை அகற்றுவதே சிகிச்சையெனும் அசட்டுப் புரிதலையும் மரபு மருத்துவத்தின் மீது திணிப்பதாக ஆகிவிடாதா?

உள்நோயாளி இருந்தால்தான் அது மருத்துவக் கல்லூரி மருத்துவமனையா? உள்நோயாளியே தேவையில்லாத மருத்துவமுறையை செயல்பட, வளர அனுமதிக்க மறுப்பதன் அடையாளம்தானே இது?

பிளஸ் டூ படிப்பே அடிப்படைத் தகுதியென்றும், ஐந்து வருடம் மற்றும் ஆறு மாதம் எம்.பி.பி.எஸ் படிப்பதென்பதும் ஆங்கில மருத்துவத்தின் தகுதியாய் இருக்கலாம். ஆனால், மற்ற படிப்புகளுக்கான கால அவகாசம் ஆறுமாதமாய் இருந்தாலென்ன, ஆறு நாளாய் இருந்தாலென்ன? பொதுவிதியை எப்படித் தீர்மானிக்கமுடியும்? அதையும் ஆங்கில மருத்துவர்களே தீர்மானிப்பார்கள் எனில், அநீதி அல்லவா இது?

கிட்டத்தட்ட சராசரியாய் நாலரை முதல் ஐந்தரை ஆண்டு காலம் என பயிற்சிக் காலத்தோடு சேர்த்து மற்ற மருத்துவ முறைக்கும் திணித்துள்ளீர்களே, உண்மையிலேயே அதற்கான தேவையுள்ளதா? அல்லது திணிப்புதானா?

பி.என்.ஒய்.எஸ் என்று சொல்லப்படும் யோகா மற்றும் இயற்கை சிகிச்சை முறையிலும் ஆங்கில மருத்துவத்தைத் திணித்து ஒருங்கிணைந்த மருத்துவ முறையைக் கற்றுத்தருகிறோம் என்கிறீர்களே, ஏன் இந்தக் கலப்படம்? எந்த மரபு வழி மருத்துவத்தாலும் தனித்தியங்க முடியாது என்று வெளிக்காட்ட முயல்கிறீர்களா? அல்லது ஆங்கில மருத்துவமே அனைத்திலும் உயர்ந்தது என நிருபிக்க விரும்புகிறீர்களா?

எம்.பி.பி.எஸ் என்பதற்கு சர்ஜரியையும் சேர்த்து ஒரு விளக்கம் வைத்திருக்கிறீர்கள். சரி. உங்களுக்கு உங்களின் மீது உரிமை இருக்கிறது. அதென்ன பி.ஹெச்.எம்.எஸ், பி.யு.எம்.எஸ் என சர்ஜரியை அதிலும் சேர்த்து வைத்திருக்கிறீர்கள்? மருத்துவப் படிப்பு என்றாலே அறுவைச் சிகிச்சையும் தெரிந்தே ஆகவேண்டுமா? சரி, அப்படியெனில் அறுவைச் சிகிச்சை செய்யும் உரிமையை ஏன் பிற மருத்துவங்களுக்கும் அளிக்க மறுக்கிறீர்கள்?

இறந்துபோன உடலை வைத்து உயிரோடு இருப்பவரின் உடலும் இப்படித்தான் இருக்கும் எனச்சொல்லுகிறது ஆங்கில மருத்துவம். அது அதன் நம்பிக்கை. இருக்கட்டும். அவர்களுக்கந்த உரிமை இருக்கிறது. ஆனால், எல்லா மருத்துவ முறையும் இந்தக் கோட்பாட்டை ஏற்றுக்கொள்ளவில்லையே? மறுக்கும் உரிமையை ஏன் தர மறுக்கிறீர்கள்?

உடலமைப்பைப் பற்றி மாதக்கணக்கில் படிக்க என்ன இருக்கிறது? இதயநோய் குறித்து ஆங்கில மருத்துவம் சொல்வது வேறு, அக்குபங்சர் சிகிச்சை சொல்வது வேறு எனும்போது, உடலமைப்பு குறித்து ஏன் ஒரே மாதிரியாக படிக்கவேண்டும்? இதயத்திற்குள் எத்தனை அறைகள் இருக்கிறது என்று பொது அறிவாகத் தெரிந்து வைத்துக்கொள்ளலாம், தவறில்லை. ஆனால், அந்த அறைக்குள் கத்தியை நுழைத்து, கீறி மருத்துவம் பார்க்கும் அவசியம் வேறெந்த மருத்துவத்திற்கும் இல்லாதபோது, ஏன் அத்தனையையும் அவசியம் கற்றுக்கொண்டாக வேண்டும்?

நோய்க்கான மூலகாரணம் என்ன என்பதைக் கண்டறிந்து நோயை அதன் அடிப்படையோடு சேர்த்து அகற்றும் சித்த மருத்துவ முறையிலும், ஆயுர்வேத மருத்துவ முறையிலும் ஸ்கேன், எக்ஸ்ரே, இரத்தப் பரிசோதனை என்று புகுத்துகிறார்களே, இது நவீனமா அல்லது மரபு மருத்துவத் தத்துவங்களின் மீதான நேரடித் தாக்குதலா?

உதாரணத்திற்கு, பஞ்சபூத சக்திகளின் குறைபாடே நோய் என்றும், பஞ்சபூத சக்திகளை சமநிலைப்படுத்துவதே சிகிச்சையென்றும் அக்குபங்சர் கூறுகிறது. நாடியைப் பார்த்தறிவதன் மூலமோ அல்லது நோயாளியின் தொந்தரவுகளை கேட்பதன் மூலமோ நோயை அறிந்து, சிகிச்சை தேவைப்படும் சக்தி ஓட்டப்பாதையில் உள்ள சரியான ஒரு புள்ளியில் சிகிச்சை அளிப்பதன் மூலம் எந்த நோயாய் இருந்தாலும் குணப்படுத்தமுடியும் என்பதே அக்குபங்சரில்

நோயறிதல் முறை மற்றும் சிகிச்சை முறையெனும்போது, ஒவ்வொரு உறுப்பும் எங்கே இருக்கிறது என்ற பொது அறிவை ஆண்டுக்கணக்கில் பயிலவேண்டிய அவசியம் அங்குபங்சரில் இல்லையே?

எல்லா நோயும் குடலில் இருந்துதான் துவங்குகின்றன என்கிறார் நவீன மருத்துவத்தின் தந்தை ஹிப்போகிரட்டஸ். ஆனால், இன்றைய நவீன மருத்துவர்கள் என்ன சொல்கிறார்கள்? தலைவலி என்றால் காரணத்தை தலையில் தேடுகிறார்கள். கால்வலி என்றால் காலில் மட்டுமே தேடுகிறார்கள். அதுவும் ஏதோவொரு உபகரணத்தின் உதவி கொண்டு தேடுகிறார்கள். ஆனால், மரபு மருத்துவம் எதுவும் இப்படிச் சொல்லவில்லையே?

எந்த நோயாய் இருந்தாலும் வாதம், பித்தம், கபம் எனக் கண்டறிந்து நோயைக் குணப்படுத்துகிறது ஆயுர்வேதமும், சித்தமருத்துவமும். இதற்கு இரத்தப் பரிசோதனை எதற்கு? கேட்டால், அறிவியல்முறையில் மரபு மருத்துவங்களை வளர்க்கிறோம் என்பார்கள். ஏன், சித்தர்கள் அறிவியலுக்கு விரோதமாய் சொல்லியுள்ளார்களா என்ன?

ஓர் அடிப்படையான விஷயத்தை இங்கு விவாதிப்பது மிக அவசியமாகும்.

தமிழ் மொழி இலக்கணம் சரியா என்றும், தமிழை தமிழகத்தின் பள்ளிகளில் எவ்வாறு சொல்லித்தரலாம் என்றும் அறிய ஒரு குழுவை ஆங்கில மொழியை மட்டுமே அறிந்தவர்களைக்கொண்டு அமைத்தால், அது முட்டாள்தனமானதா இல்லையா?

ஆங்கிலத்தில் உள்ளது போன்று தமிழில் இலக்கணம் இல்லையென்பார் அந்த ஆங்கில ஆசிரியர். அப்புறம், தமிழில் அதிக எழுத்துக்கள் உள்ளது, எனவே, அதில் 26 எழுத்தை மட்டும் சொல்லிக்கொடுத்தால் போதும் என்பார். உச்சரிப்பையும் ஆங்கில உச்சரிப்பைப் போன்று எளிதாக்க வேண்டும் எனவே, அ வை மாற்றி ஏ என்றே உச்சரிக்கச் சொல்லுவார். ஏனெனில், அவருக்குத் தெரிந்தது ஆங்கில மொழி மட்டுமே ஆகும்.

அதைப்போல் ஓர் அலோபதி மருந்தை எடுத்துக்கொண்டு, அதை சித்த மருத்துவ முறையில் நிரூபி என்று சொன்னால் முடியுமா? இந்த அலோபதி மருந்து கபத்துக்குத் தரப்பட வேண்டுமா, வாதத்துக்கு எவ்வாறு பயன்படுத்தப்பட வேண்டும், பித்தத்தை குணப்படுத்துமா

என்று ஓர் அலோபதி மருத்துவரிடம் கேட்டால் என்ன பதில் சொல்லமுடியும்? பதில் சொல்லத் தெரியாதபோது அந்த அலோபதி மருத்துவரை மருத்துவம் தெரியாத போலி மருத்துவர் என்று சொல்லமுடியுமா? முடியாதல்லவா. ஆனால், இப்போது அப்படித்தான் செய்கிறார்கள். சித்த மருந்தையும், அக்குபங்சர் சிகிச்சையையும், ஆயுர்வேத மருந்தையும் அலோபதி மருத்துவத்தின் அடிப்படையில் நிரூபி என்றால், எப்படி நிரூபிக்க முடியும்?

முடியாதல்லவா.. உடனே என்ன சொல்லிவிடுவார்கள் எனில், பார்த்தீர்களா, மரபு மருத்துவங்கள் நிரூபிக்கப்படாத மருத்துவங்கள் என்று சொல்லிவிடுவார்கள். ஒரு நோயாளியைக் கொடுத்து நோய் குணமாகிறதா என்று பார்ப்போமே என்றால், இல்லையில்லை, எங்களது சோதனைச் சாலையில் நிரூபணம் ஆனால்தான், நோயாளிக்குக் கொடுக்கமுடியும், அப்படித்தான் சட்டம் சொல்லுகிறது என்பார்கள்.

இஞ்சியை எடுத்துக்கொண்டு, இதில் என்னென்ன உள்ளது? இதை அருந்தினால் உடலின் எந்தெந்தப் பாகங்களில் என்னென்ன வேலையைச் செய்யும்? இதன் பக்கவிளைவுகளை அகற்ற எதைக்கொடுக்க வேண்டும் என்று ஆங்கில மருத்துவர் ஒருவரைக் கேட்டால் அவர் என்ன சொல்லுவார்?

இஞ்சி குறித்த விளைவுகள் மற்றும் பக்கவிளைவுகளை ஆராய்ச்சி மூலம் நிரூபிக்காததால், இஞ்சி அறிவியலுக்கு விரோதமானது என்பார். இதுதான் அலோபதியின் அறிவாகும்.

ஆக, அறிவியல் என்கிற பெயரைச் சொல்லி மரபு மருத்துவங்கள் அனைத்தின் மீதும் தொடுக்கப்படும் நேரடித்தாக்குதலே நவீனப்படுத்தல் என்பதாகும். ஆங்கில மருத்துவர்களுக்கு ஆங்கில மருத்துவம் மட்டுமே தெரியும் எனும்போது, அவர்களைக் கொண்டு மரபு மருத்துவமுறையை வளர்த்தெடுக்கிறோம் என்பது பெரிய மோசடியாகும்.

அதிலும் பாருங்கள். இந்தியாவில் இந்த மூலையில் ஒரு மரபு மருத்துவக் கல்லூரியெனில், இன்னொரு மூலையில் மற்றொரு மருத்துவக் கல்லூரியென்றுதான் மரபு மருத்துவத்தைப் பரப்புகிறார்கள். நாடெங்கும் பரப்புவதில்லை.

யோகா, யோகா என்கிறார் பிரதமர் மோடி. ஆனால், யோகா கற்றுத்தரும் கல்லூரி எத்தனை இருக்கிறது இந்தியாவில்?

வருடத்திற்கு 1903 பேர்தான் பி.என்.ஒய்.எஸ் எனப்படும் இயற்கை மருத்துவம் மற்றும் யோகா அறிவியலைக் கற்கமுடியுமாம். இந்தியாவிலேயே ஆந்திரா, கர்நாடகா, ராய்பூர், போபால், தமிழ்நாடு என ஐந்து மாநிலங்களில் மட்டும்தான் உள்ளதாம். இந்த 1903 பேரில், 800 பேர் ஆந்திராவில் மட்டும் படிப்பவர்கள். தமிழ்நாட்டில் 670 பேர். அப்படியெனில், இந்தியாவின் மற்ற பகுதிகளில்..?

யோகாவை உள்ளடக்கிய இந்த மருத்துவமுறைக்கு அரசு தரும் முக்கியத்துவம் இவ்வளவுதான். ஆனால், படிப்பை நவீனமாக்கி, காலத்தை ஐந்தரை வருடமாக்கிவிட்டார்களாம். அது மட்டுமல்ல, ஒரு வருடப் பயிற்சியை சேர்த்து ஆங்கிலப் மருத்துவப் படிப்புக்கு இணையாக மருத்துவத் தொழில்பயிற்சி கொடுக்கிறார்களாம். இது பெருமைப்படும் செயலா? அல்லது ஆங்கில மருத்துவக்கல்வியின் சாயலை, அடையாளத்தை மரபு வழி மருத்துவக் கல்வித்திட்டத்திற்குள்ளும் புகுத்த முயற்சிக்கும் அடக்குமுறையா?

ஐந்தரை வருட மருத்துவ முறையில் படித்தவர்கள் அநேகம் தெரிந்தவர்கள். ஐந்து நாட்கள் மருத்துவ முறையில் படித்தவர்கள் அரைகுறையாய் படித்தவர்கள். அதிகப் புத்தகம் படித்து அதிகம் தேர்வெழுதியவர்களுக்கு மட்டும்தான் எல்லா நோயையும் குணப்படுத்த தெரியும் என்று ஏதேனும் மருத்துவத்துறை விதி இருக்கிறதா என்ன?

இப்படி நிறையக் கேள்விகள் இருக்கின்றன. கேள்விகளுக்கான அடிப்படைக் காரணம், ஆங்கில மருத்துவத்தின் அடிப்படையை, கோட்பாடுகளை, கல்வி முறையை, பாடமுறையை, சிகிச்சை முறையை, பரிசோதனை முறையை, மருந்துகளை மற்ற மருத்துவ முறைகளோடுக் கலந்திட அரசு மேற்கொள்ளும் திட்டமிட்ட முயற்சிகளே ஆகும். பிரிட்டிஷ் காலத்தில் செய்ததில் ஒரு உள்நோக்கம் இருக்கிறது? நாமறிவோம். ஆனால், சுதந்திர இந்தியாவில் இப்போது அதற்கென்ன அவசியம் இருக்கிறது?

பிளஸ் டூவில் எடுத்த மதிப்பெண் அடிப்படையில்தான், மருத்துவப் படிப்பிற்கான தகுதி தீர்மானிக்கப்படும் என்பது மருத்துவத்தை வியாபாரம் நோக்கி கொண்டுசெல்லப் பயன்படும் ஒரு வியாபார யுக்தியே ஆகும்.

எனவே, எந்த மருத்துவ முறையாயினும், அதற்கான பாடம், போதனா முறை, வகுப்பமைப்பு முறை, கால அவகாசம், கல்லூரி குறித்த அமைப்புமுறைகள், சிகிச்சைக்கான பயிற்சி வழிமுறைகள், தேர்வுமுறை, பரிசோதனை முறை, செய்முறைத் தேர்வுமுறை, சான்றிதழ் முறை, மருத்துவமனை விதிமுறைகள், அடிப்படைக் கல்வித்தகுதி என எல்லாவற்றிலும் அவரவருக்கான தனித்தன்மையோடு தீர்மானிக்க அந்தந்தத் துறையை அனுமதித்தால்தான், ஒவ்வொரு மரபு வழி மருத்துவ முறையையும் வளர்த்தெடுத்து மக்களிடம் எளிய முறையில் கொண்டுசெல்ல முடியும். மக்கள் தொகைக்கு ஏற்ப மருத்துவச் செயற்பாட்டாளர்களையும் உருவாக்கமுடியும்.

குறிப்பாக, மருந்து மற்றும் அறுவைச் சிகிச்சையில் இருந்து விலக்கப்பட்ட மருத்துவ முறையை, அதாவது ஆரோக்கியத்திற்கான அடிப்படை வைத்திய முறைகளை எளிமைப்படுத்தி மக்களிடம் எடுத்துச் செல்லமுடியும். இன்னும் சொல்லப்போனால், அல்மா அட்டாவின் நோக்கங்களை, சுகாதாரத்துறையின் நோக்கங்களை முழுமையாய் அமல்படுத்தவேண்டும் என்றால் மரபு வழி மருத்துவமுறைகளை பரவலாக்கி எளிமைப்படுத்திட வேண்டும் என்பதே அவசர, அவசியத் தேவையாகும்.

அலோபதியில் 156926 துணை மையங்களும், 196312 மருத்துவமனைகளும் இருக்கிறதாம். ஆயுஷ் மையங்களோ 3601 மட்டுமே இருக்கிறதாம். இதன் அர்த்தம் என்ன? அரசு அலோபதிக்கு மட்டுமே ஆதரவாய் உள்ளதென்று தானே அர்த்தமாகிறது.

404 மருத்துவக் கல்லூரிகளில் 189 மட்டும் அரசு மருத்துவக் கல்லூரியென்றும், 215 கல்லூரிகள் தனியாருக்குச் சொந்தமென்றும் அரசு ஆவணமே சொல்லுகிறது. கோடிகளில் கொழிக்கலாம் என்பதுதானே தனியார் நிறுவனங்கள் வந்ததன் நோக்கம்? ஆக, மருத்துவம் என்பது மேலும் மேலும் வியாபாரமாக்கப்படுகிறது என்பது ஒரு தேசத்தின் எதிர்காலத்திற்கு எப்படி நன்மையாக முடியும்? தேசபக்தர்கள் இது குறித்து சிந்திப்பதில்லையே, ஏன்?

அதுமட்டுமல்ல, அரசின் மருத்துவத்துறை அதிகாரிகள் அத்தனை பேரும் அலோபதி மருத்துவம் படித்தவர்கள் மட்டுமே ஆவர். ஏன், அவர்களுக்கு மட்டும்தான் சுகாதாரம், குடும்பநலம், ஆரோக்கியம் குறித்து சிந்திக்கத் தெரியுமா என்ன? ஏன் இந்தப் பாரபட்சம்? அலோபதி மருத்துவர்களை அனைத்து மருத்துவத்தின்

மீதும் ஆதிக்கம் செலுத்தச் சொல்லுவது பிரிட்டிஷ் காலத்து மனோநிலையாயிற்றே, இதை எப்போது சுதந்திர இந்தியா மாற்றிக்கொள்ளப் போகிறது?

அரசால் அங்கீகரிக்கப்பட்ட அனைத்து மருத்துவ முறைகளிலும் உள்ளோருக்கும் இந்த சுகாதாரத்துறையின் நிர்வாகப் பொறுப்பைக் கொடுத்தால்தானே அனைத்து மருத்துவ முறைகளுக்கும் உரிய முக்கியத்துவம் கிடைக்கும். இல்லையெனில் என்னாகும்? தடுப்பூசி, சத்து மாத்திரை, மாதந்தோறும் பரிசோதனை என்றுதான் சுகாதாரத்துறையின் அனைத்துத் திட்டங்களும் அமையும்.

ஒஹோ இதுதான் அரசின் திட்டமோ? அலோபதி மருத்துவர்கள் மட்டுமே அரசின் சுகாதாரத்துறை அதிகாரிகளாய் இருந்தால்தான், அலோபதி மருத்துவத்தின் வியாபாரத்தை மேலோங்கச் செய்வார்கள் என்பதுதான் அரசின் திட்டமோ? அமைச்சர்களும்,அதிகாரிகளும் சேர்ந்தது தானே அரசு. ஊழல் இல்லாமல் எந்தத்துறை இருக்கிறது?

அதுசரி, எந்தவொரு திட்டமானாலும், நூற்றுக்கணக்கான கோடிகள், ஆயிரக்கணக்கான கோடிகள் என சுகாதாரத்துறையில் செல்வச் செழிப்பு கொழிக்கவேண்டுமெனில், மருந்துகளும், மாத்திரைகளும் இருந்தால்தானே சிறப்பு? எளிமையான மரபு மருத்துவங்களுக்கும், மக்களிடம் அதை எடுத்துச் செல்வதற்கும் அரசு இலட்சக்கணக்கான கோடிகளைச் செலவழிக்க வேண்டிய அவசியமே இல்லாதபோது, சுகாதாரத்துறையில் மரபு மருத்துவர்கள் எதற்கு?

ஆம். ஆரோக்கியம் அனைவருக்கும் கிடைக்க வேண்டுமென்றாலும் சரி, மருத்துவம் வியாபாரமாய் மாறக்கூடாது என்றாலும் சரி, தீர்வு மரபு மருத்துவங்களையும் தேசமெங்கும் பரப்புவதே ஆகும்.

22

மருத்துவம் செய்வது மருத்துவம் தெரிந்தோரின் அடிப்படை உரிமை

இந்தியாவில் அடிப்படையாய் இரண்டு உரிமைகள் ஒவ்வொருவருக்கும் உள்ளன. தனக்குத் தேவையானதைத் தேர்ந்தெடுத்து வாழும் உரிமை அடிப்படை உரிமையாகும். அதைப்போன்றே, தொழில் செய்யும் உரிமையாகும். மருத்துவக் கல்லூரி ஆரம்பிக்கவேண்டும் என்று ஒருவர் நினைத்தால் அதை அரசு தன் கொள்கையால் தடுக்கமுடியாதாம். நீதிமன்றம் சொல்லுகிறது.

அப்படியெனில், நோய்களைக் குணப்படுத்தத் தெரிந்த ஒருவருக்கு மருத்துவம் செய்யும் உரிமை இருக்கிறதா, இல்லையா? இருக்கிறது என்பதுதான் அடிப்படை வாழ்வுரிமையாகும்.

ஆம். மருத்துவம் செய்பவர் மருத்துவர் அவ்வளவுதானே, இதில் என்ன வித்தியாசங்கள்? ஆக, தொழில்முறையில் அனைத்து மருத்துவ முறைகளில் ஈடுபடுவோருக்கும் சம உரிமை வழங்கப்பட வேண்டும்.

மருத்துவமனை குறித்த உரிமைகள் மருத்துவத்தின் தனித்தன்மை கொண்டு வழங்கப்பட வேண்டும். அதில் பொதுமைப்படுத்தல் கூடாது. அடிப்படை நோக்கம். சிகிச்சைக்கு வருவோருக்கான சுகாதாரமான வசதி மற்றும் சிகிச்சை எடுப்பவரின் உரிமைகள் உறுதி செய்யப்படுவதே ஆகும். ஆனால், அனுமதி வாங்கிய மருத்துவமனைகளில் பகற்கொள்ளை நடக்கிறதே, அதற்குமா அனுமதி தரப்பட்டிருக்கிறது? ஏன் தடுப்பதில்லை? ஆக, மருத்துவமனைகளுக்கான அனுமதி வழங்குகிறோம் என்று சொல்லிக்கொண்டு மரபுவழி மருத்துவமுறைகளை புறக்கணிப்பதும், ஆங்கில மருத்துவக் கொள்ளையை அனுமதிப்பதும் கூடாது.

பிறப்புச் சான்றிதழ், மருத்துவ விடுப்புச் சான்றிதழ், மருத்துவத் தகுதிச் சான்றிதழ், மருத்துவ சிகிச்சைப் பரிந்துரைச் சான்றிதழ், உடல் நல அறிக்கை, இறப்புச் சான்றிதழ் என மருத்துவர் உரிமைகளையும் பொதுமைப்படுத்திட வேண்டும். ஆங்கில மருத்துவர் மட்டுமே இச்சான்றிதழை அளிக்கமுடியும் என பாரபட்சமோ அல்லது சலுகைகளோ எந்த மருத்துவ முறைக்கும் கூடாது.

சரிசமமான சட்ட உரிமைகள் அனைத்து மருத்துவ முறைகளுக்கும் பொதுமைப்படுத்தி வழங்கப்பட வேண்டும்.

இறுதியாய் சொல்லவேண்டுமெனில்,

ஒருவர் எந்தவொரு மருத்துவ முறையை பின்பற்ற விரும்பினாலும், அவருக்கான வாய்ப்பு அனைத்து வழிகளிலும் அவருக்கு உத்தரவாதம் செய்யப்பட வேண்டும் என்பதேயாகும். மரபு வழி மருத்துவமே ஆனாலும், அது ஆங்கில மருத்துவத்தின் மீது விமர்சனம் செய்யலாம், ஆனால், ஆதிக்கத்தையோ, வெறுப்பையோ அல்லது அவசியமற்ற புறக்கணிப்பையோ செய்தல் கூடாது.

எதை மக்கள் பின்பற்றவேண்டும் என்று சொல்வதும், பரப்புரை செய்வதும், அதற்கான கூட்டங்கள் நடத்துவதும், புத்தகம் மற்றும் விளம்பரம் வெளியிடுவதும் ஒரு மருத்துவ முறைக்கு மட்டுமுள்ள உரிமையல்ல. எனவே, மரபு வழி மருத்துவ முறை தவறு என்று பரப்புரை செய்யவும், இந்த மருத்துவ முறையை மக்கள் பின்பற்றக்கூடாது என்று குறிப்பிட்ட முறையில் வேண்டுகோள் வைக்கவும் ஒரு ஆங்கில மருத்துவர் விரும்பினால், அவருக்கும் முழு வாய்ப்பும், உரிமையும் வழங்கப்பட்டாக வேண்டும்.

அதே நேரத்தில், அவரின் மருத்துவக் கூற்றை தவறு என்று எந்த மரபு வழி மருத்துவர் சொல்ல விரும்புகிறாரோ அவர் ஜனநாயகம் அனுமதிக்கும் வழிமுறையைத்தான் தேடவேண்டும். இதில் சட்டம் உறுதியாய் இருந்திட வேண்டும். அதே போல், ஆங்கில மருத்துவர் இந்த விதிகளை மீறினால் அவருக்கான தண்டனையும் உறுதிசெய்யப்பட வேண்டும். இதுதான் மருத்துவ உலகத்திற்கான ஜனநாயக உரிமைகளாகும்.

ஆனால், மரபு மருத்துவர்களை நோக்கி முட்டாள்கள், மூளையில்லாதவர்கள், மூடநம்பிக்கை கொண்டவர்கள் என அடிப்படையில்லாதக் குற்றச்சாட்டுகளை, வெறும் வதந்திகளை, வெறுப்பு வார்த்தைகளை, சகிக்க முடியாத

சொற்களை வீசுகிறார்களே, அவர்களின் நோக்கமும், செயலும் அறிவியல்பூர்வமானதா என்ன?

தடுப்பூசி வேண்டும் என்று ஒருவர் முடிவெடுத்தால் அதை யாரும் தடுக்கக்கூடாது. அதே நேரத்தில், அரசு அதை நிர்ப்பந்தம் செய்யவும்முடியாது. மக்களை முட்டாள் என்று சொல்லும் அரசு முட்டாள்களின் அரசு என்றுதான் அழைக்கப்படுமேயொழிய, ஜனநாயக அரசு என்று அழைக்கப்படாது. அங்கு மக்கள் ஆட்சி இருக்காது. முட்டாள்களின் ஆட்சியே இருக்கும்.

ஏனெனில், எனக்கு, எனது குடும்பத்திற்கு இந்த மருத்துவ முறையே சரியென்று சொல்லும் உரிமைதான் இங்கு ஒவ்வொருவருக்கும் உள்ளதேயொழிய, எனது நாட்டிற்கு இதுதான் பொருந்தும் என்று சொல்லும் அதிகாரம் எந்த அரசுக்கும் எப்போதும் இல்லையென்பதே எந்நாட்டிலும் உள்ள உண்மையாகும்.

ஆக, எந்த மருத்துவத்தை ஒருவர் பின்பற்றவேண்டும் என்பதை அவர்தான் முடிவு செய்யவேண்டுமேயொழிய, மற்றொருவர் அல்ல. இது நம் ஒவ்வொருவருக்குமான அடிப்படை உரிமையாகும்.

இப்போது, எல்லாருக்கும் ஒரு கேள்வி எழலாம்.

எல்லா மருத்துவ முறைகள் குறித்தும் தெரிந்திருந்தால்தானே, எந்த மருத்துவ முறையைப் பின்பற்றுவது என்றோ அல்லது எந்த நோய்க்கு எந்த மருத்துவத்தைப் பின்பற்றுவது என்றோ தீர்மானிக்க இயலும். எல்லா மருத்துவமுறைகள் குறித்தும் எப்படி ஒவ்வொருவரும் தெரிந்துகொள்ள இயலும்? இது சாத்தியமானதல்லவே!

இப்படித்தான் பொதுவாய்த் தோன்றும்.

உண்மைதான். அப்படித் தோன்றுவது இயல்புதான்.

ஆனால், உண்மை என்னவெனில், எல்லா மருத்துவ முறைகள் குறித்தும் எல்லாரும் எப்போதும் தெரிந்துகொள்ள முடியாது என்பதே ஆகும். அது அவசியமும் அல்ல. இப்போது பெரும்பாலோர் அலோபதியைப் பின்பற்றுகிறோமே, அதன் அடிப்படை தெரிந்துகொண்டா பின்பற்றுகிறோம்? எந்தக் காலத்தையும் எடுத்துக்கொள்வோம். எந்த நாட்டையும் எடுத்துக்கொள்வோம். இவ்வாறு நடந்ததில்லை.

ஆம். எந்தவொரு மருத்துவமுறையையும் முழுமையாய்த் தெரிந்துகொண்டு மக்கள் பின்பற்றுவது என்பது எப்போதும் சாத்தியமில்லை. நாம் அனைவரும் ஆதிகாலம் தொட்டே அப்படித்தான் இருந்திருக்கிறோம். ஆயுர்வேதமும், சித்தாவும் இந்திய மண்ணில் கோலோச்சிய காலத்தில்கூட, மக்களுக்கு அந்த மருத்துவம் தெரியாது. அதன் நுட்பங்களும், சிகிச்சை முறைகளும் மக்களுக்கு தெரிந்திருந்ததில்லை. மருத்துவரே மருத்துவம் தெரிந்தவராவார். அதுவே எப்போதும் போதுமானதாகும்.

இருப்பினும், காலத்திற்கேற்ற சிறு மாற்றங்கள் இப்போது தேவைப்படுகிறது என்பதும் உண்மைதான். ஏனெனில், இது நவீன காலம். அறிவியல் அணுகுமுறையோடு எனது வாழ்வுமுறை இருக்கவேண்டும் என்று ஒவ்வொருவரும் நினைக்கும் காலமாகும். அதனால்தானோ என்னவோ, எந்தவொன்றையும் அறிவியலின் பெயரால் விற்பதும் இந்த யுகத்தின் பெரும் தந்திரமாய் மாறிப்போயிருக்கிறது. எனவே, அறிவியல் எனும் பெயரால் மக்கள் சமூகம் ஏமாற்றப்படக்கூடாதெனில், மருத்துவம் என்பதன் அடிப்படை மக்களுக்கு சொல்லப்பட வேண்டும்.

ஒவ்வொரு மருத்துவமுறையும் நோயை எப்படி அணுகுகிறது, நோயுற்றவரை எப்படி அணுகுகிறது என்பது முதல் சிகிச்சைக்கு வரும் ஒருவரின் நோயை எப்படிக் குணப்படுத்துகிறது என்பது வரை சொல்லப்பட வேண்டியது காலத்தின் தேவையாகும். அத்தோடு, ஆரோக்கியத்திற்கான வழிமுறையையும் மக்களுக்கு சொல்லித்தருவது மருத்துவரின் கடமையே ஆகும்.

ஏனெனில், மருத்துவம் என்பது ஒருவரின் செல்வத்தைப் பன்மடங்கு பெருக்கி அவரைப் பெரும்பணக்காரர் ஆக்கும் பெரும் வியாபாரமாய் மாறிவிடக்கூடாது. கல்வி, மருத்துவம், உணவு ஆகிய மூன்றும் ஆரோக்கியமுள்ள ஒரு சமூகத்தை உருவாக்குவதற்கான விதைகளாகும். எந்தவொரு தேசமாயினும், இம்மூன்று துறைகளிலும் அறம் செழித்திருந்தால்தான் அத்தேசத்தில் ஆரோக்கியமும், அமைதியும், செழித்தோங்கும். ஆசிரியர், விவசாயி, மருத்துவர் என இம்மூன்று பணிகளில் ஈடுபடுவோருக்கான வாழ்க்கைக்கான பொருளாதார ஆதாரத்தை கொடுப்பது எவ்வளவு முக்கியமோ, அதைப்போன்றே இந்தத் துறைகளில் அறம் எனும் தனித்துவத்தைப் பாதுகாப்பதும் அவசியமாகும்.

இன்று சிக்கலுக்கு உள்ளாகியிருப்பது இதுதான்.

கல்வி ஒரு வியாபாரப் பொருளாய் ஆனதால், கல்விக்கூடங்களில் மனிதம் சொல்லித்தரப்படுவதில்லை. படித்தவன் பண்பாளன் எனும் சொல்லாடலை சமூகத்தில் எங்கும் காணமுடியவில்லை. தான் அறிந்ததை தனக்கு அருகில் இருப்பவன் அறிந்துவிடக்கூடாது என்று நினைக்கிறார்கள் மாணவர்கள். கல்விக்காக இலட்சங்களில் செலவழிப்பவன் அதை மீண்டும் ஈட்டுவதே வேலைவாய்ப்பு மற்றும் வாழ்வின் இலட்சியமென தீர்மானித்துக்கொள்கிறான். அதன் பொருட்டு எந்தத் தவறும் செய்யத்தயாராகிறான். இது கல்வித்துறையின் தோல்வியாகும்.

பழவியாபாரி, அரிசி உற்பத்தியாளர், விவசாயி, தென்னை தோட்டக்காரர்(இளநீர்), பலசரக்கு வியாபாரி, பிஸ்கட் உற்பத்தியாளர், சாக்லெட் தயாரிப்பவர் என எல்லாரும் இலாபம் கணிசமாய் தேவைப்படுவதாய் நினைக்கிறார்கள். உற்பத்தியை, வியாபாரத்தைப் பெருக்குகிறார்கள். ஆனால், நுகர்வோரின் ஆரோக்கியத்தைக் காவு கொடுத்துவிட்டார்கள். காசு கொடுத்து வாங்குபவரைப் பற்றி கவலைப்படாத ஒரு வியாபாரமும், விவசாயமும் மனிதகுலத்தின் பெரும் சாபக்கேடாய் மாறிவருவது உணவுத்துறையில் அறம் இல்லாமல் போனதன் விளைவாகும்.

மருத்துவமும் அப்படித்தான் இருக்கிறது. மருத்துவர், மருந்து நிறுவனம், மருத்துவமனை எல்லாரும் கூட்டாகச் சேர்ந்துகொண்டு அரசையும் இணைத்துக்கொண்டு நோய்களை உருவாக்குகிறார்கள். தேவையில்லாத சிகிச்சைகளை நோயாளிகளிடம் திணிக்கிறார்கள். இலக்கு வைத்த வியாபாரமாய் மருத்துவம் மாறிப்போனதால், ஆரோக்கியமான வாழ்க்கை சாத்தியமேயில்லை என்ற நிலைக்கு மனித சமூகம் தள்ளப்பட்டுள்ளது.

எனவே, ஒரு விஷயம் மிகத் தெளிவாய் மக்களால் புரிந்துகொள்ளப்படவேண்டும். கல்வி, உணவு, மருத்துவம் ஆகிய மூன்று துறைகளிலும் அறம் காக்கப்பட வேண்டும். அப்படியெனில், இந்த மூன்று துறைகளிலும் அடிப்படையான உரிமை மக்களுக்கு அளிக்கப்பட வேண்டும். ஜனநாயகம் என்பதன் அடிப்படையும் இங்கிருந்துதான் துவங்குகிறது.

மருத்துவத்தைப் பொறுத்தவரை, ஏற்கனவே சொல்லப்பட்டதுபோல், சிகிச்சைக்கு வருவோருக்கு அவருக்கான

சிறந்த சிகிச்சை முறையை, எளிய சிகிச்சை முறையை மருத்துவரே விளக்கிடவேண்டும்.

நோய் ஏன் வந்தது, பரிசோதனை அவசியமா, ஏன் அவசியம், அதற்கான நியாயமான கட்டணம், சிகிச்சை முறைகளில் உள்ள மாற்று வழிமுறைகள், சிகிச்சைக்கான செலவு, மருந்து சாப்பிடுவதால் ஏதும் பக்கவிளைவுகள் ஏற்படுமா, என்ன பக்கவிளைவுகள் ஏற்படும், இக்குறிப்பிட்ட நோய்க்கு பக்கவிளைவுகள் இல்லாத சிகிச்சை முறை எது, மீண்டும் நோய் வருமா, ஆரோக்கியமாய் வாழ்வது எப்படி என எல்லாக் கேள்விகளையும் கேட்க நோயாளியை அனுமதிக்கவேண்டும். இது நோயாளியின் அடிப்படை உரிமையாக்கப்பட வேண்டும்.

எந்தவொரு மருத்துவராய் இருந்தாலும் சரி, அவர் தனது அடிப்படைக் கடமையை சரியாகச் செய்தாலே போதும், சமூகத்தில் மக்கள் ஒவ்வொருவரின் மருத்துவ உரிமையையும் நிச்சயம் நாம் பாதுகாத்திடலாம். எந்த மருத்துவமுறையைப் பின்பற்றுவது என எல்லாரும் எளிதாய் முடிவெடுத்துவிடலாம்.

ஆனால், இன்று என்ன நடக்கிறது?

ஒருபக்கம் அலோபதி கொள்ளையடிக்கும் கூடாரமாய் மாறிக்கொண்டிருக்கிறது. சரி, மரபு மருத்துவத்திற்குப் போகலாம் என யாரேனும் ஒருவர் நினைத்தால், மரபு மருத்துவத்தையே போலியானது என்றும் கதை திரித்துவிடுகிறார்கள்.

மரபு மருத்துவங்கள் மொத்தமும் முட்டாள்தனம், அறிவியலுக்கு விரோதமானது, உயிருக்கு ஆபத்தைத்தரும் என பெரும்பாலான அலோபதி மருத்துவர்கள் பரப்புரை செய்கிறார்கள். ஒரு பண்பலை நிகழ்ச்சியில் கலந்துகொண்டு தொலைபேசி முலம் பேசுகையில்கூட, மரபு மருத்துவங்கள் குறித்து மிகவும் தரம் தாழ்ந்து பேசுகிறார்களே, யார் அவர்களுக்கு அந்த அதிகாரத்தைக் கொடுத்தது?

மரபு மருத்துவங்களை மக்கள் நாடிச் சென்றுவிடக்கூடாது, அதனை வெறுக்கவேண்டும் என நினைத்து பொய்க் கருத்துக்களை அறிவியல் எனும் பெயரில் பரப்புகிறார்களே, இதுதான் ஒரு மருத்துவருக்கு அழகா? மரபு மருத்துவங்கள் மூடத்தனமானது என்று எந்தக் கல்லூரியில் இவர்களுக்கு சொல்லித்தரப்பட்டது?

சரி, நிலவேம்புக் கஷாயத்தை அரசே தருகிறதே, அரசை மூடத்தனமான அரசு, அறிவியலுக்கு விரோதமான அரசு என்று சொல்லி விடுவார்களா என்ன? இயற்கை மருத்துவம், சித்தா, யுனானி, அக்குபங்சர், ஆயுர்வேதம் என அரசின் மருத்துவக் கல்லூரிகளை மூடர்களை உருவாக்கும் கூடங்கள் என்று சொல்லிவிடுவார்களா?

மக்களின் நலனுக்காகப் பேசுகிறோம் என்கிறார்கள். சரி, அப்படியெனில், அலோபதி மருத்துவத்தில் நடைபெறும் முறைகேடுகள் குறித்து மட்டும் ஏன் பேச மறுக்கிறார்கள்?

இந்த மருந்து நல்ல மருந்துதானா சார்? பக்கவிளைவுகள் இருக்கிறதா சார்? சந்தைக்கு வந்து எத்தனை ஆண்டுகள் ஆகிறது? பரிசோதனை செய்யப்பட்டதுதானா சார் என ஒரு கேள்வியை நோயாளி கேட்டால் முறையான, சரியான பதிலை பொறுமையாய்ச் சொல்லும் மருத்துவர்கள் எத்தனை பேர் இருக்கிறார்கள்? என்னென்ன தொந்தரவு எனச் சொல்லி முடிப்பதற்குள் இந்தப் பரிசோதனைகளை எடுத்துக்கொண்டு வா எனச் சொல்லி பரிசோதனைக்கூடங்களுக்கு அனுப்பும் மருத்துவர்களே அநேகம் இருக்கிறார்கள்.

நிரூபிக்கப்படாத மருந்துகளும், ஆபத்தான மருந்துகளும் அதிகம் புழங்கும் ஒரே மருத்துவமுறை அலோபதிதானே, ஏன் அலோபதி மருத்துவர்கள் இந்த ஆபத்தான மருந்துகளைக் கண்டுபிடித்துத் தவிர்ப்பதில்லை? நோய் குறித்தும், மருந்து குறித்தும் தனக்குத்தான் தெரியும் என்கிறார்கள். ஆனால், அரசு ஒரு மருந்தை தடை செய்யும் வரை அந்த மருந்தை சந்தையில் புழங்கவிடுபவர் யாரெனக் கேட்டால் மருத்துவரே முன்னிற்கிறார். ஏனென்று கேட்டால், மருந்துப் பிரதிநிதி சொன்னார், நம்பி எழுதிக்கொடுத்தேன் என்கிறார்கள்.

ஆக, மருத்துவருக்கு மருந்து பற்றித் தெரியாது என்றாகிவிடுகிறது. என்ன வியாதி எனவும் பரிசோதனைக்கூடப் பணியாளர்தான் கண்டுபிடிக்கிறார். மருத்துவர் என்ன செய்கிறார்? மருந்துப் பிரதிநிதி, மருந்துக்கடை, பரிசோதனைக்கூடம், மருத்துவமனை என எல்லா இடங்களிலும் இருந்து கமிஷன் பெற்றுக் கொள்கிறார். அலோபதி மருத்துவத்தில் என்ன அறம் இருக்கிறது? மரபு மருத்துவங்களை எதிர்க்கும் அந்த மக்கள் நல மருத்துவர்கள் இதை ஏன் எதிர்ப்பதில்லை?

ஒரு மருத்துவர் அறுவைச் சிகிச்சை உடனே செய்ய வேண்டுமென்கிறார். இன்னொருவர் அவசியமில்லை, மாத்திரை போதுமென்கிறார். ஒரு மருத்துவர் பலவிதமான மாத்திரைகளைத் தர, மற்றொரு மருத்துவரோ அதெல்லாம் வேண்டாம், இது மட்டும் போதும் என மருந்துகளைக் குறைத்துவிடுகிறார். ஒருவர் கொடுக்கும் மாத்திரையை இன்னொரு மருத்துவர் ஆபத்தானது என்று மறுக்கிறார். மருத்துவர்களுக்குள் ஏன் இந்த முரண்பாடு? நல்ல அலோபதி மருத்துவர்கள் சிலர் இருக்கிறார்கள் என்பதால்தான் இன்னும் அலோபதியை நம்புகிறார்கள் மக்கள் என்பதே இங்கு சொல்லப்பட வேண்டிய செய்தியாகும்.

நிரூபிக்கப்பட்ட மருத்துவமுறை என்றால், ஒரு நோய்க்கு இதுதான் மருந்து, இதுதான் சிகிச்சைமுறையென அணுகுமுறை ஒரே மாதிரியாகத்தானே இருக்கவேண்டும்? ஏன் இந்த வேறுபாடு? மருத்துவர்களின் பணத்தாசை, தவறான கணிப்பு, ஆபத்தான பரிந்துரை என அலோபதிக்குள் இருக்கும் குறைபாடுகளை ஏன் அலோபதி மருத்துவர்கள் பேசுவதில்லை?

காப்பீடு இருக்கிறது என்று தெரிந்தால் போதும். அவசியமே இல்லையென்றாலும் அறுவைச் சிகிச்சையை தனியார் மருத்துவமனைகளில் அவசரமாக்கிவிடுகிறார்களே, மக்கள் நலம் பேசும் பண்பலை மருத்துவர்கள் அங்கு ஏன் சென்று பேசுவதில்லை? உறுப்புத் திருட்டு வேறு எந்த மருத்துவத்திலும் இல்லையென்பதை அவர்கள் அறிவதில்லையா என்ன?

ஆக, மருந்துகள், மருத்துவர்கள், மருத்துவமனைகள் என மொத்த அமைப்பிலும் ஏராளமான சிக்கல்களை, முறைகேடுகளை, அநீதிகளை, அதர்மங்களை, அநியாயங்களைக் கொண்டுள்ள மருத்துவமுறையான அலோபதி மருத்துவமுறையை ஒரு கட்டுக்குள் வைக்கவும், முறைப்படுத்தவும் ஏன் அலோபதி மருத்துவர்களின் பெரும்பாலோர் குரல் எழுப்புவதில்லை?

அலோபதி மருத்துவத்திற்கு எதிராக மக்களைத் திருப்பிவிட இந்தச் செயல்கள்தானே காரணமாய் இருக்கின்றன. அதை விடுத்து, மரபு மருத்துவர்கள் மீது அலோபதி மருத்துவர்களுக்கு ஏன் இத்தனைக் கோபம்? அலோபதி மருத்துவத்தை விமர்சிக்கவேக் கூடாதா என்ன?

அப்படிப் பார்த்தால், அலோபதி மருத்துவத்தை இதுவரை விமர்சித்தவர்களில் கணிசமானோர் அலோபதி மருத்துவர்களே ஆவர். அலோபதிக்கு எதிரான அறிவியல்பூர்வ ஆதாரங்களை

வாழத் தகுதியற்றவனா மனிதன்? | 219

வெளிக்கொணர்ந்தோர் யாவரும் அலோபதி மருத்துவர்களே ஆவர். ஏன் இவர்களைப் பின்பற்றி பெரும்பாலான அலோபதி மருத்துவர்கள் குரல் எழுப்புவதில்லை? அப்படிக் குரல் எழுப்பினால் கார்பரேட் மருத்துவமனைகள் மற்றும் கார்பரேட் மருந்து நிறுவனங்களின் கொட்டத்தை அடக்கி, அலோபதியின் பின்னால் மக்களைத்திரட்டி மருத்துவத்துறையின் மீது நம்பிக்கையை அதிகப்படுத்தலாமே, ஏன் செய்வதில்லை?

மாறாக, அலோபதி மருத்துவம் மட்டுமே வளர்ந்த மருத்துவம், நிரூபிக்கப்பட்ட மருத்துவம் எனப் பேசுகிறீர்களே, அதற்கான அவசியமென்ன? ஏன் இப்படிப் பேசுகிறீர்கள்? அது அறிவியலுக்கே முரணாயிற்றே. குடல்வால் நீக்கம் எனும் அறுவைச் சிகிச்சையை நவீனமாய் செய்கிறீர்கள் சரி, ஆனால், குடல்வால் எனும் உறுப்பின் அவசியம் குறித்தும், அறுவைச் சிகிச்சையின் பக்கவிளைவுகள் குறித்தும் இறுதி முடிவுக்கு வந்துவிட்டதாய் அலோபதி மருத்துவமே கூறாதபோது, அறிவியல்பூர்வமான ஒரே மருத்துவமுறை அலோபதி என்று எப்படிக் கூறுகிறீர்கள்?

சித்தாவில் பல நோய்கள் குணமாகிறதே, அதை அறிவியலுக்கு முரணானது என்று கூறும் ஆய்வுகள் ஏதேனும் உங்களிடம் இருக்கிறதா? குழந்தையின்மைக்கு ஆயுர்வேதத்தில் சிகிச்சை உண்டு என்பதை மறுக்கமுடியுமா உங்களால்? ஹோமியோபதியில் தோல்நோய் குணமாகும் என்கிறார்களே, அது பைத்தியக்காரத்தனம் என்று சொல்லும் தைரியம் எந்த அலோபதி மருத்துவருக்காவது இருக்கிறதா? அக்குபங்சரை உலகமே கொண்டாடுகிறதே, உலக சுகாதார நிறுவனம் அங்கீகரிக்கிறதே முட்டாள்களா அவர்களெல்லாம்?

ஐநாவில் உள்ள 192 நாடுகளில் 178 நாடுகளும், WHO-வில் உள்ள 129 நாடுகளில் 80 சதமான நாடுகளும் இப்போது அக்குபங்சரை அங்கீகரித்துள்ளன. ஒரு மருத்துவமுறை, உலகெங்கும் இப்போது மிக வேகமாகப் பரவி வளர்ந்துள்ளதெனில் அது அக்குபங்சரே ஆகும். என உலக சுகாதார நிறுவனத்தின் பாரம்பரிய மருத்துவங்களுக்கான வியூகம் 2014-2023 எனும் ஆவணத்தில் பக்கம் 22இல் சொல்லப்பட்டுள்ளதே, அந்த ஆவணத்தை யாரேனும் வாசித்திருப்பீர்களா?

இல்லை. இல்லவே இல்லை. மரபு மருத்துவம் குறித்து ஏதும் தெரிந்துகொள்ளமாட்டோம். மக்களின் ஏழ்மை குறித்து

கவலைகொள்ளமாட்டோம். பக்கவிளைவுகள் அதிகமாவது குறித்து வெட்கம் கொள்ளமாட்டோம். நோய்கள் வீடுகளெங்கும் அதிகரிப்பது குறித்து சிந்திக்கமாட்டோம். நாட்டின் பொருளாதாரத்தில் பெரும் பணம் அலோபதியில் செலவாவது குறித்தும் தேசபக்தியோடு கவலைகொள்ளமாட்டோம். எங்களது பணம் பெருகவேண்டும் என்று மட்டுமே நினைப்போம் என்று நினைக்கும் அலோபதி மருத்துவர்களே,

சொல்லுங்கள், இந்த நிலை நீடித்தால் இன்னும் நூறு ஆண்டுகளில் மனித இனம் ஆரோக்கியமானதாக இருக்குமா? நோய்களற்ற சமூகத்தை அலோபதியால் உருவாக்க முடியுமா?

இயற்கையான பிரசவமும் சாத்தியமில்லை. சத்து மாத்திரையின்றி மனிதன் வாழ்வதும் சாத்தியமில்லை, அறுவைச் சிகிச்சை செய்யாமல் யாரும் நாற்பது வயதைக் கடப்பதும் சாத்தியமில்லை எனுமளவிற்கு மருத்துவத்துறையை வளர்க்கிறீர்களே, சொல்லுங்கள், மனித இனம் அழிந்தபின்பு யாருக்கு மருத்துவம் செய்து சம்பாதிக்கப்போகிறீர்கள்? மனித இனம் அழிந்துபோகும்போது, நீங்கள் மட்டும் நோவா கப்பலில் ஏறிச்சென்றுவிடுவீர்களா என்ன?

23
ஆங்கில மருத்துவம் மொத்தமும் தவறானதா?

ஆக, என்னதான் சொல்லவருகிறீர்கள், ஆங்கில மருத்துவம் மொத்தமும் தவறானதா? என்று ஒரு கேள்வி ஒரு சிலருக்கு வந்திருக்கலாம்.

இல்லை, அப்படிச் சொல்லவில்லை. இந்தப் புத்தகத்தில் எந்தவொரு இடத்திலும் அப்படியான வார்த்தை இடம்பெறவில்லை. அப்படிச் சொல்வதற்கான மருத்துவ அறிவும் எனக்குக் கிடையாது. அவசியமும் இல்லை. அது முறையும் அல்ல. அலோபதி மருத்துவமுறையை ஒழிப்பதோ, மறைப்பதோ சாத்தியமும் அல்ல.

அதுவும் வளர்ந்துவரும் ஒரு மருத்துவமுறைதான். அதில் சந்தேகமில்லை. நவீன காலத்திற்கு ஏற்ற வளர்ச்சிக்குரிய அம்சங்களும் அதில் இருக்கிறது என்பதை யாரும் மறுக்கமுடியாதுதான். ஆனால், அது மட்டுமே ஒரே அறிவியல்பூர்வமான மருத்துவமுறை என்கிறார்களே, அதில்தான் விமர்சனம் உள்ளது. அறிவியலின் வளர்ச்சியெனச் சொல்லப்படும் நவீன தொழிற்நுட்ப வளர்ச்சியைப் பயன்படுத்திச் செய்யப்படும் சிகிச்சைகள் அனைத்தையும் சரியென்று இறுதிமுடிவாய், மறுகேள்வியின்றி ஏற்றுக்கொள்ளமுடியுமா என்பதே இப்புத்தகத்தின் சாராம்சமாகும்.

அந்த மருந்துகள், சிகிச்சைமுறைகள், அறுவை சிகிச்சைகள், தடுப்பூசிகள் என்பதெல்லாம் ஒரு நாற்பது ஆண்டு காலத்திற்குள் ஏற்பட்டதாகும். இதன் விளைவுகளை இப்போதுதான் பார்க்கத் துவங்கியிருக்கிறோம். மொத்த விளைவுகளையும் இனிமேல்தான் பார்க்கப்போகிறோம். அதைப் பார்க்காமலேயே நாம் ஒரு இறுதி முடிவுக்கு வரக்கூடாது என்பதே இங்கு உணரவேண்டிய செய்தியாகும்.

உதாரணத்திற்கு ஒரு உண்மையை எடுத்துக்கொள்வோம்.

சென்னையில் அரசு சார்பில் கவர்னர் மாளிகையில் ஒரு விழா நடந்துள்ளது. அதில் கவர்னர் கலந்துகொண்டு துணிப்பைகளை கவர்னர் மாளிகை ஊழியர்களுக்கு வழங்கியுள்ளார். இது ஒரு நிகழ்வாகும். இதுபோன்று மாநிலமெங்கும் அமைச்சர்கள் செய்துள்ளனர்.

இதில் என்ன செய்தி இருக்கிறது, நல்ல விஷயம்தானே என்று உங்களுக்குத் தோன்றும்தான். உண்மைதான். நல்லவிஷயம்தான். சந்தேகமில்லை.

ஆனால், இங்குதான் நாம் அறிவியல் எனும் பெயரில் நடந்த ஒரு மோசடியைக் கவனிக்கவேண்டியுள்ளது. ஆம். துணிப்பைகளைத்தானே கடந்த இருபதாண்டுகளுக்கு முன்னர் எல்லா வீடுகளிலும் பயன்படுத்தி வந்தோம்? பள்ளிக்கூடத்துக்குக்கூட நம் குழந்தைகள் அதில்தானே புத்தகங்களைக் கொண்டுசென்றார்கள். அவ்வாறிருக்க, பாலிதீன் பைகள், கேரி பேக்குகள் எப்படி நுழைந்தன?

கேடு விளைவிக்கும் பைகள் என்று சொல்லியா பாலிதீன் பேக்குகளை நம் கையில் திணித்தார்கள்? இல்லையே. மாடர்ன் பை, அறிவியலின் கண்டுபிடிப்பு, எளிதில் எடுத்துச்செல்ல பயன்படும் பை என்று சொல்லித்தானே அழகழகாய் அச்சடித்துக் கொடுத்தார்கள்? நாமும் அதைக் கொண்டாடித்தானே வரவேற்றோம். வண்ண வண்ணமாய், இரகம் இரகமாய், தினுசு தினுசாய் பயன்படுத்தி மகிழ்ந்தோமே, ஏன் இப்போது அதை பயன்படுத்தக்கூடாதென்கிறார்கள்?

பூமிக்குக் கேடாம். மனிதனின் ஆரோக்கியத்திற்குக் கேடாம். பிரபஞ்சத்திற்கே கேடாம். அறிவியல் சொல்லுகிறதாம். ஆம். இதையும் அறிவியல்தான் சொல்லுகிறதாம்.

ஆம். பாலிதீனை கொடுத்ததும் அறிவியல்தான், அதைப் பயன்படுத்த வேண்டாமெனச் சொல்லுவதும் அறிவியல்தான். இதற்குப் பெயர்தான் அறிவியலாகும். அந்த அறிவியலைச் சொல்லித்தான் தடுப்பூசிகளையும், சத்து மாத்திரைகளையும், உறுப்புநீக்க சிகிச்சைகளையும் நமக்கு அறிமுகப்படுத்தியுள்ளார்கள் என்பதை நாம் மறந்துவிடக்கூடாது. எனவேதான், இன்னும் சில காலம் பொறுத்திருப்போம். மருந்துகளைக் குறைப்பது மனித

இனத்துக்கு நல்லது என்றொரு காலம் விரைவில் வருமல்லவா, அதுவரை பொறுத்திருப்போம் என்கிறோம்.

ஆம். நிச்சயம் ஒரு காலம் வரும். காய்ச்சலுக்கு ஊசி வேண்டாமென மருத்துவத்துறை அமைச்சரே இப்போது பேட்டி கொடுத்து சொல்லுகிறார் அல்லவா. அதுபோல், சளிக்கும், காய்ச்சலுக்கும் மாத்திரை வேண்டாமென்று சொல்லும் ஒரு காலம் நிச்சயம் வரும். நிலவேம்புக் கசாயத்தை நம்பும் அளவுக்கு மருந்து, மாத்திரைகளை இப்போதே அரசு நம்புவதில்லை எனும்போது, அதற்கும் அடுத்ததாய் ஒரு கட்டம் வருமல்லவா. அப்போது செயற்கை இரசாயன மருந்துகளின் விளைவுகளை மனிதகுலம் புரிந்துகொள்ளும் என்கிறோம்.

ஆம். அதுவரையிலும் அலோபதியை அனைவர் மீதும் அதிகாரத்தின் துணையோடு திணிக்கக்கூடாது என்று சொல்லுவதோடு, அலோபதியை நம்புபவருக்குக்கூட அந்த மருந்து மாத்திரைகளை தேவைக்கேற்ப மட்டுமே கொடுத்திடவேண்டும் என்கிறோம் அவ்வளவுதான்.

மருத்துவத்துறையில் ஊழல் கோடிக்கணக்கில் நடக்கிறதே, அதற்குக் காரணமான பன்னாட்டு நிறுவனங்களின் பிடியில் இருந்து அலோபதியை விடுவிக்க வேண்டும் என்கிறோம். கருத்தரிப்பு முதல் இறப்பு வரை வாழ்வின் எல்லாக்கட்டங்களிலும் மாத்திரை, மருந்துகளே நம் வாழ்வைத் தீர்மானிக்கும் என்றொரு காலத்திற்கு நம்மைத் தயார் செய்கிறார்களே, அதிலிருந்து மனிதகுலத்தை விடுவிக்க வேண்டும் என்கிறோம். நோய்க்குத்தான் மருந்தேயொழிய, ஆரோக்கியமாக வாழ்வதற்கு மருந்து தேவையில்லை.

ஆம். பெரும் நோய்கள் இல்லாமல், அறுவைச் சிகிச்சைகள் இல்லாமல், வாழ்நாள் முழுவதும் மருந்து சாப்பிடும் அவலம் இல்லாமல் மனிதனால் வாழமுடியும் என்கிறோம்..

உங்களுக்கு நம்பிக்கை இருப்பின் நம்புங்கள்..
நம்மால் நலமாய் வாழமுடியும் என்று நம்புங்கள்...

ooo